U0263956

# 电子胎心监护
# 规范解读及实例分析

ELECTRONIC FETAL MONITORING: CASE-BASED REVIEW

主编 郑 峥 潘秀玉

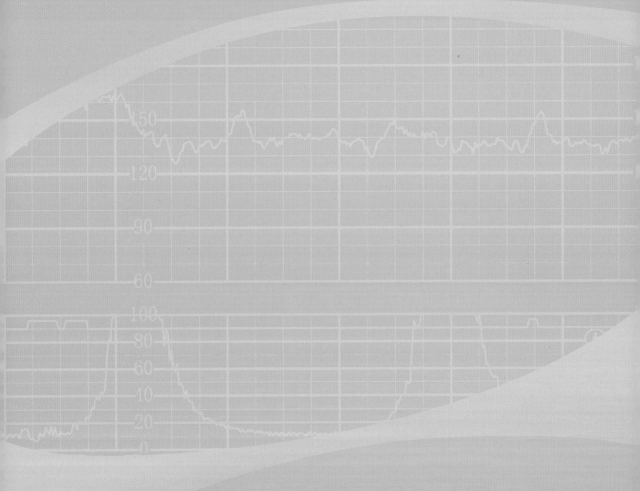

**SPM** 南方出版传媒

广东科技出版社 | 全国优秀出版社

·广州·

图书在版编目（CIP）数据

电子胎心监护规范解读及实例分析 / 郑峥，潘秀玉
主编. —广州：广东科技出版社，2023.2
ISBN 978-7-5359-7530-0

Ⅰ. ①电… Ⅱ. ①郑… ②潘… Ⅲ. ①胎前诊断
Ⅳ. ①R714.5

中国版本图书馆CIP数据核字（2020）第131956号

Dianzi Taixin Jianhu Guifan Jiedu Ji Shili Fenxi
电子胎心监护规范解读及实例分析

出 版 人：朱文清
责任编辑：李　旻
装帧设计：友间设计
责任校对：杨崚松　于强强
责任印制：彭海波
出版发行：广东科技出版社
　　　　　（广州市环市东路水荫路11号　邮政编码：510075）
销售热线：020-37607413
http：//www.gdstp.com.cn
E-mail：gdkjbw@nfcb.com.cn
经　　销：广东新华发行集团股份有限公司
印　　刷：广州市彩源印刷有限公司
　　　　　（广州市黄埔区百合三路8号201栋　邮政编码：510700）
规　　格：787mm×1 092mm　1/16　印张19.5　字数390千
版　　次：2021年1月第1版
　　　　　2023年2月第2次印刷
定　　价：198.00元

如发现因印装质量问题影响阅读，请与广东科技出版社印制室联系调换（电话：020-37607272）。

# 编委会名单

主　审　刘慧姝　陈运山

主　编　郑　峥　潘秀玉

副主编　罗艺洪　钟俊敏　蒋艳敏　王乐乐


编　委（按姓氏拼音排序）

　　　　陈运山　丁　文　范　玥　黄　倩　蒋艳敏

　　　　罗艺洪　李　品　刘　磊　林宝华　陆尧胜

　　　　潘秀玉　钱雪雅　沙晓燕　王乐乐　谢　锋

　　　　阎　梦　郑勤田　周艳红　周　蓓　张　婧

　　　　钟俊敏　郑　峥

秘　书　周　蓓

# 序

胎心监护问世以来，一直被认为是不完美的。用胎心率判断胎儿是否缺氧这一理论基础充满了不确定性。胎心监护的广泛应用导致了剖宫产和阴道助产的上升。既然有诸多缺点，那为什么要进行胎心监护？在没有胎心监护的年代，死产时常发生，给孕妇和家庭带来了莫大伤害和阴影。现在，死产已是罕见现象。虽无很强的循证医学证据，但多数产科医生认为胎心监护和及时终止妊娠对降低死产起到重要作用。

过去几十年，国外一直在探索新的胎儿监护技术。尽管有些技术非常合乎情理，但在实际应用中却未成功，电子胎心监护依然是唯一广泛应用的胎儿监护技术。而胎心监护图形的复杂多样，导致对胎心监护的判读很难。即使我在国内和国外产科工作这么多年，依然对许多胎心率波形的判读感到十分棘手。

广州市妇女儿童医疗中心年分娩量逾3万例，以郑峥、潘秀玉等为代表的青年骨干们每天都在产科临床及教学一线滚打，每天都在分析各种类型的胎心监护波形。他们历时5年余，从10多万病例中整理并编写出《电子胎心监护规范解读及实例分析》一书，该书以临床实例为模板，构思细腻，图文结合，系统全面。我相信，通过阅读本书，将会提高产科医护人员对胎心监护的认识，可避免或减少产科不良结局。

郑勤田

广州市妇女儿童医疗中心妇产科特聘专家

美国亚利桑那大学医学院副教授

# 前言

作为孕产妇及胎儿的守护者，产科医生时常处于这样的困境：我们和胎儿隔着子宫的天堑。多年来，我们一直试图寻找有效的沟通手段，识别胎儿的求救信号，实现与胎儿的对话，直到电子胎心监护的出现。现在我们能够通过对电子胎心监护的判读，了解胎儿的宫内储备情况，并及时做出判断："是继续暗中保护，还是已经到了必须伸手救援的时刻"。从而极大程度地降低不良围产结局。

但是，临床上的胎心监护图形复杂多样，年轻的医生由于对其解读不规范或经验缺乏往往产生误判，错失救援良机，酿成无法弥补的遗憾。为此，广州市妇女儿童医疗中心产科团队从丰富多样的临床病例中择录了临床中典型案例及罕见病例，历时5余年收集撰写，汇编成册。通过胎心监护图形及判读的呈现、临床处理的展示、新生儿结局的随访，分享宝贵的临床经验，以期为年轻的医生提供规范的胎心监护判读方法，使其建立清晰的临床思路，也希望对广大产科工作者有所启发，使大家更好地掌握胎心监护这一强大的"沟通手段"，守护宫内的胎儿，使子宫内外的天堑变成通途。

全书共分七章。第一章介绍了胎儿监护简史与电子胎心监护简史。第二、第三章详细阐述了胎儿血氧代谢生理及电子胎心监护基础、连续电子胎心监护规范判读流程。第四章着眼于产科灾难性事件的应对措施，体现了宫内复苏的重要意义。第五章以经典病例为引，展现了产科常见疾病及危急重症的典型或不典型胎心监护图例，详细阐释其判读要点及处理流程。第六章回归母体、胎儿及胎盘脐带三要素，选取临床典型案例，在产程中对胎心监护变化进行追踪式分析，并且还原了对不良妊娠结局病例、医源性干预病例进行动态分析的全过程。值得指出的是第五章、第六章中笔者结合不同病例，利用"知识点回顾"和"反思"的模式进行知识点梳理，并结合最新国际诊疗指南分析，巩固知识点。第七章介绍了中央监护系统与远程胎心监护的应用。

本书是刘慧姝教授团队共同努力的结晶。在编写过程中，笔者力求规范、实用。但由于指南的不断更新及胎心监护本身存在的局限性，书中难免有不足之处，恳请读者提出宝贵意见和建议。

感谢在本书编写过程中给予我们支持的同事及同行；特别感谢给我们提出宝贵意见及帮助的赖毓冕主任，胎儿医学中心张广兰主任、梅珊珊主任、方大俊主任，产前诊断中心杨昕主任及新生儿外科钟微主任、颜斌医生。

郑　峥　潘秀玉

2020年8月

目 录

CONTENTS

第三章
连续电子胎心监护规范判读流程　/ 39

**第四章**

产科灾难性事件与胎儿宫内复苏 / 89

# 第五章

## 产前电子胎心监护图例分析 / 117

第六章

产时电子胎心监护图例分析 / 167

## 第七章

### 中央监护系统与远程胎心监护 / 281

目　录 CONTENTS

# 胎儿监护简史与
# 电子胎心监护简史

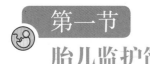

# 第一节
# 胎儿监护简史

早在652年，我国唐代伟大的医学家、药学家孙思邈就关注到母体发热时胎动异常的情况，其在《千金要方》中记载："乍寒乍热，胎动不安。"宋代《妇人大全良方》《台外秘要》等典籍中也有孕妇的诸多病症可引起胎动不安的相关记载。18世纪，欧洲的产科医生开始在临床实践中应用腹部触诊来评估胎儿宫内状况，经典的四步触诊法（Leopold手法）沿用至今。事实上，产科的先辈们在更早之前已经开始探索胎动、胎音及胎心率（fetal heart rate，FHR）的临床意义。

## ◎ 直接听诊及木听筒听诊时代

胎心音有文字记录的历史可追溯到17世纪，法国人Phillipe LeGaust曾在他的诗歌中描绘了胎心音调，LeGaust成为历史上记录的第一个听到胎心音的人。后人据此推测胎儿可能存在类似心脏的器官，并试图用各种方法进行胎心听诊及监护。

1818年，瑞士外科医生Francois Mayor描述了直接在孕妇腹部听到羊水因胎儿活动溅来溅去的声音。1819年，法国人Laennec发明了木制钟形听诊器用于临床监听胎心。1821年，法国贵族Le Kergaradec首次提出听诊胎心有助于诊断妊娠和多胎妊娠，确定胎方位，同时他大胆提出：根据胎心强度和频率的改变可以判断胎儿宫内状况。但是，Kergaradec的观点并没有得到当时产科医生的重视。

1833年，产科医生Evory Kennedy出版了经典论著*Observations on Obstetric Auscultation*，该书肯定了Kergaradec关于胎心听诊特别是胎心率的临床意义，并详细描述了胎心听诊的方法，提出脐带受压会影响胎心率，第一次描述了脐带杂音（funic souffle）并明确指出宫缩后胎心率下降是胎儿危险的信号。另一名学者Depaul提出胎儿心动缓慢可导致胎死宫内。

◎ 听诊器及胎心听诊器（fetoscope）时代

19世纪中期，听诊器被临床医生广泛使用，产科医生开始利用听诊器听诊胎心率，因此临床医生对胎心率的认知更加深刻：胎动时胎心率上升、胎心过速与母体发热有关、宫缩过强对胎心率有影响等。1848年，Kilian首次提出胎心率的变化可用于诊断胎儿缺氧并提示临床医生何时应该进行临床干预。他还指出当FHR<110次/min或FHR>180次/min或胎心音听诊音调单一时，应果断采用产钳助产终止妊娠。

1893年，Von Winckel提出胎儿宫内窘迫诊断标准：心动过缓FHR<100次/min或心动过速FHR>160次/min、胎心率不规则、羊水胎粪污染、胎动明显异常。该标准一直沿用至20世纪中期，直至胎儿头皮血测量和电子胎心监护广泛应用于临床后才有所改变。

此外，芝加哥产科医生David Hillis通过改良传统的听诊器，发明了头部胎心听诊器——fetoscope（图1-1-1），相关文章于1917年首次发表在《美国医学会杂志》上。1933年，英国产科医生William Kennedy通过大量的临床观察首次提出了"胎儿窘迫"这一名词，认为晚期减速与胎儿预后差有关，同时提出胎头受压与心动过缓有关。

◎ 胎儿心电监护时代

1906年，Cremer在较高电压的母体心电信号中发现了微弱的胎儿心电信号。他把一个电极置于产妇腹部，另一电极置于阴道，首次记录了胎儿心电图（fetal electrocardiogram，FECG），这也是人类历史上首次通过电子方式采集到胎心率。由于提取胎儿心电信号极易受到母体心电信号和外界环境的干扰，因此该方法无法在临床应用。20世纪上半叶，FECG主要用于辅助判断胎儿是否存活。

1955年，美国华裔韩医生（Dr. Edward H. Hon）成功

3

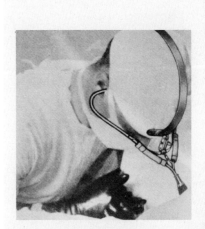

图1-1-1　头部胎心听诊器——fetoscope

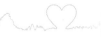
分离出稳定的胎儿心电信号，为连续电子胎心监护奠定了基础。1958年，韩医生及其同事研发了电子胎心监护仪，并提出了经典的胎心监护减速分型，即早期减速、晚期减速和变异减速，从此胎儿监护发生了划时代的改变。1965年，韩医生通过螺旋电极刺破胎儿头皮，直接获得了更为稳定的胎儿心电信号，成为胎儿直接心电监护（内监护）的驱动者。但是由于操作复杂且存在感染风险，因此该方法未能在临床推广使用。

鉴于韩医生对电子胎心监护乃至产科发展的巨大贡献，笔者将在本章第四节详细叙述韩医生的传奇故事。

◎ 多普勒胎心监护时代

随着产科医生对胎儿窘迫时胎心减速的深入了解，临床对性能稳定的连续胎心监护有着迫切需求。然而胎儿心电监护仪对外界环境及孕妇的要求较高，产程中宫缩及孕妇体位改变均可导致两种心电信号重叠，应用于产时监护有很多的局限性。

1964年，超声多普勒（Doppler）被引入产科用于胎心听诊，其高效性及可靠性为胎儿心电监护仪的临床应用及普及提供了技术条件。

20世纪70—90年代，随着集成电路及电脑技术的应用和信号提取技术及信号处理技术的发展，集多普勒胎心监护、胎动标记和腹部宫缩监测三项参数于一体，并描记出相应图像的多普勒胎心监护仪横空出世。其核心技术是经过放大滤波还原出多普勒胎心音信号，再通过相关运算获得瞬时胎心率值。医护人员通过对图谱的分析可尽早识别胎儿宫内缺氧状态并采取及时的干预措施。多普勒胎心监护仪因其无创性、操作简易性及对不良围产结局的显著改善作用，已成为现代产科必不可少的配置。

◎ 胎心监护软技术及网络时代

随着胎心监护仪的广泛应用及研究，电子胎心监护解读及处理规范在临床中呈现出百家争鸣的局面。1980年，国际妇产科联盟大会首次发布了电子胎心监护相关指南。1997年，美国国家儿童健康与人类发展研究所（National Institutes of Child Health and Human Development，NICHD）组织专家制订了胎心监护图解读规范，遗憾的是该规范并未广泛应用于临床。

2008年，NICHD联合美国妇产科医师学会（American College of Obstetricians and Gynecologists，ACOG）和美国母胎医学学会发布了新版胎儿电子监护指南，规范了电子胎心监护（electronic fetal monitoring，EFM）的术语，规范了宫缩、胎心基线、基线变异、加速、早期减速、变异减速、晚期减速等概念。2010年10月，ACOG基于该指南颁布了相应的指南用于指导临床，至此电子胎心监护解读逐渐走向规范化。

此外，随着移动通信技术的发展、计算机和智能手机的普及，以及医疗信息系统的应用，中央胎心监护及远程胎心监护系统得以全面发展，孕期胎儿监护及产时胎心监护的图形实现了及时、准确的传送、解读及处理。

时至今日，无论在国内还是国外，电子胎心监护已经成为产妇临产时的常规操作。在笔者所在医院（广州市妇女儿童医疗中心），胎心监护的使用更为完善，在产房各工作站、走廊及医护人员休息就餐的房间都安装有胎儿中心监护的屏幕，医护人员可以随时观察所有患者的胎儿心率的波形。产时胎心监护已成为保障胎儿安全不可或缺的手段，通过电子胎心监护可极大程度降低不良围产结局的发生率已成为产科学界的广泛共识。

（张　婧　郑　峥）

## 第二节
# Leopold与四步触诊法

评估胎先露和胎方位是胎儿监护管理的重要组成部分，四步触诊法作为产科经典的操作手法之一，至今依然处于举足轻重的地位。在妊娠晚期，运用四步触诊法判定子宫大小、胎产式、胎先露、胎方位及胎先露的衔接与否，对于分娩方式的恰当选择、分娩时机的有效选择及产前胎儿的有效监测都是十分重要的。

18世纪，法国产科医生Andre Levret、德国产科医生Georg Roederer等人均在临床实践中应用腹部触诊法来判断胎先露和胎方位，但仅限于经验传授，未形成系统操作手法。而经典四步触诊法（图1-2-1）又称Leopold手法（four maneuvers of Leopold），由著名的德国妇产科医生Christian Leopold和Franz Crede在19世纪末共同提出。Leopold手法最初被广泛宣传用于预防产褥感染，这种腹部检查方法可用于判断胎方位、胎先露及胎儿入盆情况，让产检摆脱了阴道检查的束缚，在那个时代最大程度降低了产褥感染的发生。

### ◎ 经典四步触诊法

第一步：检查者面向孕妇头部，两手置于宫底部，手测宫底高度，根据其高度估计胎儿大小与妊娠周期是否相符。然后以两手指腹相互交替轻推，判断在宫底部的胎儿部分，若为胎头则硬而圆且有浮球感，若为胎臀则柔软而宽且形态不规则。

第二步：确定胎产式后，检查者两手掌分别置于腹部左右侧，轻柔深按进行检查。触到的平坦饱满部分为胎背，确定胎背向前、向侧方或向后。触到的可变形的高低不平部分为胎儿肢体，有时能感到胎儿肢体在活动。这一步有助于确定胎儿背部和肢体的方位，以进一步确定胎产式和胎方位。

第三步：检查者右手拇指与其余4指分开，置于耻骨联合上方握住胎先露部，进一步查清是胎头还是胎臀，左右推动以确定是否衔接。若胎先露部仍可以左右移动，表示尚未衔接；若不能被推动，则表示已衔接。

第四步：检查者面向孕妇足端，左右手分别置于胎先露部两侧，沿骨盆入口向下深按，进一步核实胎先露，并确定胎先露部入盆程度。先露为胎头时，一手能顺利进入骨盆入口，另一手则被胎头隆起部阻挡，该隆起部称为胎头隆突。枕先露时，胎头隆突为额骨，与胎儿肢体同侧；面先露时，胎头隆突为枕骨，与胎背同侧。这一步有助于确定先露部分（胎头或胎臀）和母亲骨盆间的大致距离。

在四步触诊法提出后的110多年中，其广泛应用于妇产科临床，并在临床实践中不断改进与发展。法国产科医生Budin改良了Leopold手法第二步，称之为Budin手法，其为了精确判断胎背方位而进行了轻微调整。捷克妇产科医生Karel Pawlik根据头先露的情况改进了Leopold手法第三步，用于评估子宫颈槽长度（cervical groove），称之为Pawlik握法（Pawlik's grip）。该手法由两个步骤组成：①用右手的拇指和其余4指抓住紧靠耻骨联合处的下腹部，拉近拇指和其余4指的距离以扣紧子宫下段及其内容物。②继续将手向上滑动以确定子宫颈槽长度。

俄国妇产科医生Wilhelm Karl Zangemeister（1871—1930）结合Pawlik握法的第一步及Budin手法，发明了Zangemeister握法。Zangemeister握法有助于判断胎儿头部位置和骨盆不相称，被称为Leopold手法第五步。近几年，印度妇产科医生Sharma针对横产式或斜产式改进了Leopold手法，通过检查者在不同方位的腹部触诊，创立了Sharma四步手法。Sharma认为这种手法的优点是可以应用于所有胎产式和胎方位，而且，这种新

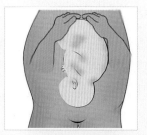

第一步

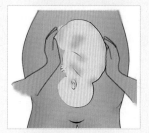

第二步

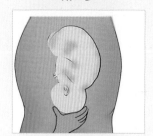

第三步

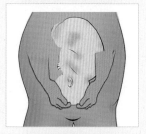

第四步

图1-2-1 经典四步触诊法

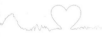

手法往往只需要一步就可以了解胎方位及胎头是否衔接。

对于评估胎先露和胎方位，X线平片检查、超声、阴道检查、腹部触诊均可以帮助妇产科医生判断。但X线因其辐射性而使用受到限制，侵入性的阴道检查易受到病情影响。虽然超声技术的进步使得胎儿宫内情况得以客观、准确显示，但超声技术的操作需要超声专业技术培训及超声仪器的辅助。产科腹部四步触诊法作为产科经典操作之一，尽管检查的准确性受医生经验、患者胖瘦程度及产科情况的影响，但仍具有随时可行、廉价、易操作和非侵入性的优势，是妊娠晚期判断胎先露和胎方位首选的可靠方法。四步触诊法在现代产科的临床实践中发挥着重要作用，关于它的进一步改良也仍然有临床思考的发展空间。

（闫　梦　陈运山　刘慧姝）

## 第三节
# 胎儿心电监测简史

　　与成人相同，胎儿心脏活动会产生生物电流。胎儿心电图（FECG）是通过采集胎儿心脏的生物电流并以图谱的形式展现，反映胎儿在母体中动态变化的一种客观指标。胎儿心电图便于临床间接了解胎儿在宫内的心脏发育及生长发育情况。通过观察胎儿心跳与心跳间的细微变化，医护人员能够了解胎儿心率的变化。此外，还能通过QRS、ST段的改变，判断胎儿在宫内有无异常。

　　双极胎儿心电图的一个电极用细小的螺旋金属线直接固定于胎儿先露部皮肤，另一电极浸于阴道液体中，这样组成一个回路，以探及胎儿心电脉冲信号，信号放大后由心率计（cardiotachometer）处理。计算机将接收到的胎儿QRS波群信息即刻处理，QRS波群间的间隔时间用来计算胎心率，记录于胎心监护图纸的上半部分。每一个心动周期重复处理一次，这样会在胎心监护图纸上即时显示胎心率。

　　Cremer等人在1906年使用银电极，一端固定在腹壁，另一端插入阴道，展示了原始胎儿心跳所发出的电信号。1936年，Strassman等人证明胎儿心电图具有标准的母亲肢体导联关联，虽然阀门放大器的引入提高了灵敏度，但存在噪声和基线不稳定的问题，同时这些研究没有描述具体的临床价值，因此并没有引起大家的关注，直到20世纪50年代胎心率电子监护体现出其临床意义，胎儿心电图才引起人们的重视。

　　1953年，Smyth等人对胎儿QRS复合波进行了能量频率分析，并显示了每秒20~40个周期的范围。Southern等人描述了分娩时心电图变化与血氧饱和度之间的关系，证明了胎儿窘迫与P波振幅增加、PR间隔延长和ST段降低有关。Hon和Lee等人将计算机技术首次应用于胎儿心电图分析中，他们通过在R波之后插入触发信号，将数据记录在磁带上，然后反向播放磁带以使该信号用于启动平均过程来实现计算机分析。

1965年，Larks在胎儿心电图学中引入了一个新概念，即通过测量胎儿心电图腹部成像读数中QRS复合体的负向和正向偏移之和来估计胎儿心脏的轴。腹部胎儿心电图类似于通常记录的心电图的Ⅱ导联，心电图中QRS复合体平均值为+134PCO$_2$，说明其可能以右心占优势。Symonds也建立了新生儿心电图的Ⅱ导联与头皮电极记录之间的关系，但这种关系还不够简洁。而此时识别QRS复合体以外部分的能力取决于开发的系统，另外，ECG变化还取决于使用与结果相关的合适标准的问题，同时Apgar评分一直是无法预测的，充其量只是新生儿评估的粗略系统。

1974年，Pardi等人使用分组分析通过直接头皮电极附着获得的胎儿心电图，发现在剧烈的变异减速过程中，PQ间隔缩短，并且P波经常是双相的或不存在的。该小组还研究了35例晚期减速患者中17例的ST段和T波变化，Hioki 还使用分组分析研究了ECG的变化，但是胎儿窘迫的评估完全基于胎儿心率。Ybh等的研究显示，窒息的狒狒胎儿的PR间期变长，但ST段增加，T波高度增加。1975年，Rosen和Kjellmor观测到ST段抬高和T波高度增加，同时这些变化会在心率改变发生之前出现。 1973年的诺丁汉项目（Nottingham Project）、20世纪80年代Marvell和Kirk开发的软件程序，以及之后Jenkins的研究均发现，窒息的人类胎儿遵循的模式与先前记录的动物模型相似。

20世纪80年代后，随着科技的发展，计算机技术被引入FECG监护，可将长时间连续监护的资料永久保存，过去胎心率信号难以处理的问题得以有效缓解。同时针对FECG中提取重点干扰问题、自适应滤波法、独立分量分析法、盲源分离法、奇异值分解法、小波变换模极大值算法等的研究逐步完善，现在可以通过胎儿心电图测量任何指定的时间常数。通过适当增强ECG信号，可以从背景嘈杂的环境中获得完整且精确的信号。

20世纪90年代后，随着信息技术的发展，远程FECG监护技术飞速进步，可利用电话网络实时传输胎心监护信息到医院中央监护站进行胎心监护图形的分析及报告，形成完整的FECG监测系统。胎儿心电监护系统从孕妇胸部和腹部同时获得母体和胎儿的心电信号，经滤波、除噪、放大及软件的处理获得清晰FECG；微处理器对FECG采集、存储、传输并进行运算处理，最后由计算机对数据进行分析，实现对FECG的监测与显示。

自2000年以来，伴随着FECG的广泛应用，由操作者造成的错误也逐渐增加。在荷兰举行的欧洲围产会议达成共识，认为胎心率（FHR）的判别非常重要，可以通过计算机软件完成FECG的ST段分析（ST analysis, STAN），从而避免因操作者造成的结果模糊或错误。STAN系统是由计算机软件完成对FECG的T波、ST段和T/QRS的分析，自动判断T波、ST段是否异常，并可自动生成T波高度和QRS波群高度比值（T/QRS）曲线。为便于与胎心宫缩图（cardiotocography, CTG）联合分析，STAN系统的FECG、T/QRS曲线、sr异常标记均与CTG的胎心率和宫缩曲线同屏幕、同步显示。

STAN胎心率监护系统的计算机解读对检出胎儿酸血症的敏感性为38%~90%，特异性为83%~100%。早期的研究中，欧洲共同体进行的多中心产程CTG+STAN对比性研究结果显示，联合应用CTG和ST段分析可精确地鉴别出产程中胎儿的缺氧程度；瑞典大学3个临床医院进行的多中心研究结果显示，FECG和CTG联合应用减少了严重新生儿窒息发生率，减少了因CTG对胎儿宫内缺氧过度诊断所引发的手术产率，从而减少了不必要的临床干预。

FECG中STAN系统作为胎儿监护的新方法，目前尚缺乏临床证据证明其可单独用于判断胎儿宫内状态。STAN系统的目标是提供连续的有关胎儿对缺氧或分娩应激的耐受力评估，应用时需将STAN和CTG结果结合分析，当CTG发生异常时，STAN可提供有关胎儿缺氧程度的精确信息，为临床医生的进一步处理提供参考依据，临床医生根据两者结果建议临床处理方案。而近几年的系统评价和meta分析发现，与CTG相比，加入STAN系统辅助分析后，一定程度减少了阴道手术助产率、新生儿发生代谢性酸中毒率及胎儿头皮取样率，并没有增加剖宫产率及新生儿不良结局的发生率。但是需要注意的是，发生母儿不良结局非常罕见，研究主要针对产程中的普通孕妇，而对于高危胎儿的监护，STAN系统辅助分析CTG是否存在应用价值尚无定论。

随着信息技术的不断完善，STAN与CTG的联合应用及智能化判读在未来产时胎儿监护中将发挥重要作用。

（陈运山）

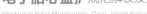

## 第四节
# 韩医生（Dr. Hon）与电子胎心监护仪

　　胎儿在母体内，如果没有借助特定仪器的检查，产科医护人员无法直接监护胎心率，而胎心监护解决了这个难题。仪器显示的上下起伏的波形，能反映胎儿的生命体征，医生由此来判断胎儿宫内状态。电子胎心监护已成为保障胎儿安全不可或缺的手段，电子胎心监护可极大程度降低不良围产结局的发生率已成为产科学界的广泛共识。胎心监护的发明是妇产科学临床实践积累和现代科学技术发展的产物。这么伟大的技术发明，我们是否了解它的历史？它的发明创造是否跟中国人有渊源呢？事实上，胎心监护的诞生离不开一位华裔。

　　这位华裔就是韩医生（Dr. Edward H. Hon，图1-4-1）。韩医生出生于广东省中山市，韩医生的父亲叫Harry Gee Hon，母亲叫Cecelia Wong See，他们共有11个孩子，韩医生排行第六。韩医生的父母先在澳大利亚的Glen Innes开了一个百货商店，后来搬到美国田纳西州。韩医生的母亲回中山探亲时已怀孕，韩医生于1917年1月12日在广东中山出生。在中国出生似乎意外，但正是这一意外为他将来的事业腾飞埋下了伏笔。

　　韩医生在父母的百货商店里长大，少年时期，韩医生对商店里的收音机充满好奇，因此他对无线电产生了极大兴趣。1942年，韩医生在悉尼的Marconi无线电学校拿到了毕业证书。此时，第二次世界大战已经爆发，他被悉尼的飞利浦工厂录用，主要工作是测试军用无线电。战争结束后，韩医生有了学医的想法，他想去中国传教，那时候的中国非常需要妇产科医生，因此他报考了悉尼大学医学院，为了保证能够学医，他同时申请了美国大学的医学预科班，最终被基督教Adventist（安息日会）的Union College录取。他的成绩排在悉尼大学医学院第二名，这样的成绩肯定能在悉尼读书，但他还是选择了去美国求学，最后毕业于加利福尼亚州的Loma Linda医学院。

　　尽管他在医学院成绩名列前茅，但要参加妇产科住院医师培训却非常困难。

在20世纪50年代，美国妇产科医生大多数都是白人男性，其他族裔基本没有希望，尽管洛杉矶的White Memorial医院不是很好的教学医院，但也两次拒绝韩医生的申请。在此期间，韩医生做了一年病理科住院医师，对他来说，成为妇产科医生的梦想似乎遥遥无期，但谁也没有料到，他的中国出生证竟让他获得了成为妇产科医生的机会！

在韩医生渴望参加妇产科住院医师培训之时，耶鲁大学医学院的妇产科主任Herbert Toms教授正在研究胎儿心电图的监测，但一直没有进展。Herbert Toms教授当时面临的难题就是胎儿心电信号微弱，而母体心电信号强大，监测胎儿心电图时，两种心电信号重叠在一起，不能完全分开。两个处于困境的人终于相遇，为撞开通向现代产科的大门，他们憋足了力气。韩医生虽有极好的无线电基础，但恐不足以参加耶鲁大学妇产科培训。巧的是，耶鲁大学有一个Yale-China Association，这个协会的宗旨是为中国培训医务人员。其前身为Yale Foreign Missionary Society，始创于1901年，帮助建立了湖南湘雅医学院。韩医生的出生证让他获取了协会赞助，并能参加耶鲁大学妇产科培训。韩医生与Toms教授有约在先，除了在耶鲁大学完成妇产科培训，他必须在实验室工作，攻克胎心监测的难关。1955年，韩医生在耶鲁大学完成了妇产科住院医师培训，同时也成功分离了母体和胎儿的心电信号。原始的胎儿心电监护仪（图1-4-2）比韩医生还高一头。自此之后，现代产科掀开了一个新篇章。

离开耶鲁后，韩医生回到母校Loma Linda医学院妇产科任职，从事妇产科临床、教学和科研。后来又在南加州大学和洛杉矶的Martin Luther King医院工作，直到逝世。鉴于韩医生对医学的突出贡献，澳大利亚政府授予他Order of Australia荣誉勋章（图1-4-3）。除了研究胎心监护，韩医生在其他领域也做出了许多贡献，一生中获得了无数个奖项。

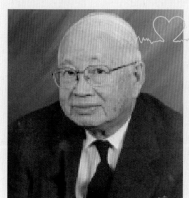

图1-4-1　韩医生（Dr. Edward H. Hon）

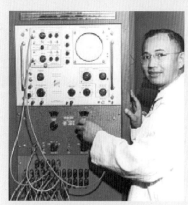

图1-4-2　韩医生和原始的胎儿心电监护仪

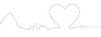

2006年11月6日，韩医生在加利福尼亚州去世，享年89岁。闻悉韩医生去世的消息，耶鲁大学妇产科主任和*Contemporary OB/GYN*杂志主编Charles J. Lockwood 教授立即发布社论，称韩医生为"the father of electronic fetal heart

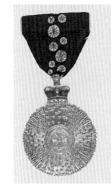

Name: <u>HON, Edward Harry (Gee)</u>

Award: <u>Member of the Order of Australia</u>

Date granted: <u>09 June 1999</u>

Citation: For service to medicine, particularly in the field of electronic foetal heart-rate monitoring and for research in maternal monitoring in pregnancy.

图1-4-3　Order of Australia荣誉勋章

rate（FHR）monitoring"（电子胎心监护之父），誉韩医生为产科之传奇（obstetric legend）。社论第一段结尾为：Ever the inventor, he remained amazingly productive, erudite, incisive, and inquisitive to the end of his 89 years. We and our patients owe him a debt of gratitude for making deliveries safer. （韩医生是一位永不停息的发明家。直到89岁高龄，韩医生仍有惊人的产出。他学问渊博，思维敏锐，乐于探索。因为他，胎儿分娩变得更安全，我们和我们的患者都永远感激。）

很遗憾，我们很多产科医生都不知道韩医生。通过此文，希望大家能记住这位出生在广东中山的韩医生，他的确是我们产科的巨人，他改变了产科发展的历史，为母婴健康事业做出了伟大的贡献。自此以后，胎心监护已广泛应用于临床。

（周艳红　郑勤田）

## 第一章参考文献

[1] 阎梦, 刘慧姝, 陈运山. Leopold与产科四步触诊法［J］. 中华产科急救电子杂志, 2018, 7（3）：190-192.

[2] 漆洪波, 段赵宁. 胎儿心电图ST段分析及其应用［J］. 中国实用妇科与产科杂志, 2010, 26（2）：110-113.

[3] FREEMAN R K, GARITE T J, NAGEOTTE M P, et al. Fetal heart rate monitoring［M］. 4th ed. Philadelphia: Williams & Wilkins, 2012.

[4] ZOOTZMANN B. The history of monitoring the human fetus [J]. J Perinat Med, 1975, 3 (3) : 135−144.

[5] GOODLIN R C. History of fetal monitoring [J]. Am J Obstet Gynecol, 1979, 133 (3) : 323−352.

[6] WILLIAMS R L, HAWES W E. Cesarean section, fetal monitoring and perinatal mortality in California [J]. Am J Public Health, 1979, 69 (9) : 864−870.

[7] SOUTHERN E M. Fetal anoxia and its possible relation to changes in the prenatal fetal electrocardiogram [J]. Am J Obstet Gynecol, 1957, 72 (2) : 233−247.

[8] HON E H. The electronic evaluation of the fetal heart rate [J]. Am J Obstet Gynecol, 1958, 75 (6) : 1215−1230.

[9] HON E H. Instrumental on of fetal heart rate and electrocardiography. II. A vaginal electrode [J]. Am J Obstet Gynecol, 1963, 86 (7) : 772−784.

[10] HON E H, PAUL R H. Electronic evaluation of fetal heart rate. XI. Description of a spiralelectrode [J]. Obstet Gynecol, 1972, 40 (3) : 362−365.

[11] KACHLIK D, KASTNER I, BACA V. Christian Gerhard Leopold: fascinating history of a productive obstetrician gynecologist [J]. Obstet Gynecol Surv, 2012, 67 (1) : 1−5.

[12] ULRICH U. Christian Gerhard Leopold (1846—1911) [J]. Geburtshilfe Frauenheilkd, 1992, 52 (5) : 310−312.

[13] LEOPOLD G. Dritter Beitrag zur Verhutung des Kindbettfiebers [J]. Arch Gynakol, 1889, 35: 159−165.

[14] LEOPOLD G, SPORLIN F. Die Leitung der regelmassigen Geburtennur durch aussere Untersuchung [J]. Arch Gynakol, 1894, 45: 337−351.

[15] SHARMA J B. Evaluation of Sharma's modified Leopold's maneuvers: a new method for fetal palpation in late pregnancy [J]. Arch Gynecol Obstet, 2009, 279 (4) : 481−487.

[16] BLIX E, BRURBERG K G, REIERTH E, et al. ST waveform analysis versus cardiotocography alone for intrapartum fetal monitoring: a systematic review and meta-analysis of randomized trials [J]. Acta Obstet Gynecol Scand, 2016, 95 (1) : 16−27.

[17] GREENE K R, DAWES G S, LILJA H, et al. Changes in the ST waveform of the fetal lamb electrocardiogram with hypoxia [J]. Am J Obstet Gynecol, 1982, 144 (8) : 950−958.

[18] HON E H, LEE S T. Noise reduction in fetal electrocardiography. II. Averaging techniques [J]. Am J Obstet Gynecol, 1963, 87(8): 1086-1096.

[19] JENKINS H M, SYMONDS E M, KIRK D L, et al. Can fetal electrocardiography improve the prediction of fetal acidosis? [J]. Br J Obstet Gynaecol, 1986, 93(1): 6-12.

[20] LARKS S D, LARKS G G. The electrical axis of the fetal heart. A new criterion for fetal well-being or distress [J]. Am J Obstet Gynecol, 1965, 93(7): 975-983.

[21] MARVELL C J, KIRK D L, JENKINS H M, et al. The normal condition of the fetal electrocardiogram during labour [J]. Br J Obstet Gynaecol, 1980, 87(9): 786-796.

[22] MARVELL C J, KIRK D L. Use of microprocessor to stimulate precise electrocardiograms [J]. J Biomed Eng, 1980, 2(1): 61-62.

[23] MARVELL C J, KIRK D L, JENKINS H M, et al. The use of labour profiles in assessing the behaviour of the fetal electrocardiogram [J]. J Biomed Eng, 1980, 2(3): 221-223.

[24] MYERS R E. Two patterns of perinatal brain damage and their conditions of occurrence [J]. Am J Obstet Gynecol, 1972, 112(2): 246-276.

[25] PARDI G, TUCCI E, UDERZO A, et al. Fetal electrocardiogram changes in relation to fetal heart rate patterns during labour [J]. Am J Obstet Gynecol, 1974, 118(2): 243-250.

[26] ROSEN K G, KJELLMER I. Changes in the fetal heart rate and ECG during hypoxia [J]. Acta Physiol Scand, 1975, 93(1): 59-66.

[27] SACCONE G, SCHUIT E, AMER-WaHLIN I, et al. Electrocardiogram ST analysis during labor: a systematic review and meta-analysis of randomized controlled trials [J]. Obstet Gynecol, 2016, 127(1): 127-135.

[28] HON E H, BRADFIELD A H, HESS O W. The electronic evaluation of the fetal heart rate. V. The vagal factor in fetal bradycardia [J]. Am J Obstet Gynecol, 1961, 82(8): 291-300.

[29] Lockwood C J. Editorial: homage to an obstetric legend: Edward H. Hon [J]. Contemporary OB/GYN, 2006, 12(1): 560-569.

# 胎儿血氧代谢机制与
# 电子胎心监护基础

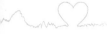

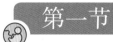

# 第一节
# 胎儿血氧代谢生理

临床上，电子胎心监护是监测子宫内胎儿生理情况的常用手段。胎儿的胎心率变化受各种缺氧性及非缺氧性因素的影响，因此，了解胎儿宫内"呼吸"交换的生理基础，对理解胎心率随胎儿呼吸状态变化的反应有重要意义。

氧气自外界通过母体及胎儿血液循环输送至胎儿，涉及的器官包括母体心、肺、血管、子宫、胎盘、脐带及胎儿心脏。任何一个供氧环节的中断都可导致胎儿供氧中断，若供氧中断持续存在则导致潜在的胎儿损伤，如图2-1-1所示。

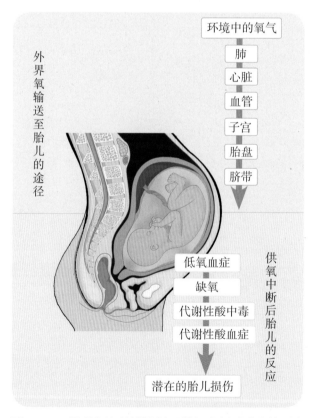

图2-1-1　胎儿氧气输送途径及供氧中断后胎儿的反应

空气中的氧浓度为21%，在海平面水平，人体吸入空气中氧分压（$PO_2$）约为150 mmHg。氧气由外界通过母体循环输送至胎儿体内的过程中，$PO_2$会逐渐降低，到达胎儿脐静脉时$PO_2$可能仅为30 mmHg；氧气再通过胎儿循环经脐动脉返回胎盘时，$PO_2$为15～25 mmHg。

◎ 母体循环

母体通过呼吸运动将氧气吸入肺泡，吸入的空气会与呼出的气体混合，在海平面水平，肺泡的$PO_2$为100～105 mmHg。氧气从肺泡经血-气屏障弥散至肺毛细血管进入母体血液循环后，98%的氧气与血红蛋白结合，剩下的1%～2%溶解于血液中并可用动脉氧分压（$PaO_2$）进行测量。与血红蛋白结合的氧含量取决于$PaO_2$。不同$PaO_2$水平下的母体及胎儿的氧合血红蛋白解离曲线如图2-1-2所示。

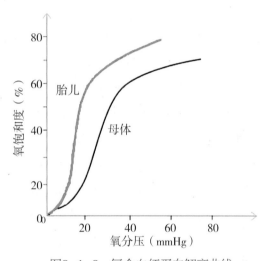

图2-1-2　氧合血红蛋白解离曲线

正常情况下，成人$PaO_2$为95～100 mmHg时，血红蛋白饱和度可达95%～100%，表示血红蛋白可以携带总氧量的95%～100%。很多影响血红蛋白亲和力的因素均可导致氧合血红蛋白解离曲线左移或右移。当组织细胞代谢活跃，需氧量增加时，血红蛋白释放的氧就会相应增加。

母体肺静脉将氧合的血液从肺运输至心脏，进入左心房的肺静脉血$PaO_2$为95～100 mmHg。氧合血从左心房经二尖瓣泵入左心室，然后经主动脉输送至体循环，途经主动脉、髂总动脉、髂内动脉、髂内动脉前干分支及子宫动脉进入子宫，接着经弓状动脉、放射动脉及螺旋动脉，进入胎盘绒毛间隙。

◎ 胎盘循环

在子宫内，胎儿通过胎盘与母体进行气体和营养物质交换。胎盘发育对胎儿的正常生长发育至关重要。胎盘是胎儿体外生命支持系统的器官，其充当了胎儿

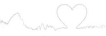

的肺（呼吸）、肾（排泄）、胃肠道（营养）和皮肤（热交换），并对某些有害物质起屏障保护作用。此外，它还是重要的内分泌器官，可产生类固醇激素（雌激素、孕酮）和蛋白质激素（人绒毛膜促性腺激素、人胎盘催乳激素）。

胎盘循环的物质交换是在绒毛间隙的母体血和绒毛毛细血管内的胎儿血之间进行的。在胎盘的母体面，来自螺旋动脉的血进入绒毛间隙并浸泡绒毛膜绒毛。在胎盘的胎儿面，成对的脐动脉经过脐带将胎儿血液运输至胎盘，脐动脉达到脐带根部插入点后，在胎盘表面呈扇形分出若干分支，并在每一个胎盘小叶中向下走行，其终末支的毛细血管床形成绒毛膜绒毛的血供。绒毛膜绒毛是突向绒毛间隙滋养层的微小分支。足月时，绒毛毛细血管血在绒毛间隙中通过由胎盘滋养层、胎儿毛细血管内皮层及介入其中的基底膜层所构成的血-血屏障与母体血液相隔离。绒毛间隙中母胎间进行物质交换的方式主要包括简单扩散、协助扩散、主动运输、质流、胞饮和渗漏。绒毛间隙中的氧气主要通过扩散作用由母体输送至胎儿，其受母体进入绒毛间隙血液的$PO_2$、进出绒毛间隙的血流、绒毛膜绒毛的表面积以及氧气穿过胎盘血-血屏障的速率等因素影响。进入绒毛间隙中的母体血$PO_2$为95～100 mmHg，其血红蛋白释放氧气通过扩散作用穿过胎盘的血-血屏障进入胎儿血液，然后与胎儿血红蛋白结合。在此交换过程中，绒毛膜间隙的母体血$PO_2$会逐渐降低，其平均$PO_2$约为45 mmHg，物质交换后回流子宫静脉的血液$PO_2$降低至40 mmHg。

## ◎ 胎儿循环

氧在绒毛毛细血管中与胎儿血红蛋白结合后，经过绒毛静脉在胎盘表面汇合为胎盘静脉，再汇合为脐静脉走行于脐带中，进入胎儿循环。此时胎儿脐静脉血液的$PO_2$约为30 mmHg，血红蛋白饱和度为50%～70%。

胎儿血循环不同于母体血循环。例如，胎儿血不需要进入肺血管系统获氧，大部分右心排出量不经过肺脏；胎儿直接从脐静脉血液中获取胎儿生长所需的氧气和营养物质，不需要经胃肠道吸收。另外，胎儿心脏各个心腔是同时做功而不是交替循序工作的，可有效保证将氧含量更高的血供给心脑系统。

脐静脉将氧合血输送至胎儿，到达腹部后沿前腹壁上行到达胎儿肝脏，之后脐静脉分为静脉导管和门静脉窦。静脉导管是脐静脉主支，穿过肝脏直接汇入下腔静脉。它不给所经过的组织供氧，而是直接把氧合血输送至心脏。门静脉窦主要把氧合血输送至肝脏左侧的肝静脉，并在此释放氧。然后来自肝脏的相对氧含量低的血回流至下腔静脉，下腔静脉还接受下半身返回的含氧量较低的血液。因此，由下腔静脉输送到心脏的血是流经静脉导管的动脉样血合并来自横膈以下多数静脉含氧量较低的血的混合血，其氧含量低于离开胎盘时的血。

下腔静脉中的血流会根据血氧含量进行分离：含氧量高的血倾向于在下腔静脉中间流动，含氧量低的血沿侧壁流动，利于血流在心脏中流向相反两侧。血液进入右心房后，房间隔上方的分隔脊使得心房将来自下腔静脉的氧合血优先流入卵圆孔到达左心房，然后到达心脏和大脑。这些组织摄取所需的氧后，形成的低氧含血通过上腔静脉返回右心。

沿下腔静脉侧壁流动的低氧含血进入右心房，经过三尖瓣到达右心室。上腔静脉向下向前进入右心房，将大脑和上半身返回的低氧含血直接流入右心室。同时，冠状窦口刚好位于三尖瓣上方，来自心脏的低氧含血也返回右心室。因此，右心室血氧饱和度比左心室低15%～20%。右心室泵出的血进入肺动脉，由于胎肺内充满液体，导致肺动脉血管阻力高，肺血管阻力高而动脉导管和脐带-胎盘血管阻力相对较低，仅有约13%的右心室血可进入肺，然后经肺静脉进入左心房，最后经过左心室和主动脉输送至全身；而大部分右心室血（87%）经动脉导管到达降主动脉，其中1/3血液会输送至全身，其余的血液经过成对的腹下动脉，再经脐动脉返回胎盘，与母体血进行气体及物质交换。

胎儿脐静脉的血氧含量最高，其$PaO_2$高达25～35 mmHg，经过胎儿循环后返回胎盘时，其血液$PO_2$为15～25 mmHg。虽然胎儿血的$PO_2$低，但是由于存在以下因素，仍能满足胎儿生理氧需求。

- 胎儿血中的血红蛋白浓度及氧亲和力均比成人血红蛋白高，可以使氧饱和度高达80%，以满足胎儿的代谢需要。
- 胎儿的新陈代谢和氧消耗低，需氧量较低。
- 宫内恒温环境由母体维持，胎儿不需要维持体温调节。
- 胎儿许多生理功能低，包括呼吸动作、胃肠道消化和吸收，以及肾小管重吸收（由于肾小球滤过率低），降低了组织的氧消耗。
- 胎儿的胎心率及单位体积的心排出量较成人高。
- 胎儿特有的血液循环结构，保证重要器官（如肝、心、脑）能接收氧饱和度相对较高的血液。

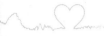
通过母胎间特有的血液循环，保证胎儿宫内正常的氧气及营养需求，维持胎儿正常的生长发育；其血液循环的任一环节出现障碍，必将导致胎儿出现缺血缺氧的相关生理变化。

（罗艺洪　郑　峰）

## 第二节
# 胎儿对供氧中断的反应

胎儿氧合主要依赖于氧气从外界环境沿母体肺、心脏及血液循环系统到达子宫，经胎盘、脐带输送至胎儿，当某个或多个供氧环节出现障碍时，可能导致胎儿对供氧中断的一系列反应。胎儿缺氧的最初表现为胎儿血氧浓度降低，即低氧血症；反复或持续性的低氧血症导致组织内含氧量下降，即组织缺氧；当氧不足时，组织被迫进行无氧代谢，能量生成降低，同时产生乳酸。乳酸在组织中堆积导致代谢性酸中毒，为保持组织pH值正常，机体首先利用缓冲碱，主要是碳酸氢盐，来中和堆积的乳酸。失代偿后，组织及血pH值下降，进而导致代谢性酸血症。一旦发生代谢性酸血症，标志着胎儿供氧存在严重障碍，如图2-2-1所示。

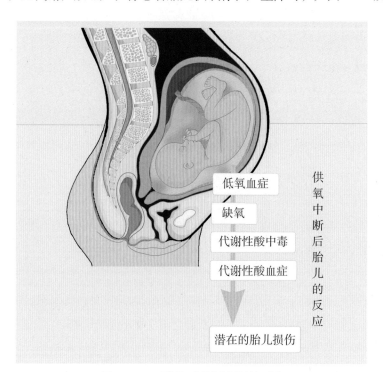

图2-2-1 胎儿对供氧中断的反应

供氧中断对胎儿的影响取决于供氧中断出现的频率、程度和持续时间。胎儿对宫内缺氧有一定的代偿能力，存在一系列应激代偿机制，如减少躯体运动和呼吸运动，以减低氧和能量的消耗；氧离曲线左移以增加对氧的摄取及对组织中氧的释放；交感神经兴奋，儿茶酚胺分泌增加、血压升高，维持有效的灌注压；潜水反射使血液重新分布，减少次要器官的血流供应，增加心、脑、肾上腺等重要器官的血流供应等。供氧中断会引起胎儿体内出现以下一系列病理生理变化。

1. 心血管系统/循环系统　当缺氧发生后，胎儿的心血管系统最先出现反应。最初低氧血症引起交感神经兴奋，儿茶酚胺分泌增多，外周血管收缩，血压上升、胎儿心率增快；若缺氧状态持续存在，兴奋迷走神经，动静脉血管扩张、循环血量减少，胎儿心率减慢；重度缺氧时刺激延髓的迷走神经中枢，胎心率更慢，继而肾上腺分泌增加，再次兴奋交感神经，出现胎心率减慢后的继发胎心率加快。

2. 呼吸系统　供氧中断除了引起心血管变化外，还会引起胎儿呼吸模式的特征性变化。缺氧早期机体应激，延髓呼吸中枢兴奋，胎儿出现喘息样呼吸，呼吸加深加重，易将含有胎粪的羊水及其内的物质吸入支气管和肺，引起新生儿呼吸窘迫综合征或胎粪吸入性肺炎，随着缺氧加重，呼吸中枢抑制，可出现原发性呼吸暂停。

3. 泌尿系统　缺氧发生后，胎儿心排出量重新分配，以保护重要器官（如心肌、大脑、肾上腺等）的血流，这种适应性机制是以减少一些不重要的器官（如肾脏、皮肤、肠和肌肉）的血液为代价的。由于血流重新分布，肾血流量下降，肾小球滤过率下降，胎儿尿形成减少，临床上表现为羊水量减少。

4. 胃肠系统　缺氧时胎儿呼吸运动增强、肠蠕动亢进，肛门括约肌松弛，引起胎粪排出、羊水浑浊。

5. 代谢系统　缺氧初期，胎儿脐静脉血氧分压降低，二氧化碳不断蓄积引起呼吸性酸中毒；缺氧进一步加重，致无氧酵解增加、乳酸堆积，发生代谢性酸中毒。

6. 中枢神经系统　缺氧初期通过血液重新分布增加脑血流量，维持中枢神经系统供氧；随着缺氧加重，心肌收缩力下降、排出量减少引起低血压，则出现脑血流低灌注、脑细胞缺氧、代谢障碍，发生脑水肿甚至神经系统后遗症。

胎儿缺氧最严重的后果是发生永久性的脑损伤，根据缺氧的性质、持续时间的不同，发生脑损伤的病理类型也不同。美国妇产科医师学会和美国儿科学会（ACOG-APP）在2003年发布了《新生儿脑病与脑瘫：明确发病机制和病理生理学基础》，其中定义了足以引起脑瘫的产时急性缺氧事件的诊断标准，帮助临床医生更好地理解产时缺氧与新生儿脑病的关系。2014年ACOG-APP新生儿脑病工作小组发表的第二版《新生儿脑病和神经功能的结局》指出了符合急性围产期或产时事件致新生儿脑瘫的必要条件（表2-2-1）。

表2-2-1 急性围产期或产时事件致新生儿脑瘫的必要条件

- 5 min和10 min的Apgar评分<5分。
- 胎儿脐动脉酸血症：胎儿脐动脉血pH<7.0，或碱剩余≥12 mmol/L，或者两者均存在。
- 脑部MRI或MRS可显示与缺氧缺血相符合的急性脑损伤的神经影像学证据；如果在出生24 h以后开展的MRI或MRS显示无损伤证据，则不太可能有严重的围产期或产时缺氧缺血性脑损伤。
- 存在与系统性缺氧缺血性损伤相符的多系统器官衰竭

因此短时间缺氧不产生严重代谢障碍及器官损害，但如果胎儿缺氧恶化到代谢性酸血症及低血压，则多器官系统会出现血流灌注降低、细胞代谢紊乱、组织功能失常，如果不及时干预可导致胎儿严重损害甚至胎死宫内。产时胎儿监护之所以引进临床是希望能够及时发现产时胎儿缺氧，以减少产时胎儿供氧障碍引起的脏器损害及并发症。

（范 玥 郑 峥）

## 第三节
## 胎儿供氧中断的影响因素及胎心监护图例

正常情况下，母体从空气中摄取氧气，经肺泡弥散至肺毛细血管，氧在肺毛细血管中与红细胞中的血红蛋白结合，或溶解于血浆中，肺静脉将氧合的血液运输至心脏，经心脏泵入体循环后进入子宫，通过胎盘与胎儿进行物质交换，由脐带输送至胎儿。这一过程主要涉及的器官包括母体肺、心脏、血管、子宫、胎盘和脐带，任一环节（图2-3-1）发生障碍均可致胎儿供氧中断，引起胎儿缺氧，进一步可致胎儿损伤。

◎ 母体氧合障碍

氧气从外界进入母体首先经过肺脏，母体呼吸系统疾病如呼吸道梗阻或药物（如麻醉剂、硫酸镁）所致呼吸中枢的抑制和抽搐可阻碍氧气从外界传输至肺泡；一些引起母体携

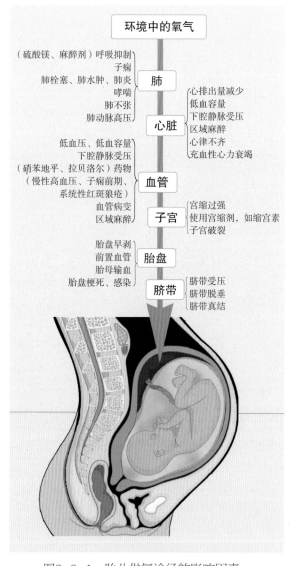

图2-3-1　胎儿供氧途径的影响因素

氧异常的疾病也可引起供氧障碍，如严重贫血或血红蛋白病，但临床较少见。母体肺栓塞、肺炎、哮喘、肺不张或呼吸窘迫综合征等肺部疾病是引起胎儿供氧中断更常见的原因。

◎ 血流灌注不足

产科病人中，母体一过性低血压是胎儿供氧中断最常见的因素，如急性失血、区域麻醉、下腔静脉受妊娠子宫压迫引起的低血压（图2-3-2），此外慢性高血压、系统性红斑狼疮、长期糖尿病、甲状腺疾病或肾脏疾病导致的慢性血管病变更易影响胎儿氧气和营养的供应，应引起重视。分娩时子宫收缩会压迫肌肉内血管，导致血流中断，若宫缩过强过频或缩宫素使用过量可引起子宫痉挛导致胎儿供氧中断（图2-3-3），子宫破裂较罕见，若孕妇有既往子宫手术史则需要考虑。

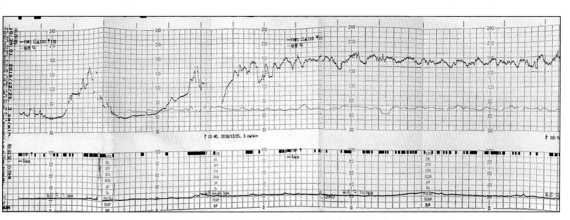

图2-3-2 孕妇仰卧位低血压致胎儿供氧中断

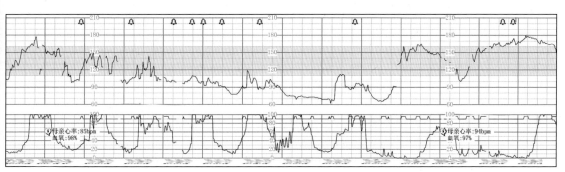

图2-3-3 宫缩过频致胎儿供氧中断

### ◎ 胎盘气体交换障碍

　　胎儿依靠胎盘与母体进行气体和营养物质交换，胎盘早剥、梗死、栓塞、出血或感染等均可导致绒毛膜间隙缩小或绒毛结构破坏和扭曲，引起气体交换障碍。临床上胎盘早剥（图2-3-4）、前置胎盘伴出血或前置血管破裂，预示着将会发生灾难性事件，甚至需要启动5 min剖宫产流程，这在后续章节中将有详细描述。

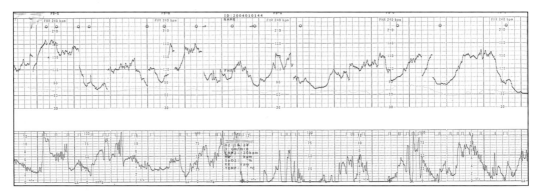

图2-3-4　胎盘早剥致胎儿供氧中断

### ◎ 脐带血流受阻

　　脐带的机械压迫引起血流受阻导致胎儿供氧中断，如脐带受压、绕颈、扭转、脱垂（图2-3-5）等。比较少见的如脐带血管痉挛、血栓、粥样硬化、肥厚、出血、溃疡或真结。

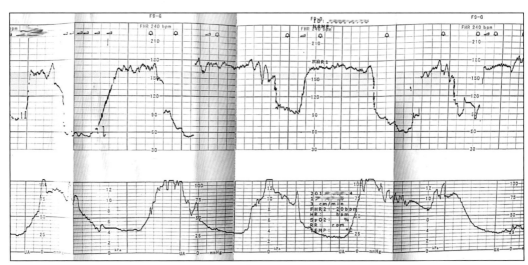

图2-3-5　脐带脱垂致胎儿供氧中断

◎ 胎儿自身原因

　　胎儿自身原因所致的缺氧较少见，多与胎儿贫血、同种免疫引起的继发性携氧能力下降、胎儿血红蛋白病、胎母输血、胎儿病毒感染等相关。值得注意的是当有胎儿合并血管瘤或其他囊实性包块时，若包块短时间内迅速增大，应考虑到瘤体本身破裂出血所致的胎儿隐性失血（图2-3-6）。

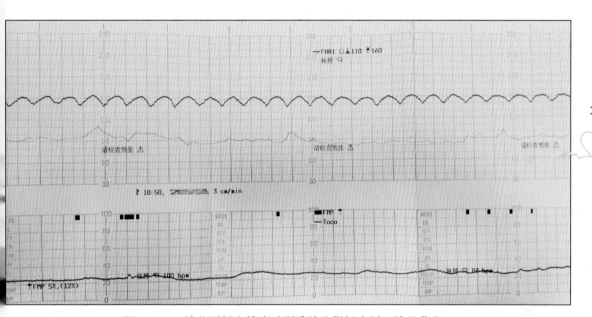

图2-3-6　胎儿颈部血管瘤破裂致胎儿供氧中断（胎儿贫血）

（范　玥　郑　峥）

## 第四节
# 胎心监护仪临床操作规范及
# 机械性异常胎心监护图例

目前，集"多普勒胎心监护""胎动标记""腹部宫缩监测"三项参数于一体，并描记出相应图像的多普勒胎儿（母体）监护仪在临床上已得到广泛应用，产科医护人员均应掌握其规范的临床操作，了解仪器的基本性能及维护方法，以期获得事半功倍的效果。本节将重点讲解电子胎心监护仪的详细操作流程、注意事项、图纸特点、维护与常见问题及机械性异常胎心监护图例，以减少客观因素导致的偏差及误诊。

◎ 操作流程

1. 操作前准备

（1）操作人员准备　需熟悉电子胎心监护仪的使用及基础维护方法，操作时需衣帽整洁，并进行手卫生。

（2）物品准备　检查床或舒适的座椅、胎心监护仪、耦合剂、手消毒剂、纸巾。

2. 评估孕妇情况

（1）孕妇的高危因素、孕周大小、胎儿数量、胎方位及胎动情况。

（2）孕妇目前状态、配合程度、体位舒适度及局部皮肤状况。

3. 操作要点

（1）核对患者，保护孕妇隐私。

（2）协助孕妇仰卧、侧倾斜15°～30°，或倚靠坐位，暴露腹部，防止体位性低血压。

（3）通过四步触诊法确定胎方位，判断胎背的位置。如为多胎妊娠，可通过超声协助确定胎背的位置。

（4）连接电源，打开开关，连接胎心探头及宫缩压力探头。胎心探头涂抹适量耦合剂，放于胎背处胎心最响亮的位置，并调至合适音量；宫缩压力探头放置在宫底下两横指处，用两条胎心监护绑带固定探头，注意固定牢固且松紧适宜（图2-4-1）。

（5）胎心监护仪进入监护状态后将宫腔压力调零，并开启胎心监护纸走纸模式，记录20～30 min。注意检查胎心监护仪各项参数值报警的上下限。如需手动记录胎动，则让孕妇手持胎动按钮，感觉到胎动时记录一

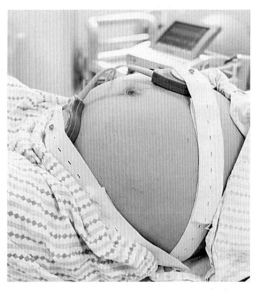

图2-4-1　胎心探头及宫缩压力探头放置位置图

次，胎动信号将被标记于相应的时间节点。目前临床上应用的胎心监护仪，大部分都是自动记录胎动，不需要孕妇手动记录胎动。图2-4-2展示了目前笔者所在医院使用的胎心监护仪及中心胎心监护系统。

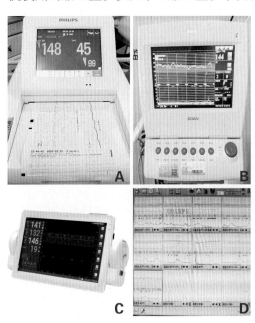

图2-4-2　目前笔者所在医院使用的胎心监护仪（A/B/C）及中心胎心监护系统（D）

（6）胎心监护过程中注意观察胎心的基线、基线变异、加速、减速以及宫缩的情况。要定时巡视胎心监护情况，并初步评估胎心监护结果，如胎儿处于睡眠周期可嘱孕妇通过适当调整体位等措施唤醒胎儿，必要时延长监护时间，防止出现假阳性的结果。胎心监护过程中注意孕妇有无不适或其他异常情况，以便随时处理。

（7）临床工作中，建议医护人员对孕妇进行胎心监护仪的宣教，告知孕妇正常的胎心率范围，方便加强孕妇自我监护。

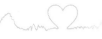
（8）监护结束后协助孕妇擦干耦合剂、穿衣及恢复自由体位。告知孕妇胎心监护的结果，并告知孕期自我监测胎动的重要性。

（9）做好此次胎心监护结果的记录，如果是异常胎心监测结果，则进行下一步临床处理。

◎ 注意事项

（1）尽量不要空腹进行。因为空腹状态下，血糖偏低，胎动次数少，可能导致胎心监护结果不满意。

（2）胎心监护时尽量保持周围环境安静，嘈杂的环境可能导致孕妇紧张、胎动异常等。

（3）胎心监护的过程中，可以嘱孕妇适当改变体位，防止仰卧位低血压。

（4）胎心探头监测到的胎心音需与子宫杂音、母体腹主动脉音及脐带杂音相鉴别。

（5）耦合剂作为透射声波的媒介，不仅可以提高声波的穿透能力，还可以减小探头面与皮肤之间的摩擦，保护孕妇皮肤的同时，对胎心探头也有很好的保护作用。然而，临床使用过程中，耦合剂并不是越多越好。太多耦合剂容易使探头滑动移位，不利于胎心监护。

（6）胎心监护过程中建议不要关掉胎心的声音，因为声音可以提示探头是否处于最佳位置，通过听胎心的节律也可以初步判断胎儿的安危。

（7）胎心监护过程中，应避免手机、发电机、电动机、电扇、汽车等产生的电磁干扰。

（8）多胎孕妇做胎心监护时，注意找准不同的胎心，可以通过听诊法或超声图像来判断不同的胎心位置并改变超声传感器的位置来监测。

（9）胎心监护有一定的假阳性率，如果胎心监护的结果不是很满意，可以通过改变孕妇体位、进食、吸氧等处理后再重复检查。

（10）临床上一定要注意胎心监护仪记录纸上的时间与实际时间是否相符，这是对孕妇和胎儿的保护，也是对医护人员的自我保护。

◎ 图纸特点

一般胎心监护走纸速度为3 cm/min，也可调整为1～2 cm/min，但走纸速度过慢会影响图形分辨率。临床上不同品牌的仪器有不同的胎心监护纸，图2-4-3展示了目前临床上使用较多的两种胎心监护纸。它们的主要区别在于可记录的胎心率范围不同，图2-4-3A可记录的胎心率范围是30~240次/min，图2-4-3B可记录的胎心率范围是60~200次/min。但实际上，如果胎心率<50~60次/min，仪器可能记录不到，或者会翻倍记录。同样，如果胎心率＞240次/min，仪器会自动减半记录。

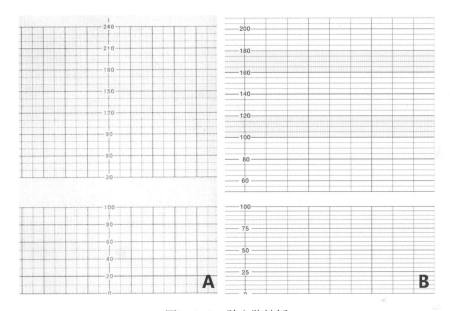

图2-4-3　胎心监护纸

33

　　临床上，胎儿睡眠周期为20~40 min，一般胎心监测的时间为20 min，如胎心监测结果不满意可适当延长监护时间。目前很多医院已实现多台胎心监护仪的中央监控、远程监控，不仅可持续、实时监测胎心情况，而且可存档，以及选择任意时间段的胎心监测结果进行打印。

## ◎ 维护与常见问题

　　1. 探头维护　仪器使用后用柔软的纸巾擦拭干净胎心探头的耦合剂，并进行必要的消毒和杀菌。可以使用一次性保鲜膜包裹探头，用于胎心监护仪探头的隔离和防护。

　　2. 仪器维护　避免暴晒及潮湿的环境，探头不能浸泡消毒，显示屏及探头要保持干燥洁净，连接线避免缠绕及折叠。

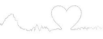

3．安装纸张　安装时注意避免纸张颠倒。

4．检查探头　测试胎心探头正常的方法是：一手握住传感器，另一手掌心对着传感器表面轻柔摩擦，正常时能听到扬声器发出噪声的变化，否则说明传感器有问题。测试宫缩压力探头正常的方法是：在信号按钮上稍微施加压力，完好的压力传感器会显示宫缩值变化。

5．其他　胎心监护仪是一种常用的围产期监测手段，一般多用于监护30周以上的孕妇，在此范围内可得到非常稳定的信号。妊娠不足25周时很可能测不到胎心或信号不稳定。对于不同厂家、不同类型的胎心监护仪，其功能大都一致，使用和维护中的常见问题也基本相近，故可相互借鉴处理。

## ◎ 机械性异常胎心监护图例分析

由于胎心监护仪使用的计算机算法及信号输出的不稳定性，可能出现将极慢的胎心率翻倍或将极快的胎心率（＞240次/min）减半的错误，床旁超声可协助诊断。

**病例1**　×××，30岁，G1P0。因"停经39周，阴道流液3⁺h"入院。孕期规律产检，无特殊。入院后评估有阴道试产条件，予缩宫素引产。缩宫素静滴5h后，阴道鲜红色出血约50 mL，孕妇血压100/72 mmHg，心率96次/min。胎心监护如图2-4-4所示。

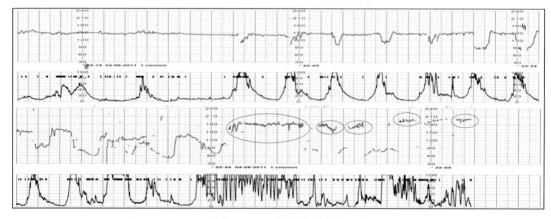

图2-4-4　胎心监护图1

本例胎心监护显示晚期减速最低至70次/min，后续胎心则持续在180次/min左右，持续约6 min，临床中容易将其误判为减速之后的胎心持续加速，但其实胎心一直持续在90次/min，可以通过其下方间歇出现的90次/min的图像发现。○示胎心翻倍。

值得注意的是，产程中母体心率模式：母体心率基线显著低于胎心率，其变异性显著高于胎心率，无减速，随产程进展加速增多（多伴随宫缩或第二产程用力），加速存在更高的振幅和更长的持续时间，尤其在第二产程。若第二产程中胎心监护提示胎儿心动过缓，没有减速及存在与子宫收缩同步的明显加速，提示胎心探头记录的可能是母体心率。

**病例2**　×××，32岁，G2P1，足月顺产1次。因"停经38$^{+1}$周，可疑FGR"入院。孕期规律产检，无特殊。入院评估后有阴道试产条件，予计划分娩。进入第二产程后，胎心监护如图2-4-5所示。

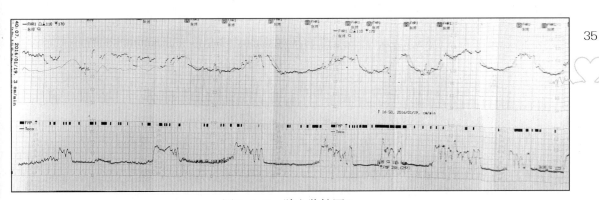

图2-4-5　胎心监护图2

本例胎心率加速与宫缩同步出现，应高度怀疑胎心探头记录的是母体心率，需立即评估确认心率信号来源及胎儿宫内状况。

临床中，超过2%的产程中可能发生母体心率干扰胎心监护判读（假阳性、假阴性），故胎心监护时应常规进行母体心率和胎心率双监测。如有可疑，可采用超声、孕妇脉搏触诊、胎儿头皮电极或孕妇脉搏血氧测定等确认心率信号来源及胎儿宫内状况。

（沙晓燕　郑　峥）

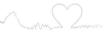
## 第二章参考文献

[1] GABBE, NIEBYL, SIMPSON, 等. 产科学: 正常和异常妊娠 [M]. 7版. 郑勤田, 杨慧霞, 译. 北京: 人民卫生出版社, 2018: 293-298.

[2] 谢敬红. 保鲜膜用于胎心监护仪探头隔离防护 [J]. 中华医院感染学杂志, 2013, 23 (01): 194.

[3] 张良才, 王艳丽, 何艳. 胎儿监护仪使用维护问与答 [J]. 医疗装备, 2012, 25 (02): 78-79.

[4] 凯文. 生物运动相关估计方法应用研究 [D]. 西安: 西安交通大学, 2000.

[5] HELWIG J T, PARER J T, KILPATRICK S J, et al. Umbilical cord asid-base state: What is normal? [J]. Am J Obstet Gynecol, 1996, 174 (6): 1807-1812.

[6] VICTORY R, PENAVA D, SILVA O D, et al. Umbilical cord pH and base excess values in relation to adverse outcome events for infants delivering at term [J]. Am J Obstet Gynecol, 2004, 191 (6): 2021-2028.

[7] LOW J A, PANAGIOTOPOULOS C, DERRICK E J. Newborn complications after intrapartum asphyxia with metabolic acidosis in the term fetus [J]. Am J Obstet Gynecol, 1994, 170 (4): 1081-1087.

[8] SOOTHILL P W, NICOLAIDES K H, RODECK C H, et al. Blood gases and acid-base status of the human second-trimester fetus [J]. Obstet Gynecol, 1986, 68 (2): 173.

[9] MARTIN R J, FANAROFF A A, WALSH M C. Fanaroff and Martin's neonatal-perinatal medicine: diseases of the fetus and infant [M]. 9th ed. St. Louis: Elsevier, 2011: 449.

[10] AZZOPARDOI D V, STROHM B, EDWARDS A D, et al. Moderate hypothermia to treat perinatal asphyxial encephalopathy [J]. N Engl J Med, 2009, 361 (14): 1349-1358.

[11] RAINALDI M A, PERLMAN J M. Pathophysiology of birth asphyxia [J]. Clinics in perinatologgy, 2016, 43 (3): 409-422.

[12] KLUCKOW M. Functional echocardiography in assessment of the cardiovascular system in asphyxiated neonates [J]. Journal of Pediatrics, 2011, 158 (2): e13-e18.

[13] BLICKSTEIN I, GREEN T. Umbilical cord blood gases [J]. Clinics in perinatology, 2007, 34 (3): 451-459.

[14] ACOG COMMITTEE ON OBSTETRIC PRACTICE. ACOG committee opinion No. 348, November 2006: umbilical cord blood gas and acid-base analysis [J]. Obstet Gynecol, 2006, 108 (5): 1319-1322.

[15] PALSDOTTIR K, DAGBJARTSSON A, THORKELSSON T, et al. Birth asphyxia and hypoxic ischemic encephalopathy, incidence and obstetric risk factors [J]. Lknablai, 2007, 93 (9): 595-601.

[16] CARTER B S, HAVERKAMP A D, MERENSTEIN G B. The definition of acute perinatal asphyxia [J]. Clinics in Perinatology, 1993, 20 (2): 287-304.

[17] MACDONALD M G, SESHIA M M K, MULLETT M D. Avery's neonatalogy [M]. 6th ed. Philadelphia: Lippincotte Williams&Wilkins, 2005: 305-309.

[18] WILLIAMS C E, MALLARD C, TAN W, et al. Pathophysiology of perinatal asphyxia [J]. Clinics in Perinatology, 1993, 20 (2): 305-325.

[19] PAQUETTE S, MORETTI F, O'REILLY K, et al. The incidence of maternal artefact during intrapartum fetal heart rate monitoring [J]. J Obstet Gynaecol Can, 2014, 36 (11): 962-968.

[20] SHERMAN D J, FRENKEL E, KURZWEIL Y, et al. Characteristics of maternal heart rate patterns during labor and delivery [J]. Obstet Gynecol, 2002, 99 (4): 542-547.

# 连续电子胎心监护
# 规范判读流程

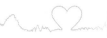
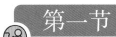

## 第一节
# 产前电子胎心监护判读规范及实例

电子胎心监护仪通过连续记录胎心率并将胎心率形成图形的形式，直观展示出胎儿的宫内状况。近20年来，电子胎心监护（EFM）已成为评估胎儿健康状况不可或缺的手段。产前电子胎心监护判读采用无应激试验（non-stress test，NST）和宫缩应激试验（contraction stress test，CST），主要目标是及时识别有缺氧性损伤或死亡风险的胎儿，并尽可能采取干预措施来预防这些不良结局的发生；次要目标是识别氧合状态正常的胎儿，以确保继续妊娠的安全性，并能避免不必要的干预。然而，大量证据显示，异常的检测结果（异常NST、阳性CST）仅部分与胎儿或新生儿的不良结局有相关性；正常的检测结果（正常NST、阴性CST）常常与胎儿神经系统正常和氧合充分有关，即与良好的胎儿结局相关。故解读这些检测结果时，临床医生需要综合考虑既往胎儿监护结果，母体状态（包括用药），胎儿状况（如胎龄），以及是否存在胎儿生长受限、胎儿贫血和胎儿心律失常等多种因素。

### ◎ 产前电子胎心监护的指征和频率

1. **低危孕妇**　目前尚无明确证据表明，对低危孕妇（无合并症及并发症的孕妇）进行常规产前EFM能够降低胎死宫内等不良妊娠结局的发生风险，故不推荐低危孕妇进行常规EFM。但是，当低危孕妇出现胎动异常、羊水量异常、脐血流异常等情况时，应及时进行EFM，以便进一步评估胎儿情况。

2. **高危孕妇**　对于高危孕妇（母体因素，如妊娠期高血压疾病、妊娠合并糖尿病、母体免疫性疾病、有胎死宫内等不良孕产史等；胎儿因素，如双胎妊娠、胎儿生长受限、羊水偏少、胎动减少、脐血流异常等），EFM可从妊娠32周开始，但具体开始时间和频率应根据孕妇情况及病情进行个体化应用。如果患者病情需要，EFM最早可从进入围产期（妊娠28周）开始。另外，鉴于我国新生儿救治技术的飞速发展，在妊娠28周前，开始EFM的时间应以新生儿可能存活且患者及家属决定不放弃新生儿抢救为前提，同时应告知患者及家属，对于这个时期的胎儿，EFM解读存在较大误差。医护人员应认识到，这个时期的胎儿由于神经系统发育尚不完善，故其EFM的特点有别于足月儿。但目前尚缺乏明确指导临床医师如何判读这部分监护图形的相关研究。

## ◎ 无应激试验

无应激试验（NST）的理论基础是：在胎儿不存在酸中毒、神经受压或神经系统发育不完善的情况下，胎儿活动及外界刺激均可引起胎心率的短暂上升，预示着正常的自主神经功能，是胎儿正常自主活动的良好征象。无应激反应最常见的情况是胎儿处于睡眠周期，但也可能与胎儿神经系统抑制（如酸中毒）有关。NST没有禁忌证，建议孕妇取坐位或侧卧位，以防止仰卧位低血压综合征的发生。NST通常需要15~20 min，但由于胎儿存在睡眠周期，NST可能需要监护40 min或更长时间。研究显示，声震刺激所诱导的胎心加速能可靠地预测胎儿正常酸碱平衡状态，减少40%的不典型NST的出现，并且能减少达到正常NST的监护时间，同时不会影响胎儿酸中毒的发现。

NST的结果判读分为正常NST、不典型NST、异常NST（表3-1-1），其中正弦波形、心动过速、心动过缓及心律失常在临床上少见，在后续的病例中会重点讨论。

1. 正常NST 指40 min内出现2次或2次以上的胎心加速，加速超过15次/min，持续15s。妊娠32周前，加速在基线水平上≥10次/min、持续时间≥10s已证明对胎儿正常宫内状态有足够的预测价值。在NST图形基线正常、变异正常且不存在减速的情况下，NST监护达到反应型标准即可停止，不需持续监护至满20 min。

表3-1-1 产前NST的结果判读及处理

| 参数 | 正常NST（需符合以下所有标准） | 不典型NST（符合以下其一） | 异常NST（符合以下其一） |
|---|---|---|---|
| 基线 | 110~160次/min | 100~110次/min；>160次/min，持续时间<30 min | <100次/min，胎心过缓；>160次/min，胎心过速，持续时间>30 min |

41

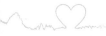
（续表）

| 参数 | 正常NST（需符合以下所有标准） | 不典型NST（符合以下其一） | 异常NST（符合以下其一） |
|---|---|---|---|
| 变异 | 变异幅度6~25次/min（中等变异）；变异幅度≤5次/min（变异缺失及微小变异），持续时间<40 min | 变异幅度≤5次/min，持续40~80 min | 变异幅度≤5次/min，持续时间≥80 min；变异幅度≥25次/min，持续时间>10 min；正弦波形 |
| 减速 | 无减速或偶发变异减速，持续时间<30 s | 变异减速，持续30~60 s | 变异减速，持续时间≥60 s；晚期减速 |
| 加速≥32周 | <40 min，加速≥2次，变异幅度≥15次/min，持续15 s | 40~80 min，加速<2次，变异幅度≥15次/min，持续15 s | >80 min，加速<2次，变异幅度≥15次/min，持续15s |
| 加速<32周 | <40 min，加速≥2次，变异幅度≥10次/min，持续10 s | 40~80 min，加速<2次，变异幅度≥10次/min，持续10 s | >80 min，加速<2次，变异幅度≥10次/min，持续10 s |
| 处理办法 | 继续随访或进一步评估 | 需要进一步评估 | 复查；全面评估胎儿状况；BPP评分；及时终止妊娠 |

注：产前胎心监护的术语同产时胎心监护，也有学者建议产前胎心监护分类可按产时胎心监护三级分类。

2. 不典型及异常NST 研究显示，妊娠24~28周，约50%的NST为不典型及异常NST；妊娠28~32周，约15%的NST为不典型及异常NST。

对此类图形的处理应该根据监护图形的基线、基线变异、有无减速、是否存在宫缩及是否应用可能对监护图形产生影响的药物（如硫酸镁），并结合孕周、胎动及临床情况等决定复查监护，或者采用宫缩应激试验、超声等方法对胎儿宫内状态进一步评估。值得注意的是，50%的NST图形中可能观察到变异减速。当变异减速类型为非反复性，且减速时间<30 s时，通常与胎儿并发症无关，无须产科干预。对于反复性变异减速（20 min≥3次），即使减速时间<30 s，也提示胎儿存在一定危险。如NST图形中减速持续1 min以上，剖宫产及胎死宫内的风险将显著增加，是否终止妊娠，应取决于继续期待的利弊风险评估。

## ◎ 宫缩应激试验

子宫收缩会导致胎盘绒毛间隙血供一过性减少，当胎儿胎盘呼吸储备不足时，宫缩会导致胎儿缺氧的发生。对已处于亚缺氧状态的胎儿，在宫缩的刺激下缺氧逐渐加重将诱导出现晚期减速。当羊水量不足时，宫缩的刺激还可引起脐带受压，从而出现频发的变异减速。宫缩应激试验（CST）正是基于上述理论基础，在宫缩时监测胎心率的变化，包括临产后自然宫缩所做的CST、缩宫素诱发的缩宫素激惹试验（oxytocin challenge test，OCT）和乳头刺激诱发的宫缩激惹试验（nipple stimulation contraction stress test，breast stress test，BST）。

当EFM反复出现异常NST，可疑胎儿宫内缺氧状态时，可行CST进一步评估胎儿宫内状态。研究显示，对于妊娠<37周的孕妇，如EFM出现异常NST，应用CST对胎儿进行评估是安全、有效的，并且不会增加胎儿死亡和产科并发症的发生。值得注意的是，当NST严重异常，如出现正弦波形时，胎儿宫内缺氧状态已非常明确，不需要进行CST，以免加重胎儿缺氧状态和延误抢救胎儿的时机。对于双胎/多胎妊娠、宫颈机能不全、胎膜早破的患者不应进行CST，此外，有阴道分娩禁忌证的患者亦不主张进行CST。

进行CST时，建议孕妇采用半坐卧位，轻微左倾，从而避免仰卧位低血压综合征。连续记录胎心率和宫缩，并将宫缩前的胎心率作为基线。满意的CST需要每10 min有3次宫缩，每次宫缩持续至少40s。如果产妇自发的宫缩满足上述要求，无须诱导宫缩，否则需通过静脉滴注缩宫素或刺激乳头诱导宫缩。

缩宫素诱发的缩宫素激惹试验（OCT）：用2U缩宫素配制于0.9%生理盐水500mL中静脉滴注，初始滴速为1～2 mU/min，根据宫缩强弱进行调整，调整时间为15～30 min，每次增加1～2 mU/min为宜，最大给药量通常不超过20 mU/min，至每10min至少3次宫缩，每次持续至少40s。对于缩宫素不敏感者，可酌情增加缩宫素给药量。由于OCT涉及静脉穿刺及用药，且需要在产房中进行，故作为评估胎儿宫内状态的方法，临床操作有一定的局限性。

乳头刺激诱发的宫缩激惹试验（BST）：1984年，美国伯明翰大学的一项研究首次采用刺激乳头的方法诱导有效宫缩进行宫缩应激试验。与缩宫素激惹试验相比，乳头刺激试验简单易行，用时也缩减了一半，且避免了静脉穿刺及缩宫素的使用，临床接受程度更高。但是由于临床BST操作不规范，其诱发宫缩效能不高。

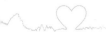

广州市妇女儿童医疗中心BST操作规范如下：

（1）孕妇排空膀胱，半坐卧位，进行无应激试验（NST）15～20 min，医生判读结果后决定是否可进行BST。

（2）孕妇用掌侧示指和拇指轻柔搓转单侧乳头（无须过分牵拉乳头），持续2 min后暂停3～5 min为一个循环，通常经过三个循环后可诱发出满意宫缩。如三个循环未诱发出满意宫缩，可进行双侧乳头刺激，再经两个循环如仍未诱发出有效宫缩，则考虑BST不满意。

（3）诱发出规律宫缩后胎心监测至少15 min。BST过程中如果出现强直宫缩或胎心延长减速，应立即停止乳头刺激同时进行宫内复苏。

CST图形的判读主要基于是否出现晚期减速，临床中多采用Freeman及其同事制定的CST标准进行分类和描述，见表3-1-2。

表3-1-2　CST的结果判读及处理

| 分类 | 具体描述 | 处理 |
| --- | --- | --- |
| 不满意的CST | 宫缩频率10 min内少于3次或出现无法解释的图形 | 更改评估方式 |
| 阴性 | 有满意宫缩（3次/min），无晚期减速或明显的变异减速 | 可继续待产或阴道试产 |
| 可疑阳性 | 每2 min或更频繁的宫缩刺激下出现胎心减速，或每次胎心减速持续10 s以上 | 进一步评估 |
| 高度可疑阳性 | 间断出现晚期减速或显著的变异减速 | 复查或进一步评估 |
| 阳性 | 无子宫过度刺激，50%以上的宫缩后出现晚期减速；或即使宫缩频率<3次/10 min，也出现晚期减速 | 不宜继续待产或阴道试产 |

## ◎ EFM判读实例

**病例**　××，28岁，G1P0。因"停经36$^{+1}$周，产检发现羊水少半天"入院。孕期规律产检，无妊娠合并症和并发症。当日门诊产检超声提示胎儿大小如孕周，羊水暗区18mm，指数48mm，胎儿生物物理评分6分。入院体检：血压101/67mmHg，心率68次/min，未扪及宫缩。NST结果如图3-1-1所示、BST如图3-1-2所示，其对应的产前电子胎心监护评估结果分别见表3-1-3、表3-1-4。

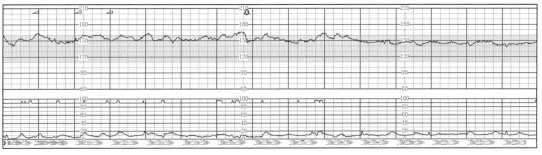

图3-1-1 NST结果图示

表3-1-3 进行NST时的产前电子胎心监护评估表

| 风险评估 | 羊水过少 |
|---|---|
| 基线 | 150次/min |
| 变异 | 中等变异 |
| 加速 | 有，加速时变异幅度≥15次/min，持续时间>15 s |
| 减速 | 无 |
| 评估及处理 | 正常NST |

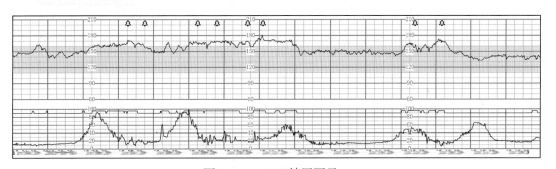

图3-1-2 BST结果图示

表3-1-4 进行BST时的产前电子胎心监护评估表

| 风险评估 | 羊水过少 |
|---|---|
| 基线 | 150次/min |
| 变异 | 中等变异 |
| 加速 | 有，加速时变异幅度≥15次/min，持续时间>15 s |
| 减速 | 无 |
| 评估及处理 | 正常NST，BST阴性（10min 3次宫缩，无胎心减速），予继续待产，定期监测至37周 |

（谢 锋 郑 峥）

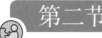 第二节
## 产时电子胎心监护判读的术语与分类

产程管理的核心目标是胎儿安全分娩，其关键内容是胎心监护。自电子胎心监护（EFM）发明后的40年间，其定义、分析解读与处理标准一直未达成共识，临床管理及处理意见混乱，影响医护间的沟通及同质化医疗。1997年，美国国家儿童健康和人类发展研究所（NICHD）给出了明确的胎儿心率波形定义，然而，NICHD的建议并未在临床被迅速采纳。2005年5月，美国妇产科医师学会（ACOG）发表了"临床指引62号"，认可了NICHD1997年的推荐意见，同年12月在"临床指引70号"中予以更新。随后，NICHD的建议被美国妇女健康、产科及新生儿护理协会（Association of Women's Health, Obstetric and Neonatal Nurses, AWHONN）及美国助产士学会（American College of Nurse-Midwives, ACNM）采纳。2008年，为促进在电子胎心监护临床解读方面达成共识，NICHD、ACOG和美国母胎医学会（Society for Maternal-Fetal Medicine, SMFM）共同对1997年的标准进行了更新，并提出了产时电子胎心监护的三级评价系统。至此，产科学界对产时胎心监护有了较为统一且规范的解释。

1. 产时EFM的指征和频率　目前没有研究证据表明，产程中持续EFM在改善围产儿预后方面优于间断胎心听诊。对于低危产妇，推荐间断胎心听诊。产程中推荐的胎心听诊频率见表3-2-1。对于高危产妇，可根据情况适当增加听诊频率，而是否进行持续EFM，应根据医疗机构情况及患者病情决定。值得注意的是，当进行间断胎心听诊时，应至少听诊60 s，并包括宫缩的前、中、后阶段。如间断胎心听诊发现异常，应立即行EFM。

2. EFM图形的基本内容　包括基线、基线变异、加速、减速及宫缩。最新的NICHD产时胎心率波形三级评价系统对胎心率波形进行了总结，包括基线、基线变异、加速、减速、正弦波形、宫缩及胎心波形随时间发生的改变或趋势，见表3-2-2。

表3-2-1　低危产妇间断胎心听诊的频率

| 时期 | 间断听诊频率 |
|---|---|
| 第一产程 | |
| 潜伏期（宫口<6 cm） | 每30~60 min听诊一次胎心，并记录 |
| 活跃期（宫口≥6 cm） | 每30 min听诊一次胎心，并记录 |
| 第二产程 | 每10 min听诊一次胎心，并记录 |

表3-2-2　电子胎心监护的基本评价指标

| 名称 | 定　义 |
|---|---|
| 基线 | 平均胎心率以5次/min为单位级别，选取10min的胎心率波形，去掉加速、减速或显著变异部分。胎心率基线持续时间至少为2 min，无须连续。<br>● 正常胎心基线率：110~160次/min。<br>● 心动过速：FHR基线>160次/min。<br>● 心动过缓：FHR基线<110次/min |
| 基线变异 | 指基线胎心率的波动，包括不规则的波动幅度和频率。波幅为波峰至波谷间的差值，单位为次/min。<br>● 变异消失：基线平直。<br>● 微小变异：波幅≤5次/min。<br>● 中等变异：为正常变异，波幅在6~25次/min。<br>● 显著变异：波幅>25次/min |
| 加速 | 指胎心率突然加快，加快开始到高峰的时间<30 s。<br>妊娠≥32周，胎心率应增加≥15次/min，持续时间≥15 s，但<2 min。<br>妊娠<32周，胎心率应增加≥10次/min，持续时间≥10 s，但<2 min。<br>延长加速：持续时间≥2 min，但<10 min；持续时间≥10 min者为基线改变 |
| 早期减速 | 宫缩时发生的胎心率缓慢下降，减速开始至波谷的时间≥30 s。<br>减速的开始、波谷和恢复对应宫缩的开始、波峰和结束 |
| 晚期减速 | 与宫缩相关的胎心率缓慢下降，减速开始至波谷的时间≥30 s。<br>减速的开始、波谷和恢复滞后于宫缩的开始、波峰和结束 |
| 变异减速 | 胎心率突然减慢，减速开始至波谷的时间<30 s，心率减慢≥15次/min，持续时间≥15 s，但<2 min |

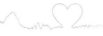
（续表）

| 名称 | 定　义 |
|------|--------|
| 延长减速 | 减速≥15次/min，持续时间≥2 min，但<10 min；减速持续时间≥10 min为基线改变 |
| 正弦波形 | 胎心率变化呈平滑的正弦波样改变，频率3~5次/min，持续时间≥20 min |
| 宫缩 | 正常宫缩：每10 min宫缩≤5次，观察30 min取平均值。<br>宫缩过频：每10 min宫缩>5次，观察30 min取平均值 |

　　目前国际上存在多种产时EFM的评价系统，结合各评价方法的科学性及实用性，中华医学会围产医学分会目前推荐使用2008年由NICHD、ACOG和SMFM共同组成的工作组所提出的产时EFM的三级评价系统，见表3-2-3。

表3-2-3　NICHD产时EFM的三级评价系统

| 分类 | 具体描述 | 临床意义 |
|------|----------|----------|
| Ⅰ类 | 基线110~160次/min伴中等变异，无晚期减速、变异减速或延长减速 | 监护期内胎儿酸碱平衡状态良好，可排除缺氧性损伤。后续可按照产科情况常规处理，不需特殊干预 |
| Ⅱ类 | 除Ⅰ类或Ⅲ类以外的图形，如下任何一种情况但不限于以下情况：<br>1. 基线率：心动过缓但不伴基线变异缺失；心动过速。<br>2. 基线变异：变异缺失不伴反复性减速；微小变异、显著变异。<br>3. 频发性或偶发性减速：特别是延长减速、频发性变异减速伴基线微小变异或正常变异；频发性晚期减速伴中等变异 | 监测期间胎儿存在供养途径中的一个或多个环节中断，但不能提示胎儿已处于异常的酸碱平衡状态。<br>需持续监护和再评估。<br>再评估应结合风险因素、孕周、产程等综合考虑。<br>需实施宫内复苏。<br>如宫内复苏后胎心监护图形无改善或发展为Ⅲ类胎心监护图形，应考虑立即终止妊娠 |
| Ⅲ类 | 包括以下任何一种情况：<br>1. 基线变异缺失伴胎儿心动过缓或频发变异减速或频发晚期减速。<br>2. 正弦波 | 提示胎儿已处于异常的酸碱平衡状态，需立即宫内复苏同时终止妊娠 |

　　值得肯定的是，美国家庭医师协会（American Association of Family Physicians，AAFP）在其产科高级生命（advanced life support in obstetrics，ALSO）培训体系

中提出胎心监护的解读方法，解读方法的基本元素仍为EFM图形的5个基本特征，但引入风险分析和总体评估的概念，即EFM不能作为孤立的图形被分析，在解读之前，需了解产妇的病史，确定风险因素，根据临床情况决定胎儿的储备能力，然后结合EFM图形给出总体评估。

  本书后续的病例分析中引用了这一理念，具体详见第五章和第六章。

（李　品　郑　峥）

49

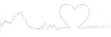
# 第三节
# 产时电子胎心监护规范判读流程

产时电子胎心监护的目的是评估分娩过程中胎儿是否缺氧。Miller等将胎儿缺氧与胎心监护的关系概述为以下3个基本原则。

1. 所有变异、晚期、延长减速都反映氧从环境到胎儿的一个或多个环节被中断。例如，氧通路中的脐带受压可以出现变异减速，宫缩时胎盘灌注不足可以引起晚期减速，氧通路中任何一个环节被打断都可以导致延长减速。

2. 胎心监护图形的中等变异和（或）加速能够可靠预测胎儿处于正常氧合状态。

3. 在没有明显酸中毒的前提下，单纯的产时急性缺氧不会导致神经系统损伤（脑瘫）。

国际脑瘫工作组（International Cerebral Palsy Task Force）、ACOG、美国儿科学会发表了共识（且被20个国际组织认可）：明显的胎儿酸中毒（脐动脉血气 pH<7.0、碱剩余≥12 mmol/L）是诊断产时急性缺氧性神经系统损伤所致新生儿脑瘫的前提。

进行产时胎心监护时，应排除药物对胎心率影响造成的假阳性反应，药物所致的胎心率变化通常是可逆的。硬膜外麻醉所用的局部麻醉药物如利多卡因、丁哌卡因等能使交感神经阻滞，降低血压，造成暂时的子宫胎盘障碍及胎心率改变。蛛网膜下腔-硬膜外联合麻醉可显著增加胎儿心动过缓的发生率和剖宫产率，但对新生儿预后无明显影响，其安全性和有效性尚需进一步证实。另外，还有很多药物可引起胎心率改变，如纳布啡能减少胎心加速和基线变异，吗啡能减少胎心加速，而哌替啶则不会引起明显变化；倍他米松可减少胎心基线变异，而地塞米松则无此反应；布托啡诺可致暂时性正弦心率，可卡因可引起变异减少；硫酸镁对胎心率模式影响的研究结果不一，一些研究显示无影响，而一些研究显示硫酸镁的应用会减少变异，减少随孕周增长而增加的加速，其原因可能与镁离子浓度有关。所以，把胎心监护不典型归结于应用硫酸镁是需要谨慎的。

基于NICHD的定义，2009年美国家庭医生协会在其产科高级生命支持体系中提出胎心监护的DR C BRAVADO综合解读方法。其基本元素为宫缩（C）、基线心率（BRA）、基线变异（V）、加速（A）、减速（D）的基本特征，进一步引入风险因素分析（DR）和总体评估（O）的概念。即胎心监护不能作为孤立的图形被分析，在解释胎心监护曲线之前，需了解产妇的病史，确定风险，根据临床情况决定胎儿的储备能力。该理念从本质意义上来讲是对诊断学的还原：疾病的诊断及临床处理需要依据病史、体征及辅助检查来综合评估。

1. 明确风险因素　回顾病史，首先对母体及胎儿产前、产时高危因素进行评估，及时发现是否存在子宫胎盘功能障碍的风险因素（表3-3-1）。

表3-3-1　母体及胎儿风险因素

| | |
|---|---|
| 产前风险因素 | 妊娠期高血压疾病、妊娠期糖尿病、妊娠合并心血管疾病、妊娠期呼吸系统疾病、妊娠合并肝病、妊娠合并免疫性疾病、既往剖宫产史、妊娠时限异常（早产或过期妊娠）、多胎妊娠、羊水异常、胎位异常、胎盘位置异常等 |
| 医疗干预风险因素 | 如使用硫酸镁、β肾上腺素能受体激动剂（利托君等）、硬膜外镇痛剂，使用缩宫素或前列腺素类药物引产或催产等 |
| 产时风险因素 | 如胎膜早破、脐带脱垂、宫缩过强、胎盘早剥、子宫破裂、羊水栓塞等 |
| 产程因素 | 急产、潜伏期异常、活跃期异常、第二产程异常等 |
| 胎儿因素 | 如胎儿生长受限、同种免疫、胎儿畸形、胎儿心率失常、双胎输血综合征、胎儿贫血、胎儿宫内感染等 |

2. 宫缩评估　正常宫缩指观察30 min，10 min内有5次或者5次以下的宫缩；宫缩过频指观察30 min，10 min内有5次以上宫缩。当宫缩过频时应记录有无伴随胎心率变化。值得注意的是，胎心监护图只解读宫缩频率，不讲强度，在本章第四节中会有详细描述。

3. 基线率评估　10 min内除外胎心加速、减速和显著变异的平均FHR水平，至少观察2min。FHR基线110～160次/min为正常。具体描述为正常基线率、

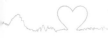
心动过速、心动过缓。

4．基线变异评估　具体描述为变异缺乏、微小变异、中等变异、显著变异。中等变异为正常的基线变异。

5．加速评估　正常FHR加速的情况：妊娠≥32周，FHR较基线≥15次/min，持续时间＞15 s，但＜2 min；妊娠＜32周，FHR较基线≥10次/min，持续时间＞10 s，但＜2 min；持续2～10 min为延长加速，加速时间＞10 min应考虑为FHR基线变异。

6．减速评估　早期减速及晚期减速的差别在于减速发生的时间、出现减速峰值的时间及FHR恢复的时间与宫缩的相互关系。变异减速与延长减速的差别在于变异减速发生较快（减速开始到FHR最低点的时间＜30 s），持续时间短（＜2 min）；而延长减速持续时间≥2 min，＜10 min，两者均与宫缩无明确关系。正弦波形曲线指FHR基线呈平滑正弦波样摆动，其频率固定为3～5次/min，持续时间≥20 min。

7．总体评估及临床处理　基于以上评估将胎心监护分为以下三类。

（1）正常的胎心监护（Ⅰ类胎心监护）　基线正常，110～160次/min，基线变异为中度变异，存在或缺乏加速，存在或缺乏早期减速，无变异减速及晚期减速。Ⅰ类胎心监护提示胎儿氧供良好，处于正常的酸碱平衡状态，不需特殊干预。

（2）异常的胎心监护（Ⅲ类胎心监护）　胎心率基线变异缺失且伴频发晚期减速、频发变异减速、胎动过缓则视为Ⅲ类胎心监护；如果胎心监护曲线呈正弦曲线也视为Ⅲ类胎心监护。Ⅲ类胎心监护提示胎儿存在酸碱平衡失调（胎儿缺氧），胎儿酸中毒风险明显增加，必须立即采取相应的宫内复苏措施，具体措施包括改变孕妇体位、停滴缩宫素、吸氧、纠正孕妇低血压及低血氧、抑制宫缩等，同时应尽快终止妊娠。

（3）可疑的胎心监护（Ⅱ类胎心监护）　在上述两种情况之外的图形被定义为Ⅱ类胎心监护，是可疑的胎心监护图形，也是产时最常见的胎心监护图形。具有以下任意一条可视为Ⅱ类胎心监护：①胎心基线率异常：胎儿心动过速、胎儿心动过缓不伴基线变异缺失。②胎心基线呈微小或显著变异，或者变异缺失但不伴频发减速。③没有胎心加速，即使刺激后仍不能诱发出加速。④频发变异减速伴基线微小或中度变异。⑤出现延长减速。⑥频发晚期减速伴基线微小或中度变异。⑦出现不典型变异减速等。

值得说明的是，在合并有加速和（或）中等FHR基线变异的基础上，单纯的周期性晚期减速不能直接提示胎儿酸中毒的存在，虽然此类胎心监护不能说明存在胎儿酸碱平衡紊乱，但此类图形可能随时转变为Ⅰ类或Ⅲ类电子胎心监护图形。如果Ⅱ类胎心监护缺乏加速或者基线变异异常（非中等变异），则更接近于Ⅲ类胎心监护。

值得注意的是，在临床中类似的Ⅱ类胎心监护，其临床处理可能因胎儿氧储备不同而不同。同理，类似的Ⅱ类胎心监护因为不同的母体合并症、不同的产程进展，临床处理存在很大差异。因此，Ⅱ类胎心监护的临床处理应基于风险因素评估这一基础实现个体化管理。胎儿从正常状态到缺氧再到出现神经系统损伤甚至死亡是一个不断进展的过程。胎心监护图形可动态反映胎儿在监护时间内的酸碱平衡状态，因此需要持续监护，及时再评估，并结合其他评估方法（如胎儿头皮血气分析），判断胎儿有无缺氧。同时及时给予宫内复苏及适当的临床干预，及时进行阴道检查排除产时风险因素特别是产房灾难性事件的发生风险，并根据再评估结果，综合产程、母儿具体情况决定是否需要更改分娩方式或及时终止妊娠。

（黄 倩 郑 峥）

53

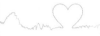

## 第四节
# 宫缩监护及宫缩过频的处理流程

现代的胎心监护仪将胎儿心率、宫缩、胎动等数据完美地整合在一起，并通过曲线的形式展现在胎心监护纸上。在胎心监护图中，上半部分图形显示胎心变化，下半部分图形显示宫缩情况。如胎心监护图3-4-1，X轴为时间轴，细的垂直线间隔为15 s，以4个细格为一大格，稍粗的垂直线间隔为1min；Y轴为压力轴，粗的水平线间隔为10mmHg，范围为0 ~ 100mmHg。可以从频率、振幅及时间等三个方面来描述宫缩。

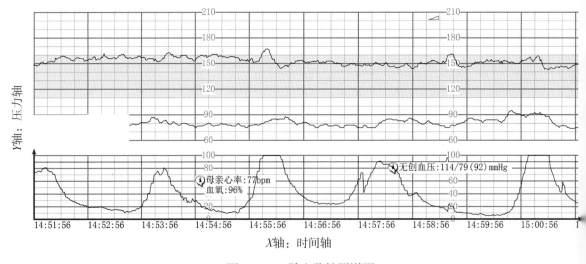

图3-4-1　胎心监护图说明

## ◎ 宫缩的不同类型

1. 生理性宫缩　妊娠晚期常出现假性宫缩。假性宫缩的特点是宫缩持续时间短（<30s），间歇时间长，且不规律、不恒定出现。宫缩强度不增加。宫缩时孕妇常无明显痛感，宫颈管长度不缩短，宫口不扩张。常在夜间出现，清晨消

失。生理性宫缩亦称为Braxton Hicks宫缩。

2. 临产期宫缩　临产后，子宫平滑肌出现的规律性收缩，产妇常有强烈的痛感。产程开始时，宫缩压力可达3.33～4.00 kPa，持续约30 s，间隔5～6 min。随产程进展，宫缩压力逐渐增强，持续时间增长，且频率增加。在第一产程末期，宫缩压力可高达5.33～8.00 kPa，持续时间达60 s，间隔1～2 min，宫缩间歇压力亦略增加。

3. 宫缩过频　是指临产时平均10 min内宫缩超过5次，并持续30 min以上。

## ◎ 宫缩压力的测定方式

宫缩压力的测定方式有内、外两种。

宫内压力导管（intrauterine pressure catheter，IUPC）是一个细小的，充满液体的导管。宫缩压力内测法，是将宫内压力导管的一端，经宫颈越过胎先露置于羊膜腔中，压力导管的另一端在体外与压力传感器衔接。宫内压力经压力传感器转换为电信号，并且连续地显示于胎心监护纸的下半部分。新型的宫内压力导管不仅能感受及记录宫内压力的变化，而且可通过另一端口向羊膜腔内灌注生理盐水，缓解脐带受压。

宫缩压力内测法的优点在于，其可以精确测定压力值，并且不受孕妇肥胖、体位等因素的影响。缺点在于其使用具有局限性，该方法只能在宫口开大、胎膜已破、胎先露已入盆且胎盘位置正常时才能使用，宫内感染的风险会相应增加，并且用于测定宫内压力的导管价格较昂贵。

宫缩压力外测法是指将胎心监护仪的宫缩压力探头置于宫底部，当宫缩发生时，子宫与母体前腹壁的形态和硬度会随宫缩发生改变，置于宫底的宫缩压力探头感受到腹壁压力的变化，转换为电信号连续地显示在胎心监护纸的下半部。

出于不同的监测目的，探头放置的位置稍有不同。行NST时，宫缩压力探头通常放置于孕妇腹部较平坦、距离宫底约3 cm（两横指）处；产时为防止临产后宫缩力上推宫缩压力探头导致探头滑脱，通常建议宫缩压力探头放置稍低于宫底，如图3-4-2所示。长时间监护时，应至少半小时检查一次探头的位置及孕妇皮肤状况，必要时更换探头部位。

宫缩压力外测法的优势在于简单、方便、易操作，无需有创性操作，广泛运

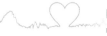
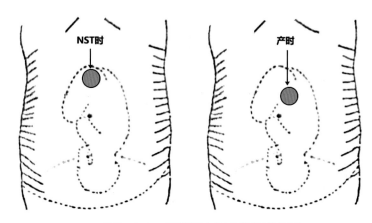

图3-4-2 宫缩压力探头的放置位置

用于产前监护中。但体外不能精确地直接测出压力值，只能测出相对宫压，也无法测出宫腔静止张力，且测量结果容易受到孕妇肥胖、体位等因素影响。

移动宫缩监测也是近年开展的宫缩监测方式之一。它将宫缩压力探头放在腹部，并和腰部电子记录仪相连以记录宫缩情况。这种监测方法不影响孕妇活动，可以通过电话和传真传送监测结果。孕妇接受了关于早产征象的知识培训后，可随时告知医生她们的情况。1985年经美国食品药品管理局（Food and Drug Administration，FDA）批准，移动宫缩监测仪在临床得以广泛使用，但是随后的研究发现，这种昂贵、耗时的系统并不能降低早产发生率。随着网络及智能手机的普及，这种监测技术虽得以改进，但ACOG仍不推荐使用这种方法。

## ◎ 宫缩与子宫肌电活动

产力监测是产程监护的关键环节之一，目前临床常用的产力监测手段有体表胎儿监护仪监测的宫缩压力和宫内压力导管监测的子宫内压力。但宫缩压力受测量初始压力、体位及腹壁厚度的影响严重，准确性不高。子宫内压力虽可提供宫缩相关定量信息，但需在胎膜破裂的前提下使用，增加了感染概率。因此，为实现产力的精准调控和遵循以人为本的治疗原则，精确度高且无创的产力监测手段是未来的发展方向。

肌电活动是肌肉收缩的基础，反映肌纤维兴奋的原始过程。产时子宫平滑肌细胞间离子电流变化，引起细胞自发除极和复极产生的兴奋电位募集，电流通过人体组织到达皮肤，再通过记录电极、放大器后显示出来形成体表子宫肌电信号。目前关于体表子宫肌电图的研究已证实其具有高度的宫缩一致性，以及极高的准确指数和灵敏度，可用于预测早产、临产，评估产力，评估缩宫素、分娩镇痛的使用对产程的影响，以及预测产程是否停滞。

## ◎ 宫缩时血流动力学改变

临产后，子宫平滑肌的阵发性收缩，可引起母体、胎儿胎盘循环的血流动力学改变。

每一次宫缩开始时，子宫血窦中的血液可被迫进入体循环，300～500 mL的血液从子宫挤出，通过静脉"自体回输"进入心脏，进而进一步增加心排出量。母体的平均动脉压和心排出量在产程中同步上升。

在每次宫缩过程中，产妇的收缩压和舒张压分别增加15％～25％和10％～15％。体循环血压的升高取决于宫缩的持续时间和强度、产妇的体位、产妇感受到的疼痛及其焦虑程度。每次宫缩时出现的动脉血压升高表现为羊水、胸腔内静脉、脑脊液和硬膜外室压力增高。

第二产程中向下用力或挤压用力导致血压和心率的改变与Valsalva动作的效果相似。

当宫缩发生时，子宫收缩压迫穿过子宫壁的母体血管，胎盘绒毛间隙母体灌注减少。绒毛间隙内含氧血输送减少可使绒毛中向胎儿毛细血管血液扩散的氧减少，导致胎儿氧分压降低。当胎儿氧分压降低至正常范围（脐静脉内15～25 mmHg）之下时，化学感受器将启动自主神经反射反应。首先，交感神经传出冲动导致外周血管收缩，使含氧血从非重要血管床分流至重要器官，如脑、心、肾上腺等。压力感受器可检出由此导致的胎儿血压升高，从而触发副交感神经反射，使心率减慢、心排出量降低并使血压恢复正常。在宫缩结束后，胎儿的氧合恢复，自主神经反射消失，胎心率逐渐恢复至基线水平。

## ◎ 宫缩曲线在胎心监护中的意义

通过观察在一定的宫缩压力下胎心率的变化来判读胎心监护图形，如早期减速，胎心减速是与宫缩同时开始，宫缩后恢复正常，一般胎儿结局良好。如频繁晚期减速，多提示胎儿预后不良。部分情况下，无法监测宫缩，如孕妇因疼痛无法配合、孕妇体位改变等，胎心图形无法判读，可能造成不必要的干预或不良结局。

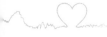
## ◎ 宫缩过频的临床处理流程

自然临产时，当产妇出现宫缩过频，应当关注胎儿的胎心监护情况。若为Ⅰ类胎心监护，不必干预。当出现Ⅱ类或Ⅲ类胎心监护时，应给予宫缩抑制剂打断宫缩，进行宫内复苏处理，若胎心好转，可继续待产；若胎心无好转，则应尽快结束分娩。

当引产或催产出现宫缩过频时，亦需要关注胎心监护情况。若为Ⅰ类胎心监护，则应减少或停用宫缩剂，观察宫缩及胎心音变化，继续待产。当出现Ⅱ类或Ⅲ类胎心监护时，应当停止使用宫缩剂，必要时予以宫缩抑制剂，同时进行宫内复苏。若胎心情况无好转，则尽快结束分娩。宫缩抑制剂在笔者所在医院通常为特布他林0.25mg静脉注射或皮下注射。图3-4-3为宫缩过频的临床处理流程。

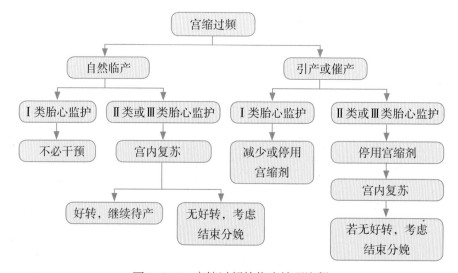

图3-4-3 宫缩过频的临床处理流程

（钱雪雅　王乐乐　郑　峥）

## 第五节
# 胎心基线率异常图例及常见原因分析

胎心率基线（baseline）指平均胎心率，选取10 min的胎心率波形，去掉加速、减速或显著变异部分，持续时间至少为2 min，无须连续。以5次/min为单位级别，FHR基线在110～160次/min为正常；如果10 min内的基线无法确认，可以参考前面任何10 min的胎心监护图以确定胎心率基线（图3-5-1）。

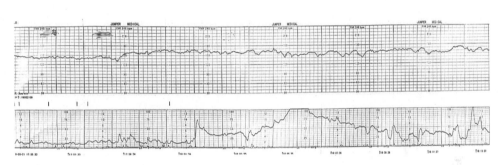

图3-5-1　胎心率基线图例

足月先兆临产，正常NST，胎心基线140次/min左右。前4 min能够较好地识别胎心基线140次/min，紧接着一段是延长加速，后面出现多次胎心加速，若开始将延长加速那段判读为胎心基线，后面的胎心基线势必会认为是胎心减速。

◎ 胎心过缓

胎心过缓（fetal bradycardia）：定义为基线胎心率＜110次/min，持续时间≥10 min（图3-5-2）。当出现胎心过缓时，需要积极寻找原因，包括孕妇高血压、脐带脱垂、胎头下降过快、胎盘早剥或先兆子宫破裂、胎儿先天性心脏病等，表3-5-1总结了胎心过缓的常见原因。临床处理主要针对诱因治疗为主，如果胎心过缓不改善或延长减速反复出现，特别是合并基线变异减小或缺失，则提示需尽快结束分娩。

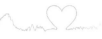
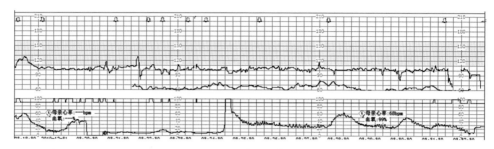

图3-5-2　胎心过缓图例

　　足月临产，产时Ⅱ类胎心监护，胎心基线约100次/min。初产妇产程5 h左右，自然分娩无窒息，羊水清，新生儿心率正常。

表3-5-1　胎心过缓的常见原因

| 母体因素 | 胎儿因素 | 子宫胎盘脐带因素 |
|---|---|---|
| • 特殊用药<br>• 交感神经阻滞剂（β受体阻滞剂）<br>• 拟副交感神经药物<br>• 低体温<br>• 低血糖<br>• 低血压（仰卧位综合征）<br>• 甲状腺功能减退<br>• 自身免疫性疾病（抗SSA/SSB抗体阳性）<br>• 心脏结构异常<br>• 癫痫发作 | • 胎儿心脏结构异常<br>• 胎儿心衰<br>• 胎儿缓慢性心律不齐<br>• 房室传导阻滞、窦性心动过缓、未下传的二联律、长Q-T综合征<br>• 胎头持续受压（产程过快，持续性枕后位）<br>• 胎儿窘迫<br>• 病毒感染（巨细胞病毒）<br>• 中枢神经系统发育异常 | • 宫缩过频<br>• 子宫破裂<br>• 脐带脱垂/受压<br>• 前置血管破裂<br>• 胎盘早剥 |

## ◎ 胎心过速

　　胎心过速（fetal tachycadia）：定义为基线胎心率＞160次/min，持续时间≥10min（图3-5-3）。当监护到胎心过速时，需要积极寻找原因，包括感染（如绒毛膜炎、母体感染发热等）、各种药物作用（包括哮喘类药物、兴奋剂等）、各种母体疾病因素、胎儿贫血、先兆子宫破裂、胎盘早剥、胎儿心脏传导因素等，表3-5-2总结了胎心过速的常见原因。单独存在的胎心过速往往表示胎儿预后良好，除非合并有FHR基线变异较差和（或）周期性减速的情况，这往往提示胎儿存在较严重的酸中毒。

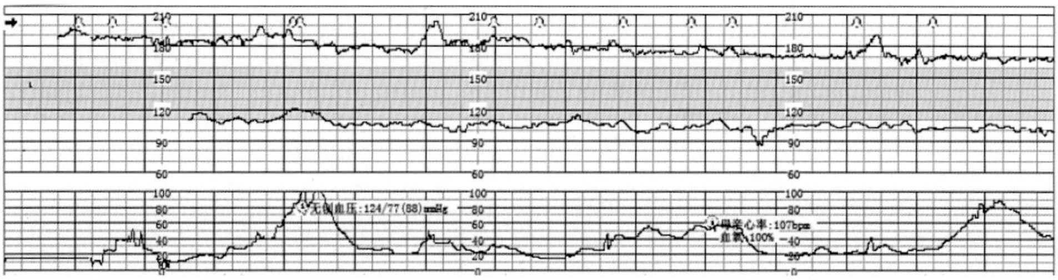

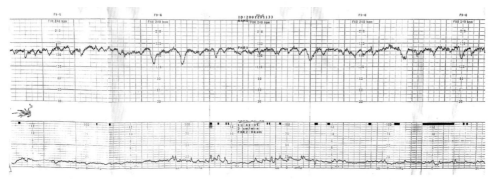

图3-5-3　胎心过速图例

孕34⁺周胎膜早破临产，产时Ⅱ类胎心监护，胎心基线170～180次/min。胎盘病理符合绒毛膜羊膜炎。

表3-5-2　胎心过速的常见原因

| 母体因素 | 胎儿因素 | 子宫胎盘脐带因素 |
| --- | --- | --- |
| ● 发热 | ● 持续胎动 | ● 胎盘早剥 |
| ● 感染 | ● 胎儿贫血 | ● 前置血管破裂 |
| ● 药物 | ● 胎儿快速性心律失常 | ● 绒毛膜羊膜炎 |
| 　拟交感神经药 | 　室上性心动过速 | |
| 　副交感神经阻滞剂 | 　心房扑动 | |
| ● 甲状腺功能亢进 | 　心房颤动 | |
| ● 母体应激儿茶酚胺水平升高 | 　室性心动过速 | |
| ● 仰卧位低血压 | ● 胎儿窘迫 | |

◎ 胎心基线无法识别

胎心基线无法识别：通常出现在胎心监护仪胎心探头脱落、胎动频繁、母体心率干扰胎心、胎儿心律失常等情形中（图3-5-4至图3-5-6）。

图3-5-4　无法识别的胎心基线（胎动频繁）

孕35⁺周产检，持续胎心监护40 min，胎动频繁。复查胎心监护，胎心基线150次/min。

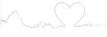

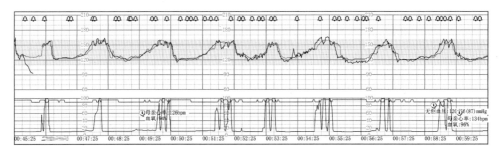

图3-5-5　无法识别的胎心基线（母体心率干扰，在电子屏幕上两心率很难区分）

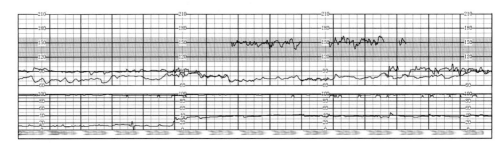

图3-5-6　无法识别的胎心基线（胎儿心律失常）

## 小　结

- 关注胎心过缓及胎心过速，全面评估母儿状况，积极寻找病因。

- 新发的胎心过缓可继发于母体低血压、母体癫痫发作、分娩镇痛或者胎儿氧合受损，其原因可能包括但不限于胎盘早剥、子宫破裂、脐带脱垂、胎儿出血或胎儿低血压。在这些情况下，如果不能纠正胎儿窘迫的原因，结局可能较差。然而，持续性窦性心动过缓也可能与结构性心脏异常或长Q-T综合征有关，不是胎儿窘迫的征象。

- 在胎心过速的评估中，应当包括评估有无母体感染，母亲患甲状腺功能亢进症或者胎盘早剥以及回顾母亲的用药情况。如果基础病因能够确定并可治疗，应开始适当的处理。

- 当出现胎心基线无法识别时，应快速确认胎心探头是否固定妥当，通过区分母体心率和胎儿超声检查等帮助识别。

（潘秀玉　郑　峥）

# 第六节
## 胎心基线变异异常图例及常见原因分析

63

胎心基线变异是指基线胎心率的波动（fluctuations），包括不规则的波动幅度和频率。波峰（peak）减去波谷（trough）的值即为变异率，单位为次/min，5次/min为一个单位。NICHD将基线变异分为变异缺失、微小变异、中等变异及显著变异，取消了短变异（short-term variability）、跳-跳变异（beat-to-beat variability）和长变异（long-term variability）的概念。本节还将讲述基线变异异常的特殊类型——正弦波形。

1. 变异缺失（absent variability） 指振幅波动消失，即肉眼下无法探及基线胎心率的波动（图3-6-1）。

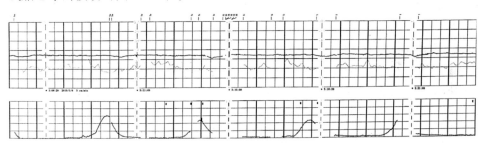

图3-6-1 变异缺失
孕33$^{+5}$周，Bart's水肿胎。

2. 微小变异（minimal variability） 指基线胎心率振幅波动≤5次/min（图3-6-2）。

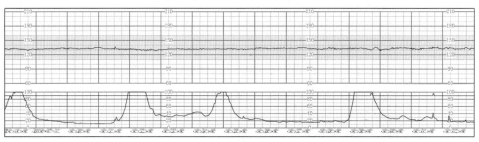

图3-6-2 微小变异
足月先兆临产，使用盐酸哌替啶肌内注射后。

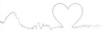
3. 中等变异（normal variability） 指基线胎心率振幅波动在6～25次/min
（图3-6-3）。

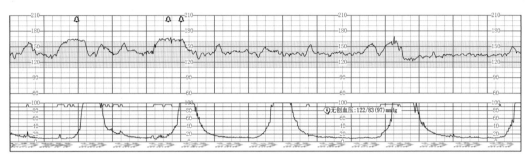

图3-6-3 中等变异

足月临产。

4. 显著变异（marked variability） 指基线胎心率振幅波动＞25次/min（图
3-6-4）。

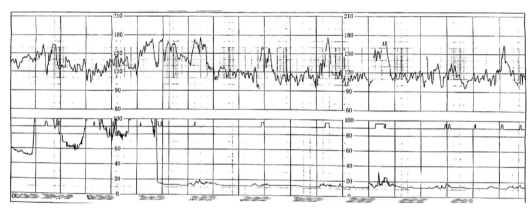

图3-6-4 显著变异

孕39⁺周，死产，病例详见第六章。

5. 特殊类型 正弦波形。

正弦波形表现为基线平滑、似正弦波的波浪形摆动，摆动频率3～5次/min，持续
时间≥20 min（图3-6-5）。正弦波形的病理生理机制不明，但此波形与胎儿重度贫
血有关。绒毛膜羊膜炎、胎儿败血症或孕妇使用镇痛药后亦可出现正弦波形。正弦
波形与基线变异的区别在于基线波动的振幅及频率非常规律，临床中发现疑似正弦
波形时，还应考虑以下三点：①存在胎心基线变异的不是正弦波。②存在加速的不

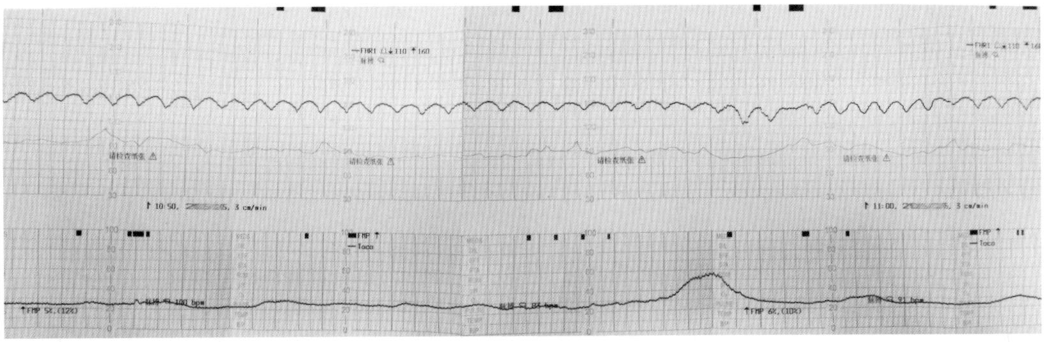

图3-6-5　正弦波形

是正弦波。③正弦波可与胎心减速、心动过缓同时存在。正弦波形是典型的Ⅲ类胎心监护，提示胎儿濒临死亡。临床意义明确，一旦发现应立即终止妊娠。

值得注意的是，FHR基线的变异往往是在不断变化的，基线的中等变异和微小变异往往交替出现，这常常与胎儿的睡眠周期有关。出现FHR基线微小变异时，需排除一些潜在原因，如孕妇用药的影响（如哌替啶、吗啡、硫酸镁的应用等）、胎儿睡醒节律的变化以及胎儿酸中毒的可能。如果与孕妇应用硫酸镁有关，则停药后1～2 h基线变异能够恢复；如果与胎儿睡醒节律有关，则通过刺激唤醒胎儿或30～60 min后再次复测。在以上这些情况下，仅仅注意监测和复诊就足够了。如果考虑基线变异减小与胎儿缺氧有关，则可以通过孕妇改变体位、加大吸氧流量等处理加以改善。如果基线变异减小或消失合并有周期性减速的出现，和（或）缺少理想的加速反应，则对于胎儿严重的酸中毒预测意义较大，必要时需及时结束分娩的干预处理（表3-6-1）。

表3-6-1　胎心基线变异分类的临床意义及处理流程

| 基线变异 | 相关因素及临床意义 | 临床处理 |
| --- | --- | --- |
| 变异缺失/微小变异 | ● 胎儿睡眠周期<br>● 极早产儿<br>● 胎儿心律失常<br>● 药物（哌替啶、吗啡、硫酸镁等）<br>● 先天性畸形<br>● 胎儿贫血<br>● 感染<br>● 胎儿代谢性酸中毒<br>● 胎儿已存在的神经损伤 | 刺激唤醒胎儿或30～60 min后再次复测；<br>改变体位，加大吸氧流量，快速补液；<br>考虑药物对胎儿的影响；<br>必要时及时干预，终止妊娠 |

（续表）

| 基线变异 | 相关因素及临床意义 | 临床处理 |
|---|---|---|
| 中等变异 | 反映中枢神经系统的氧合情况，能可靠判断在观察期间，不存在持续性缺氧损伤和代谢性酸血症 | 继续观察 |
| 显著变异 | 意义不明。可能是正常情况，也可能是胎儿自主神经系统对氧合短暂中断的过度反应 | 宫内复苏，加强监护，必要时终止妊娠 |

（潘秀玉　郑　峥）

# 第七节
## 各类胎心减速的病理生理机制及图例

胎儿正常生长依赖于正常的子宫-胎盘循环、胎儿-胎盘循环和胎儿自身循环。供氧环节中任一节点的中断或障碍均可导致胎儿宫内氧供异常，而胎儿缺氧的预后取决于供氧中断出现的频率、程度和持续时间。

### ◎ 胎儿宫内缺氧的病理生理机制

胎儿宫内缺氧时，首先表现为血氧浓度降低（低氧血症），即脐动脉血$PaO_2$低于正常范围（$15 \sim 25mmHg$）。反复或持续性的低氧血症导致组织含氧量下降，即为组织缺氧。氧缺乏时，组织被迫进行无氧代谢，能量生成减少，同时产生乳酸。乳酸在组织中的堆积导致代谢性酸中毒。为保持组织pH正常，机体首先利用缓冲碱，主要是碳酸氢盐来中和堆积的乳酸。失代偿后，组织及血pH下降，进而导致代谢性酸血症，血液氢离子浓度升高（pH下降）。外周组织反复或持续性的缺氧和酸中毒，可致外周血管平滑肌收缩力下降、外周血管阻力下降和低血压，进而引起重要组织和器官（包括心、脑）缺血缺氧性损伤。如果胎儿缺氧恶化到代谢性酸血症及低血压，多器官系统（包括心、脑）会出现血流灌注降低、缺氧、pH下降，以及代谢所需营养物减少，进而细胞功能发生改变，如酶功能改变、蛋白酶活化、水电解质平衡紊乱、神经介质代谢异常、自由基产生及磷脂降解。正常细胞的代谢紊乱可以导致细胞及组织功能失常、损伤甚至死亡。

电子胎心监测是通过实时监测胎儿心率变化来评估胎儿宫内状况的常用手段。当胎儿在宫内出现缺氧情况时，可在胎心率图形上显示，主要表现为各种形式的减速或变异缺失。一般情况下，胎儿缺氧时，首先是胎儿的心血管系统作出迅速反应，以适应缺氧变化。缺氧情况下，胎儿心血管系统的反应可分为四个阶段。

第一阶段：当出现轻度短暂性缺氧时，主要是子宫收缩引起的瞬时子宫胎盘灌注减少，此时胎儿血中的$PO_2$下降、$PCO_2$上升，颈动脉和主动脉弓的化学感受器探测到$PO_2$及$PCO_2$变化，将信号传送至大脑脑干，大脑皮质的调节信号进行处理，增加脑、心、肾上腺及胎盘的灌注，同时交感神经系统兴奋，释放儿茶酚胺，同样增加上述重要器官的血流灌注，引起胎心率增快及基线变异（图3-7-1）。

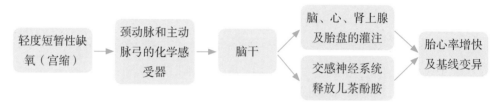

图3-7-1 胎儿缺氧第一阶段的心血管系统反应

第二阶段：如果缺氧持续或进一步恶化，肾上腺会释放血管收缩因子，引起外周动脉血管床收缩，血压代偿性升高，主动脉弓及颈动脉内的压力感受器探测到血压变化，将信号传送至大脑脑干，引起迷走神经兴奋，导致胎心率下降。另外，肾上腺释放的去甲肾上腺素也会引起胎心率下降（图3-7-2）。

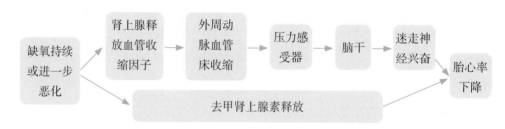

图3-7-2 胎儿缺氧第二阶段的心血管系统反应

第三阶段：缺氧进一步恶化，胎儿正常的交感神经系统反应受到破坏，导致正常情况下胎动引起的胎心加速消失（图3-7-3）。

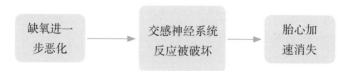

图3-7-3 胎儿缺氧第三阶段的心血管系统反应

第四阶段：如果缺氧情况无法改善，机体进行无氧代谢，产生乳酸并在组织堆积导致代谢性酸中毒，使胎儿的心肌活动受到抑制，胎心率下降，胎心基线变异消失，出现晚期减速（图3-7-4）。

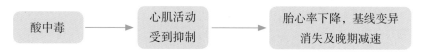

图3-7-4　胎儿缺氧第四阶段的心血管系统反应

充分了解各种胎心减速的病理生理机制，是我们正确分析和解读胎心监护、判断胎儿宫内状态的基础。

69

◎ 早期减速图例

早期减速与宫缩成镜像，且胎心开始减慢至最低的时间通常≥30s（图3-7-5）。早期减速的具体机制不明，一般认为与宫缩时胎头受压有关。胎头受压引起颅内压或大脑血流的改变，从而引起胎儿自主神经的兴奋。早期减速与胎儿缺氧或不良新生儿结局无关，属正常现象。

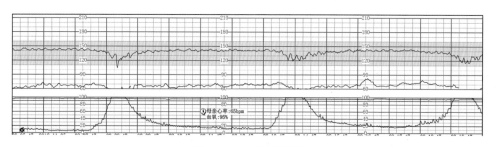

图3-7-5　早期减速

◎ 晚期减速图例

晚期减速时，通常在宫缩末期FHR缓慢下降，缓慢恢复至基线，从开始减速至谷底的时间≥30s（图3-7-6）。减速开始于宫缩结束后。晚期减速是胎儿对宫缩时短暂性低氧血症的反应。子宫肌肉收缩时，穿行于子宫肌壁的血管受到压迫，引起胎盘绒毛间隙血流灌注减少。绒毛间隙的氧合血流减少导致弥散至绒毛膜绒毛内胎儿毛细血管的氧含量减少，从而引起胎儿的$PO_2$下降。当胎儿$PO_2$低于正常水平（脐动脉15～25mmHg）时，化学感受器发出信号至脑干髓质血管运动中枢，触发保护

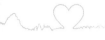
性的自主神经反射。初始阶段，胎儿交感神经兴奋促使周围血管收缩，重要器官如脑、心脏及肾上腺血流增加。胎儿压力感受器探测到血压增高时，发出信号使副交感神经兴奋，反射性地减缓心率，心排出量下降，血压恢复正常。宫缩结束后，胎儿氧合恢复，自主神经兴奋减退，胎心率逐渐恢复至基线水平。如果胎儿缺氧致代谢性酸血症，宫缩时缺氧对胎儿的心肌抑制可以直接引起晚期减速。事实上，胎儿供氧途径中任何环节出现异常均有可能导致晚期减速，如发生母体低氧血症、心排出量下降或低血压时，即使宫缩微弱且胎盘功能正常，也有可能发生晚期减速。无论何种发生机制，所有晚期减速均反映了胎儿的供氧途径出现障碍。

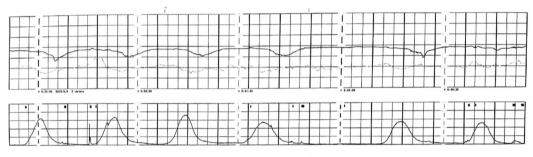

图3-7-6　晚期减速

## ◎ 变异减速图例

变异减速时，胎心率突然降低至基线以下，从开始减速至谷底的时间通常≤30s，且FHR下降≥15次/min，持续时间＜2min（图3-7-7）。变异减速与宫缩无固定关系。临床中变异减速常与晚期减速、延长减速混合存在。

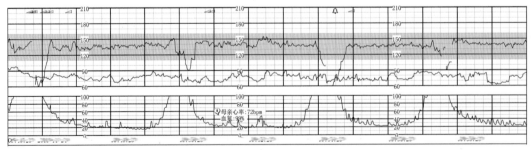

图3-7-7　变异减速

变异减速是因为脐带受到一过性压迫或牵拉后，胎儿自主神经兴奋所致。初始期，脐静脉受压，导致胎儿静脉回流减少，继而触发压力感受器所介导的胎心率反射性增快。脐带进一步受压时，导致脐动脉阻塞，引起胎儿外周血管阻力增加、血压上升，压力感受器获此信号后向脑干内的髓质血管运动中枢发出信号，从而兴奋副交感神经，引起胎心率下降。当脐带压迫解除后，胎心呈逆向逐渐恢复正常。当出现变异减速时，除了脐带受压，也可能同时存在母体心、肺、血管、子宫或胎盘异常等因素。所有的变异减速均提示胎儿供氧途径发生障碍。

◎ 延长减速图例

延长减速时，胎心率突然降低至基线以下，FHR下降≥15次/min，持续时间≥2min且＜10min（图3-7-8）。延长减速通常由变异减速或晚期减速发展而来，如果导致晚期减速或变异减速的因素持续存在，则可能表现为延长减速。当出现强直性宫缩等胎儿供氧途径急性中断时，延长减速也可孤立存在。

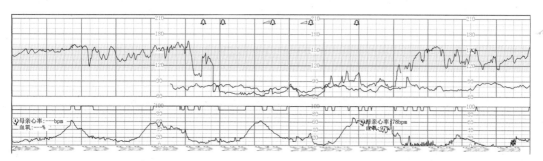

图3-7-8　延长减速

变异减速的图形（包括延长减速、混合减速）可显示供氧阻断时间的长度、胎心对于供氧阻断的反应；供氧阻断时间越长，胎心减速发生频率越高，对胎儿的影响越大，而胎儿的基础储备状况不良，以及供氧的严重阻断，增加新生儿酸中毒发生的风险。北京大学第三医院的陈练等研究提出了变异减速的面积与胎儿缺氧存在关联，并提出了短间隔反复性减速的概念，即20 min内出现反复减速（50%以上的宫缩伴减速），且减速的间隔（前一个减速结束至下一个减速开始的时间）≤60 s的占50%以上。产时胎心短间隔反复性减速也可以作为提示新生儿酸中毒风险的重要临床指标。

除早期减速外，其余减速均提示胎儿的供氧途径出现短暂或持续中断，胎儿处于宫内缺氧状态，需根据胎心减速的病理生理机制进行分析，针对病因进行有效处理，改善胎儿氧供，降低胎儿缺氧性损害和死亡的可能性。

（罗艺洪　郑　峥）

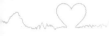
 **第八节**
# 产时各类胎心监护图例及临床分析流程

经过前几个章节的详细介绍，我们对各类胎心监护有了深入的认识，下面再从胎心监护图出发，运用本章第三节的知识对Ⅰ类胎心监护、Ⅱ类胎心监护和Ⅲ类胎心监护进行分析。

### ◎ Ⅰ类胎心监护

**病例** ××，25岁，G2P0。因"停经39⁺⁴周，下腹阵痛"入院。孕期规律产检，无特殊。入院查体：血压122/83 mmHg，心率73次/min，宫缩3~4 min1次，有间歇。阴道检查：宫口开2 cm，S-3，胎膜未破。胎心监护如图3-8-1所示，产时电子胎心监护评估见表3-8-1。

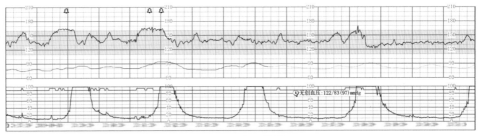

图3-8-1　胎心监护图1

表3-8-1　产时电子胎心监护评估（对应图3-8-1）

| | |
|---|---|
| 风险评估 | 低危，足月先兆临产 |
| 宫缩 | 10 min 3次 |
| 基线 | 140次/min |
| 变异 | 中等变异 |
| 加速 | 有 |
| 减速 | 无 |
| 评估及处理 | Ⅰ类胎心监护。<br>● 按照临产常规处理，胎心监测，动态评估产程进展 |

妊娠结局：产程进展顺利，自然分娩，新生儿体重3 000 g。Apgar评分：1 min 9分，5 min 9分，10 min 9分。

## ◎ Ⅱ类胎心监护

**病例1** ××，30岁，G1P0。因"停经39周，下腹阵痛4⁺h"入院。孕期规律产检，无特殊。入院体检：血压110/68 mmHg，心率70次/min，宫缩间隔3 min左右，有间歇。阴道检查：宫口开3 cm，先露S-2，胎膜未破。胎心监护如图3-8-2所示，产时电子胎心监护评估见表3-8-2。

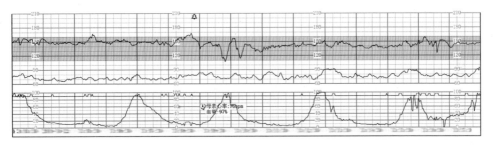

图3-8-2　胎心监护图2

表3-8-2　产时电子胎心监护评估（对应图3-8-2）

| 风险评估 | 低危，足月临产 |
| --- | --- |
| 宫缩 | 10 min 4次 |
| 基线 | 140次/min |
| 变异 | 中等变异 |
| 加速 | 有 |
| 减速 | 偶发变异减速 |
| 评估及处理 | Ⅱ类胎心监护（中等变异，偶发变异减速）。<br>● 评估胎儿氧合通路：母体无低血压、低血氧，无宫缩过频。再次阴检：宫口开5 cm，S-0，胎膜未破，未触及条索样组织物。<br>● 宫内复苏：吸氧、侧卧、快速静脉补液等。<br>● 30 min后复评胎心监护Ⅰ类，继续监测产程进展 |

妊娠结局：产程进展顺利，自然分娩，羊水清，新生儿体重3 200 g。Apgar评分：1 min 9分，5 min 9分，10 min 9分。

**病例2** ××，33岁，G1P0。因"停经40⁺³周，下腹阵痛4⁺h"入院。孕期

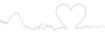
定期产检，无特殊，孕36周查阴道+肛门分泌物GBS阴性。入院查体：血压
113/78 mmHg，心率78次/min，腹部无压痛，宫缩4～5 min 1次。阴道检查：宫
口开1 cm，S-3，胎膜未破。胎心监护如图3-8-3所示，产时电子胎心监护评估
见表3-8-3。

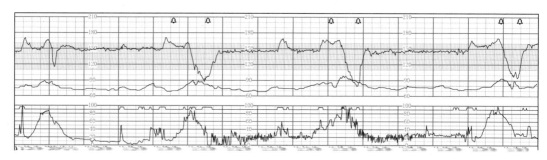

图3-8-3　胎心监护图3

表3-8-3　产时电子胎心监护评估（对应图3-8-3）

| 风险评估 | 低危，足月临产 |
|---|---|
| 宫缩 | 10 min 3次 |
| 基线 | 150次/min |
| 变异 | 中等变异 |
| 加速 | 有 |
| 减速 | 频发变异减速 |
| 评估及处理 | Ⅱ类胎心监护（中等变异伴频发变异减速）。<br>● 评估胎儿氧合通路：母体无低血压、低血氧，无宫缩过频。再次阴检：宫口开2cm，S-2，胎膜已破，羊水清，未触及条索样组织物。<br>● 宫内复苏：改变体位、吸氧、快速静脉补液等。<br>● 15min后复评胎心监护，如无改善，重新评估分娩方式 |

　　妊娠结局：经积极宫内复苏后评估为Ⅱ类胎心监护，行急诊子宫下段剖宫
产，羊水量500 mL，羊水清。新生儿体重3 010 g，脐带无绕颈。Apgar评分：
1 min 9分，5 min 9分，10 min 9分。

　　　本例Ⅱ类胎心监护（胎心基线正常，中等变异伴频发变异减速），宫
　　内复苏无改善，并且胎心减速幅度大，考虑处于产程潜伏期，短期内经阴
　　道分娩困难，予行剖宫产终止妊娠。

**病例3** ××，30岁，G1P0。因"孕38⁺⁴周，下腹痛2天"入院。孕期规律产检，无特殊。入院体检：生命体征稳定，宫缩3~4min 1次。阴道检查：宫口开3 cm，先露头，S-2。临产11h后宫口开全，母体血压118/80mmHg，心率86次/min。胎心监护如图3-8-4所示，产时电子胎心监护评估见表3-8-4。

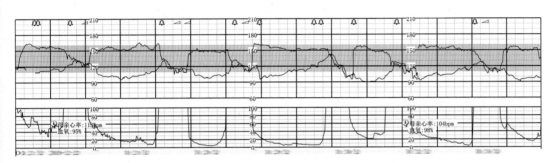

图3-8-4　胎心监护图4

表3-8-4　产时电子胎心监护评估（对应图3-8-4）

| | |
|---|---|
| 风险评估 | 低危，第二产程 |
| 宫缩 | 10min 5次 |
| 基线 | 150次/min |
| 变异 | 微小变异 |
| 加速 | 无 |
| 减速 | 频发变异减速 |
| 评估及处理 | Ⅱ类胎心监护（微小变异伴频发变异减速）。<br>● 评估胎儿氧合通路：母体无低血压、低血氧，无宫缩过频。再次阴检：宫口开10cm，S+3，胎膜已破，羊水清，未触及条索样组织物；宫缩时屏气用力，胎头下降良好。<br>● 宫内复苏：改变体位、吸氧、快速静脉补液等。<br>● 估计短期内可经阴道分娩，严密复评胎心监护，做好阴道助产及新生儿复苏准备 |

**妊娠结局**：产钳助产娩出一活婴，体重3 120g。Apgar评分：1min 8分，5min 9分，10min 9分。羊水清，脐带绕颈1周，脐带长25cm，胎盘胎膜自然娩出。

　　本例虽为Ⅱ类胎心监护，但对于胎心基线微小变异近乎变异缺失伴频发变异减速，有向Ⅲ类胎心监护发展的趋势，临床按照Ⅲ类胎心监护积极处理。本例分娩后考虑为脐带过短所致胎心异常。脐带过短产前超声无法预判，产时可能阻碍胎先露下降，脐带被牵拉过紧导致胎儿血循环受阻，缺氧出现胎心异常，甚至发生胎盘早剥。

　　**病例4**　××，28岁，G1P0。因"停经38$^{+2}$周，下腹痛伴阴道少许出血4$^+$h"入院。本孕行体外受精-胚胎移植术（IVF-ET）受孕，孕期规律产检，无特殊。入院查体：血压110/83mmHg，心率86次/min，腹软，无压痛，宫缩3～4min1次。胎心监护如图3-8-5所示，产时电子胎心监护评估见表3-8-5。

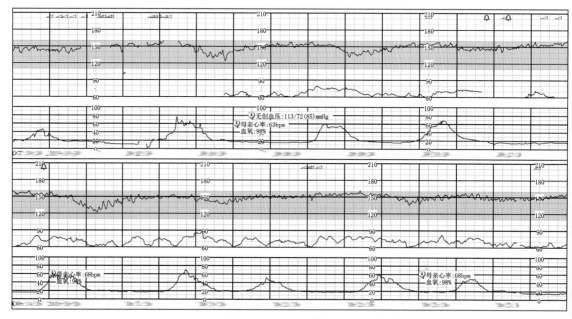

图3-8-5　胎心监护图5

表3-8-5　产时电子胎心监护评估（对应图3-8-5）

| 风险评估 | 辅助生殖妊娠 |
|---|---|
| 宫缩 | 10min 3次 |
| 基线 | 150次/min |
| 变异 | 中等变异 |

（续表）

| 加速 | 有 |
|---|---|
| 减速 | 频发晚期减速 |
| 评估及处理 | Ⅱ类胎心监护（中等变异伴频发晚期减速）。<br>● 评估胎儿氧合通路：母体无低血压、低血氧，无宫缩过频，无腹部压痛。<br>● 阴道检查：宫口未开，羊水未见，未触及条索样组织物。<br>● 宫内复苏：改变体位、吸氧，快速静脉补液等。<br>● 15min后复评胎心监护无改善，考虑存在胎盘灌注不良，重新评估分娩方式 |

　　**妊娠结局**：行急诊剖宫产终止妊娠，羊水清，新生儿重2 900g。Apgar评分：1min 9分，5min 9分，10min 10分。胎儿娩出后胎盘立即娩出，宫腔暗红色凝血块约200mL，胎盘母面可见1/3压迹。子宫前壁暗红色改变，考虑子宫胎盘卒中。

　　　　本例Ⅱ类胎心监护，给予宫内复苏无改善，考虑胎盘灌注不良，急诊剖宫产，术中证实为胎盘早剥。在10%～20%的胎盘早剥中，患者只表现为（早产）临产，没有阴道出血或出血很少。这些病例称为"隐匿性剥离"，其全部或大部分血液都积聚在胎膜和蜕膜之间，而不是从宫颈和阴道流出。因此，如果妊娠女性出现腹痛和宫缩，即使阴道出血量少，也应仔细评估是否存在胎盘早剥。

## ◎ Ⅲ类胎心监护

　　**病例**　××，28岁，G1P0。因"停经39周，胎动减少2天"入院。孕期规律产检，无特殊。2天前自觉胎动减少，无腹痛，无阴道流血。入院后完善相关检查，超声提示胎儿大小如孕周，羊水量及脐血流均在正常范围，BPS 8分。正常NST。宫颈Bishop评分4分，宫颈球囊促宫颈成熟后自然临产。产程进展顺利，第一产程8.5h，宫口开全30min后，胎心监护如图3-8-6所示，产时电子胎心监护评估见表3-8-6。

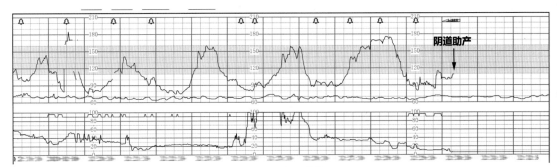

图3-8-6　胎心监护图6

表3-8-6　产时电子胎心监护评估（对应图3-8-6）

| 风险评估 | 胎动减少 |
|---|---|
| 宫缩 | 监测不到位，腹部可触及宫缩，间隔2min左右，有间歇 |
| 基线 | 无法判断 |
| 变异 | 无法判断，考虑变异缺失 |
| 加速 | 无 |
| 减速 | 频发变异减速 |
| 评估及处理 | Ⅲ类胎心监护（基线变异缺失伴频发变异减速）。<br>● 评估胎儿氧合通路：母体生命体征（母体无低血压、低血氧），无宫缩过频，腹部无压痛。阴检：宫口开全，血性羊水，S+3。<br>● 宫内复苏：改变体位、吸氧、快速静脉补液等。<br>● 做好阴道助产及新生儿复苏准备 |

　　**妊娠结局**：经产钳助产终止妊娠，血性羊水，新生儿体重2 780g。Apgar评分：1min 8分，5min 9分，10min 10分。胎盘母面未见压迹。

　　本例为Ⅲ类胎心监护，与胎儿缺氧性酸血症的风险增加有关，而缺氧性酸血症可导致脑性瘫痪以及新生儿缺氧缺血性脑病。及时采取有效的干预措施，则能够防止围产期/新生儿期的并发症或死亡。

（潘秀玉　郑　峥）

# 第九节
# Ⅱ类胎心监护的临床处理流程

Ⅱ类胎心监护图形包括不能归类为Ⅰ类（正常）或者Ⅲ类（不正常）的所有其他胎心模式。Ⅰ类和Ⅲ类胎心监护临床处理流程几乎不存在争议，而Ⅱ类胎心监护的处理显得比较棘手：过早的处理可能造成不必要的医疗干预、剖宫产率增加，延迟干预可能造成不可逆的胎儿损伤。临床中如何找到一个平衡点显得极其重要。

同类型的Ⅱ类胎心监护发展为胎儿宫内窘迫，甚至胎儿酸中毒的可能性变化差异极大。在整个分娩过程中，FHR模式78%的时间为Ⅰ类，22%的时间为Ⅱ类，0.004%的时间为Ⅲ类。正是由于其不确定性，加拿大妇产科医师协会（Society of Obstetricians and Gynaecologists of Canada，SOGC）将这种图形称为"不典型"胎心监护。

常见的Ⅱ类胎心监护包含诸多不确定的胎心监护类型，如：①胎心基线率异常，主要指胎儿心动过速、胎儿心动过缓不伴基线变异缺失。②胎心呈微小或显著变异，或者变异缺失但不伴频发减速。③胎心加速异常，即使刺激后仍不能诱发出加速。④频发变异减速伴基线微小或中度变异。⑤延长减速。⑥频发晚期减速伴基线微小或中度变异。⑦不典型变异减速等。而胎儿心率变化是一个动态变化的过程，从正常氧合状态到缺氧再到出现神经系统损伤，胎心监护图形只可能反映胎儿在监护时间内的酸碱平衡状态。

当出现Ⅱ类胎心监护的图形时，应是临床上要密切关注的干预时机，也正是其不确定性，让其存在着发展为Ⅰ类或者Ⅲ类胎心监护的可能性，若进入Ⅲ类胎心监护再进行干预或者处理，可能已经发生不可逆的胎儿损伤，同时增加了紧急剖宫产或者助产的风险性，对于母儿妊娠结局存在着不利影响。表3-9-1从母体、子宫、胎盘循环等多方面详细总结了Ⅱ类胎心监护出现的可能原因以及相应处理步骤。

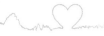
表3-9-1 Ⅱ类胎心监护管理的ABCD流程

|  | A.评估供氧途径 | B.必要时临床干预 |  | C.去除快速分娩障碍 | D.决定分娩时间 |
|---|---|---|---|---|---|
| 肺 | □呼吸 | □吸氧 | 医院设施 | 考虑<br>□手术室是否准备就绪 | 考虑<br>□机构应急反应时间 |
| 心脏 | □心率 | □改变体位<br>□冲击补液<br>□纠正低血压 | 医务人员 | 考虑通知<br>□产科医生<br>□手术助手<br>□麻醉医生<br>□新生儿ICU医生<br>□儿科医生<br>□护士 | 考虑<br>□人员是否就位<br>□人员是否需要培训<br>□人员经验 |
| 血管 | □血压 | □改变体位<br>□冲击补液<br>□纠正低血压 | 孕妇 | 考虑<br>□知情同意<br>□麻醉选择<br>□实验室检查<br>□血液制品<br>□静脉通道<br>□导尿管<br>□腹部准备<br>□转运至手术室 | □手术方面考虑（以往是否有腹部和子宫手术）<br>□内科疾病（肥胖、高血压、糖尿病、系统性红斑狼疮）<br>□产科情况（产次、骨盆大小、胎盘位置） |
| 子宫 | □宫缩强度<br>□宫缩频率<br>□宫缩持续时间<br>□子宫基础张力<br>□排除子宫破裂 | □停用宫缩剂<br>□必要时给予宫缩抑制剂 | 胎儿 | 考虑<br>□单胎或多胎<br>□估计胎儿体重<br>□孕周<br>□胎先露<br>□胎方位<br>□胎儿畸形 | 考虑<br>□单胎或多胎<br>□估计胎儿体重<br>□孕周<br>□胎先露<br>□胎方位<br>□胎儿畸形 |
| 胎盘 | □检查出血情况 |  |  |  |  |
| 脐带 | □排除脐带脱垂 | □考虑羊水灌注 | 产程 | □确认胎心监护可靠，能为临床决策提供正确信息 | 考虑<br>□产程停滞<br>□曾用过子宫松弛剂<br>□短时间内不能分娩<br>□用力不够 |

对于Ⅱ类胎心监护图形，识别要及时，要在充分评估胎儿基础状态下（表3-9-1中C. 去除快速分娩障碍以及D. 决定分娩时间：估计胎儿体重，孕周，胎先露，胎方位以及有无胎儿畸形等），从胎儿宫内供氧循环中寻找其潜在原因（表3-9-1中A. 评估供氧途径）。准确地判断母体因素（心率、血压、脉搏）有无异常，胎盘循环是否受阻（宫缩的频率、时间等），更为重要的是判断灾难性事件（子宫破裂、脐带脱垂、胎盘早剥等）发生的可能性，从而更深入个体化了解胎儿宫内状况变化的原因。在后续临床干预时，针对不同原因，应采用宫内复苏的常规步骤，如（表3-9-1中B. 必要时临床干预）吸氧、改变体位、冲击补液、纠正低血压，同时应密切关注宫缩调节（如停用宫缩剂，必要时给予宫缩抑制剂）。

在临床中，发现胎心基线率异常，如胎儿心动过速（胎儿心动过速定义为基线FHR>160次/min，持续至少10min），此时应考虑母体的病史，高危因素基础情况的影响，如感染因素，发热，药物影响（β受体激动剂、阿托品、可卡因），甲状腺功能亢进等，其均可能影响了母体的心率血压循环（表3-9-1中A. 评估供氧途径）。如果基础病因能够确定并可治疗，应在初步适当的处理（比如使用对乙酰氨基酚降热，使用抗生素治疗羊膜腔内感染等）后，再考虑胎儿宫内缺氧的问题。需要注意的是，胎儿心动过速本身不能预测胎儿低氧血症和新生儿酸中毒，但如果合并基线微小变异、变异缺失或频发晚期减速，则需要警惕脐带脱垂、胎盘早剥甚至子宫破裂等一系列灾难性事件的发生（表3-9-1中A. 评估供氧途径）。在产程中，产时发热、绒毛膜羊膜炎存在着一定的发生率，这都使得产时的胎儿心动过速处理尤为重要，需要密切观察和分析可能的原因，并采取相应的退热、抗感染、补液等措施（表3-9-1中B. 必要时临床干预）。

间歇性和频发变异减速是产时另一个常见的Ⅱ类胎心监护图形，间歇性变异减速是指20min内<50%的宫缩伴发变异减速，是第一及第二产程中最常见的胎心率异常，有时伴有中度变异和（或）加速。实际上，在临床观察中发现，间歇性变异减速通常并不导致不良的胎儿结局。据推测可能是由于胎儿能够耐受短暂性脐带压迫，故这类情况往往可以通过适当的宫内复苏得以缓解（表3-9-1中B. 必要时临床干预），进一步动态观察是其主要的干预手段。评估主要集中于变异减速的频率、减速幅度、持续时间以及宫缩等，当变异减速的频率、幅度和时间增加，出现了频发的变异减速（>50%的宫缩出现），往往暗示了胎儿代谢性酸中毒或者代谢和呼吸混合性酸中毒的风险增加。

针对Ⅱ类胎心监护中的变异减速，缓解脐带受压或者缺氧是首要选择。当然，应该首先排除产时的灾难性事件（表3-9-1中A．评估供氧途径），如脐带脱垂、子宫破裂甚至羊水栓塞。宫内复苏流程显得尤为重要（表3-9-1中B．必要时临床干预）：①改变患者体位使其左侧卧或右侧卧。②给予氧气（如非再吸入式面罩给氧）。③快速静脉给予液体。④停止使用子宫收缩剂。诚然，一些产程中的变异减速并不能依靠宫内复苏来帮助缓解，甚至会发展成Ⅲ类胎心监护，但宫内复苏对于改善子宫胎盘灌注以及母体/胎儿氧合的作用应不容忽视，其可以尽量减少不必要的以胎儿宫内窘迫为指征的急诊剖宫产。

　　当胎心出现长时间减速或胎儿心动过缓（＜110次/min）时，可能提示了胎儿宫内的持续缺氧状态，产程终末出现心动过缓的新生儿发生酸血症的风险增加，并且终末减速的持续时间增加与pH降低之间存在正相关性。任何持续减少胎盘脐带循环的事件（表3-9-1中A．评估供氧途径）都有可能相关，如母体低血压、子宫收缩过速、产时胎儿快速下降以及产时灾难性事件（脐带脱垂、子宫破裂、胎盘早剥）。此时的评估应该包括明确寻找病因，评估母体血压、宫缩、胎儿情况、脐带脱垂、胎盘早剥或者子宫破裂的证据。在除外灾难性事件时，积极纠正基础病因的复苏措施是十分必要的。

　　当出现持续不缓解的胎心减速或者胎心异常时，及时分娩是唯一的选择。复苏前应当充分考虑到快速分娩的可能性，以及快速分娩面临的种种障碍（表3-9-1中C．去除快速分娩障碍）：如医学人员安排（产科医生、手术助手、麻醉医生、儿科医生等），手术或者紧急分娩设施（手术室或者分娩接生间）准备，转运程序是否时刻准备妥当；当然孕产妇自身的知情同意，以及术前或分娩准备（实验室检查、静脉通道、导尿管等）更是缺一不可。

　　Ⅱ类胎心监护图形需要不断进行动态评估，持续监测，需予以适当的临床干预，并再评估，特别是对于存在高危因素的孕产妇。当提示胎盘功能异常的晚期减速出现时，应考虑引起胎盘功能异常的因素，如宫缩过强、母体低血压等。同样在胎心监护变异缺失或者微小的情况下，应考虑到胎儿睡眠周期或近期母体用药的作用，进而采用期待疗法。但是在这两种胎心监护情况下，需要时刻警惕母体的并发症以及合并症（表3-9-1中D．决定分娩时间）所带来的慢性胎盘功能不全的可能性，同时应评估胎心监护的微细变异以及加速水平，其对于胎盘功能异常的判读起到了极大的辅助诊断作用。

持续Ⅱ类胎心监护图形中，并没有数据支持给予标准干预后的具体监测时间，持续可靠的监测以及频繁的重新评估是十分重要的（表3-9-1中C.去除快速分娩障碍）。如果Ⅱ类胎心监护图形转变为Ⅰ类，则不需要任何干预；若发展成Ⅲ类胎心监护图形，代偿机制不能维持胎儿足够的脑部和组织氧合时，酸中毒必然会发生。在做好胎儿宫内基本情况的评估后（表3-9-1中D.决定分娩时间），及时决定分娩，决定分娩时间至胎儿娩出时间（decision to delivery interval，DDI）是具有临床意义的。这就对胎儿宫内窘迫的早发现、早判断、早处理，临床上手术或者阴道助产时机的选择、产程的管理、分娩方式的判断，以及快速反应团队化的建设提出了很高的要求。产时的胎心持续监护，精细化的产程管理，对最短时间的分娩方式判断（表3-9-1中D.决定分娩时间）和改善母儿结局意义重大。而其中医疗设施的配备，人员的团队配合，整体的反应时间对于Ⅱ类胎心监护的综合管理流程更是至关重要的。

对于不同类型的Ⅱ类胎心图形的临床解读是多方面的，当然不能孤立地只靠观察胎心监护图形做出判断，应充分了解临床病史、高危因素、并发症以及合并症，对产程进展以及个体化差异进行综合评估，评估胎儿宫内氧合情况的基础情况以及特殊情况，为后续的处理提供依据。其中更为重要的是，在持续的Ⅱ类胎心监护结合高危合并症以及并发症的状态下，需作出及时终止妊娠的时机的判断（表3-9-1中D.决定分娩时间），而非等待Ⅲ类胎心监护的发生。

（陈运山）

## 第三章参考文献

[1]中华医学会围产医学分会.电子胎心监护应用专家共识[J].中华围产医学杂志，2015，18（7）：486-490.

[2]GABBE，NIEBYL，SIMPSON，等.产科学：正常和异常妊娠[M].7版.郑勤田，杨慧霞，译.北京：人民卫生出版社，2018：297-309.

[3]陈练，李淑芳，王妍.产时电子胎心监护减速区面积在新生儿酸中毒预测中的价值[J].实用妇产科杂志，2016，32（9）：681-684.

［4］EVERTSON L R, GAUTHIER R J, SCHIFRIN B S. Antepartum fetal heart rate testing. I. Evolution of the nonstress test［J］. Am J Obstet Gynecol, 1979, 133（1）: 29-33.

［5］BISHOP E H. Fetal acceleration test［J］. Am J Obstet Gynecol, 1981, 141（8）: 905-909.

［6］LAVIN J P, MIODOVNIK M, BARDEN T P. Relationship of the nonstress test to gestational age［J］. Obstet Gynecol, 1984, 63（3）: 338-344.

［7］THOMPSON G, NEWNHAM J P, ROBERMAN B D, et al. Contraction stress fetal heart rate monitoring at preterm gestational ages［J］. Aust N Z J Obstet Gynaecol, 1990, 30（2）: 120-123.

［8］HUDDLESTON J F, SUTLIFF G, ROBINSON D. Contraction stress test by intermittent nipple stimulation［J］. Obstetrics and Gynecology, 1984, 63（5）: 669-673.

［9］NATIONAL INSTITUTE OF CHILD HEALTH AND HUMAN DEVELOPMENT RESEARCH PLANNING WORKSHOP. Electronic fetal heart rate monitoring: research guidelines for interpretation. ［J］. Am J Obstet Gynecol, 1997, 177（6）: 1385-1390.

［10］AMERICAN COLLEGE OF OBSTETRICIANS AND GYNECOLOGISTS. ACOG practice bulletin No. 70. December 2005 （replaces practice bulletin number 62, May 2005）. Intrapartum fetal heart rate monitoring［J］. Obstet Gynecol, 2005, 106（6）: 1453-1461.

［11］NATIONAL INSTITUTE OF CHILD HEALTH AND HUMAN DEVELOPMENT WORKSHOP. Report on electronic fetal monitoring: Update on definitions, interpretation, and research guidelines［J］. Obstet Gynecol, 2008, 112（3）: 661-666.

［12］AMERICAN COLLEGE OF OBSTETRICIANS AND GYNECOLOGISTS. ACOG practice bulletin No. 116: Management of intrapartum fetal heart rate tracings［J］. Obstet Gynecol, 2010, 116（5）: 1232-1240.

［13］MILLER D A, MILLER L A. Electronic fetal heart rate monitoring: applying principles of patient safety［J］. Am J Obstet Gynecol, 2012, 206（4）: 278-283.

[14] GAMBLING D R, SHARMA S K, RAMIN S M. A randomized study of combined spinal-epidural analgesia versus intravenous meperidine during labor: impact on cesarean delivery rate [J]. Anesthesiology, 1998, 89 (6): 1336-1344.

[15] ABRAO K C, FRANCISCO R P, MIYADAHIRA S, et al. Elevation of uterine basal tone and fetal heart rate abnormalities after labor analgesia: a randomized controlled trial [J]. Obstet Gynecol, 2009, 113 (1): 4147.

[16] KOPECKY E A, RYAN M L, BARRETT J F, et al. Fetal response to maternally administered morphine [J]. Am J Obstet Gynecol, 2000, 183 (2): 424-430.

[17] WRIGHT J W, RIDGWAY L E, WRIGHT B D, et al. Effect of MgSO$_4$ on heart rate monitoring in the preterm fetus [J]. J Reprod Med, 1996, 41 (8): 605-608.

[18] MAEENES G, BLACKWELL S. Management of intrapartum fetal heart rate tracings. Practice blletin No. 116. American College of Obstetricians and Gynecologists [J]. Obstet Gynecol, 2010, 116 (5): 1232-1240.

[19] AMERICAN COLLEGE OF OBSTETRICIANS AND GYNECOLOGISTS. ACOG practice bulletin No. 106. Intrapartum fetal heart rate monitoring: nomenclature, interpretation, and general management principles [J]. Obstet Gynecol, 2009, 114 (1): 192-202.

[20] EULIANO T Y, NGUYEN M T, DARMANJIAN S, et al. Monitoring uterine activity during labor: a comparison of 3 methods [J]. Am J Obstet Gynecol, 2013, 208 (1): 66. e1-6.

[21] QIAN X, LI P, LIU H, et al. Simultaneous recording and analysis of uterine and abdominal muscle electromyographic activity in nulliparous women during labor [J]. Reproductive Sciences, 2017, 24 (3): 471-477.

[22] QIAN X, LI P, LIU H, et al. Measurement of uterine and abdominal muscle electromyography in pregnant women for estimation of expulsive activities during the 2nd stage of labor [J]. Gynecologic and Obstetric Investigation, 2019, 84 (6): 555-561.

[23] QIAN X, LI P, LIU H, et al. Uterine and abdominal muscle electromyographic activities in control and PCEA-treated nulliparous women during the second stage of labor [J]. Reproductive Sciences, 2017, 24 (8): 1214-1220.

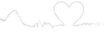
[24] QIAN X, WANG Q, LIU H, et al. Effects of ropivacaine in patient-controlled epidural analgesia on uterine electromyographic activities during labor [J]. Biomed Res Int, 2018 (8): 1-7.

[25] ZHAO B, QIAN X, SONG X, et al. The effects of ropivacaine 0.062 5% and levobupivacaine 0.062 5% on uterine and abdominal muscle electromyographic activity during the second stage of labor [J]. Minerva Anestesiologica, 2019, 85 (8): 854-861.

[26] MEAH V L, COCKCROFT J R, BACKAX K, et al. Cardiac output and related haemodynamics during pregnancy: a series of meta-analyses [J]. Heart, 2016, 102 (7): 518-526.

[27] JENSE A, ROMAN C, RUDOLPH A M, et al. Effects of reducing uterine blood flow on fetal blood flow distribution and oxygen delivery [J]. J Dev Physiol, 1991, 15 (6): 309-323.

[28] KULIER R, HOFMEYR G J. Tocolytics for suspected intrapartum fetal distress [J]. Cochrane Database Syst Rev, 2000 (2): CD000035.

[29] CUNNINGHAM F. Willams obstetrics [M]. 24th ed. NewYork: McGraw-Hill Education, 2014.

[30] ACOG COMMITTEE ON PRACTICE BULLETINS. ACOG practice bulletin No. 145: antepartum fetal surveillance [J]. Obstet Gynecol, 2014, 124 (1): 182-192.

[31] MACONES G A, HANKINS G D, SPONG C Y, et al. The 2008 National Institute of Child Health and Human Development workshop report on electronic fetal monitoring: update on definitions, interpretation, and research guidelines [J]. J Obstet Gynecol Neonatal Nurs, 2008, 37 (5): 510-515.

[32] SKINNER J R, SHARLAND G. Detection and management of life threatening arrhythmias in the perinatal period [J]. Early Hum Dev, 2008, 84 (3): 161-172.

[33] NORTON M E, CHAUHAN S P, DASHE J S. Society for Maternal-Fetal Medicine (SMFM) clinical guideline #7: nonimmune hydrops fetalis [J]. Am J Obstet Gynecol, 2015, 212 (2): 127-139.

[34] COMMITTEE ON OBSTETRIC PRACTICE, AMERICAN COLLEGE OF OBSTETRICIANS AND GYNECOLOGISTS. ACOG committee opinion.

Inappropriate use of the terms fetal distress and birth asphyxia [J]. Obstet Gynecol, 2005, 106 (6): 1469−1470.

[35] VANONI F, LAVA S A, FOSSALI E F, et al. Neonatal systemic lupus erythematosus syndrome: a comprehensive review [J]. Clin Rev Allergy Immunol, 2017, 53 (3): 469−476.

[36] CLARK S L, NAGEOTTE M P, GARITE T J, et al. Intrapartum management of category Ⅱ fetal heart rate tracings: towards standardization of care [J]. Am J Obstet Gynecol, 2013, 209 (2): 89−97.

[37] MARY E D A, GARY D V H, RICHARD L B, et al. Executive summary: neonatal encephalopathy and neurologic outcome, second edition. Report of the American College of Obstetricians and Gynecologists' Task Force on Neonatal Encephalopathy [J]. Obstet Gynecol, 2014, 123 (4): 896−901.

[38] MARTIN C B, DE HAAN J, VAN DER WILDT B, et al. Mechanisms of late decelerations in the fetal heart rate. A study with autonomic blocking agents in fetal lambs [J]. Eur J Obstet Gyecol Reprod Biol, 1979, 9 (6): 361−373.

[39] ITSKOVITZ J, LAGAMMA E F, RUDOLPH A M. Heart rate and blood pressure responses to umbilical cord compression in fetal lambs with special reference to the mechanism of variable deceleration [J]. Am J Obstet Gyecol, 1983, 147 (4): 451−457.

[40] HAMEL M S, HUGHES B L, ROUSE D J. Whither oxygen for intrauterine resuscitation? [J]. Am J Obstet Gynecol, 2015, 212 (4): 461−462.

[41] GARITE T J, NAGEOTTE M P, PARER J T. Should we really avoid giving oxygen to mothers with concerning fetal heart rate patterns? [J]. Am J Obstet Gynecol, 2015, 212 (4): 459−460.

[42] GYAMFI B C, GROBMAN W A, ANTONIEWICA L, et al. Assessment of the concordance among 2−tier, 3−tier, and 5−tier fetal heart rate classification systems [J]. Am J Obstet Gynecol, 2011, 205 (3): 288. e1−e4.

[43] SADAKA A, FURUHASHI M, MINAMI H, et al. Observation on validity of the five−tier system for fetal heart rate pattern interpretation proposed by Japan Society of Obstetricians and Gynecologists [J]. J Matern Fetal Neonatal Med, 2011, 24 (12): 1465−1469.

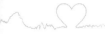
[44] CAHILL A G, CAUGHEY A B, ROEHL K A, et al. Terminal fetal heart decelerations and neonatal outcomes [J]. Obstet Gynecol, 2013, 122 (5): 1070–1076.

[45] ALFIREVIC Z, STAMPALIJA T, GYTE G M. Fetal and umbilical Doppler ultrasound in high-risk pregnancies [J]. Cochrane Database Syst Rev, 2013 (11): CD007529.

[46] CLARK S L, MEYERS J A, FRYE D K, et al. Recognition and response to electronic fetal heart rate patterns: impact on newborn outcomes and primary cesarean delivery rate in women undergoing induction of labor [J]. Am J Obstet Gynecol, 2015, 212 (4): 494. e1–e6.

[47] JACKSON M, HOLMGREN C M, ESPLIN M S, et al. Frequency of fetal heart rate categories and short-term neonatal outcome [J]. Obstet Gynecol, 2011, 118 (4): 803–808.

[48] PAQUETTE S, MORETTI F, O'REILLYK, et al. The incidence of maternal artefact during intrapartum fetal heart rate monitoring [J]. J Obstet Gynaecol Can, 2014, 36 (11): 962–968.

[49] VAN VEEN T R, BELFORT M A, KOFFORD S. Maternal heart rate patterns in the first and second stages of labor [J]. Acta Obstet Gynecol Scand, 2012, 91 (5): 598–604.

第四章

# 产科灾难性事件与
# 胎儿宫内复苏

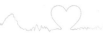

## 第一节
# 产科常见灾难性事件及胎心监护图例

孕产妇和新生儿预后不良事件有80%发生在产房，突发急救事件在产科时有发生，灾难性事件是这些预后不良事件中最严重的。虽然羊水栓塞、孕产妇心脏骤停等也是危及母儿生命的灾难性事件，但基于胎儿结局与胎心监护的关系，本节重点讨论常见的灾难性事件，主要有胎盘早剥伴胎心异常、前置血管破裂出血、脐带脱垂伴胎心异常、子宫破裂伴胎盘早剥等。根据胎心监护判读规范流程，快速准确判断、高效配合协作是产科急救能否成功的前提。

### ◎ 胎盘早剥伴胎心异常

胎盘早剥是指胎儿娩出前，蜕膜-胎盘交界处出血导致胎盘部分或全部剥离，主要的临床表现为阴道流血和腹痛，常伴有子宫高张性收缩、子宫压痛和胎心率异常。妊娠期间，胎盘早剥的发生率为0.2%~1%，大部分胎盘早剥似乎与慢性胎盘病变相关，少数早剥与突发性机械性事件、子宫异常、使用可卡因、吸烟等相关。在产房发生胎盘早剥，应尽快评估以明确诊断，评估母体和胎儿状态，并采取适当的处理措施，包括持续胎心监护、建立静脉通道、密切监测产妇的血流动力学状态（心率、血压、尿量及失血量）等。持续胎心监护，若出现Ⅲ类胎心监护图形，考虑胎儿酸中毒的风险增加，需立即分娩。对于无胎盘早剥的患者，出现Ⅱ类胎心监护图形时可采取期待治疗；但对于拟诊断胎盘早剥的患者，胎儿情况突然恶化为Ⅲ类胎心监护图形，则预示胎儿死亡的风险很高。所有出现Ⅱ类胎心监护图形预示胎儿宫内情况不良，分娩处理取决于孕龄、宫颈扩张情况、胎心监护图形或产妇状态有无进行性恶化。对于采取期待治疗的病例，密切监测必不可少，同时还要为紧急分娩做好准备。

**病例**　×××，36岁。因"停经31$^{+4}$周，脐血穿刺后血压升高1$^+$h"入院。孕期定期产检，根据早期超声核实孕周。孕31$^{+4}$周超声提示胎儿如孕31$^+$周，在产前诊断门诊行脐血穿刺染色体核型分析，术中血压波动在（150～168）/（96～102）mmHg，无头痛、头晕、眼花不适，无腹痛，无阴道流血。入院后孕妇未诉不适，测血压178/90 mmHg，心率110次/min，腹部无压痛，未触及宫缩。行胎心监护如图4-1-1所示。

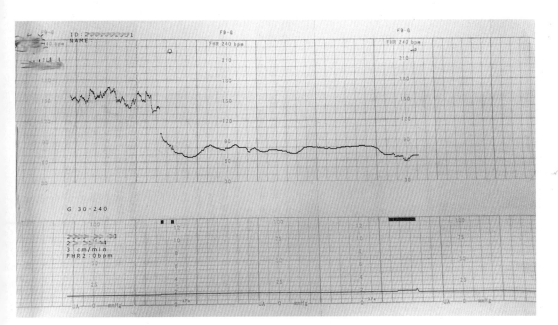

图4-1-1　胎心监护图1

妊娠结局：行紧急剖宫产。术中羊水血性。新生儿Apgar评分：1min 1分，5min 6分，10min 8分。体重1 400g，身长39cm，脐带绕颈1周；检查见胎盘母面积血块400mL，约2/3胎盘压迹。

## ◎ 前置血管破裂出血

前置血管是指独立走行于胎膜上，无脐带或胎盘组织保护，覆盖子宫颈内口的胎儿血管。前置血管的患病率约1/2 500，通过辅助生殖技术而妊娠的患者患病率要高得多（高达1/202），因发生于不同的异常胎盘，分为：1型前置血管，即伴有脐带帆状附着的胎儿血管，占89.5%；2型前置血管，即连接双叶胎盘或主胎盘与副胎盘的胎儿血管，占10.5%。前置血管的发病机制尚不清楚，可能与前置或低置胎盘状态的消退有关。其危险因素包括：脐带帆状附着、早期妊娠时的超

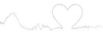
声显示脐带附着点在子宫下段、中期妊娠时的超声显示前置或低置胎盘、副胎盘或双叶胎盘、体外受精（in vitro fertilization，IVF）以及多胎妊娠。前置血管的主要危害是当胎膜破裂后，前置血管可随胎膜一同撕裂，导致胎儿源性失血，胎儿出血通常会迅速导致低血压，进而致胎心率异常，如正弦波形；严重失血可导致胎儿在数分钟内死亡。故前置血管患者在有生机儿阶段，一旦发生宫缩、临产、胎膜破裂等情况，需紧急行剖宫产。胎心率改变不是前置血管患者的特异性变化，但胎膜破裂后的阴道出血伴胎心率异常，应考虑前置血管破裂的可能，并作出是否紧急剖宫产的决定。对于具有前置血管的高危人群，应在孕中期进行阴道超声筛查前置血管，孕晚期使用超声或者MRI检查明确诊断，提高前置血管的检出率，并在孕晚期加强监护，妊娠28~32周预防性给予糖皮质激素促胎肺成熟，妊娠34~36周适时选择剖宫产。

**病例** ××，37岁，G2P1，既往顺产1次。因"孕38周，下腹痛伴阴道流液1⁺h"入院。孕期外院规律产检，孕中期结构筛查提示帆状胎盘。入院时胎心监护图形呈Ⅰ类。待产2h后宫缩渐密，间隔2~3min1次，突然阴道鲜红色流血如月经量，血压122/64mmHg，心率77次/min，胎心监护如图4-1-2所示。

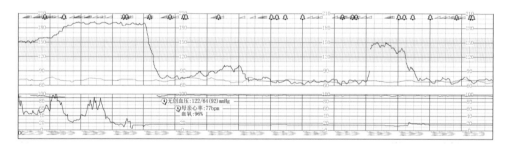

图4-1-2　胎心监护图2

## ◎ 脐带脱垂伴胎心异常

脐带脱垂是一种罕见的产科急症，是指胎膜破裂时脐带脱出于宫颈口外，降至阴道内甚至露于外阴部。脐带脱垂的发病率为0.14%~0.62%，病因包括两大类：导致胎儿入盆不当的母胎因素和医源性产科干预。脐带脱垂的首发表现通常为突发严重的长时间胎心过缓，或是继之前原本正常的胎心监护图形后出现中到重度变异减速。脐带脱垂的最佳产科处理方式为即刻终止妊娠，以避免因脐带在胎先露与骨盆入口边缘间受到压迫而导致胎儿受损或死亡。紧急剖宫产通常是最佳的分娩方式，但在一些特定的情况下，如果临床医生评估胎儿可以安全阴道分娩，也可考虑阴道分娩，此刻，持续的胎心监护起到重要的作用。在持续的胎心监护下，脐带还纳术可使部分患者能够经阴道分娩从而避免紧急剖宫产。

**病例**　×××，29岁，G1P0。因"停经38$^{+5}$周，阴道流液4$^+$h"入院。胎心监护如图4-1-3所示。该病例详细情况及妊娠结局详见第六章第二节。

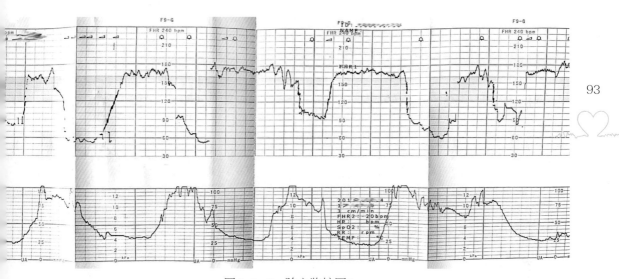

图4-1-3　胎心监护图3

◎ 子宫破裂伴胎盘早剥

　　子宫破裂指所有子宫层（包括浆膜层）完全破裂，可危及母亲和胎儿的生命。大多数子宫破裂女性既往接受了经子宫肌层的手术，大多为剖宫产。美国国立卫生研究院认为有既往剖宫产史者在试产时子宫破裂总发生率约为324/100 000。无瘢痕子宫破裂较罕见，但其发生率正逐渐升高，估计为1/200 000～1/5 700，可能由创伤、先天性或获得性子宫肌层薄弱引起。创伤包括机动车事故和产科操作（如内倒转术或外倒转术）；先天性子宫肌层薄弱可能由先天性疾病（如Ehlers-Danlos综合征IV型）引起，获得性子宫肌层薄弱可能由滞产或使用强子宫收缩药（如米索前列醇）引起。对于任何原因所致的子宫肌层薄弱，子宫腔过度扩张（绝对扩张或相对于宫腔大小扩张）可能为引发破裂的主要生理因素。产时，子宫破裂的先兆征象可能包括：胎心率异常、阴道流血、突发腹痛或腹痛加剧，

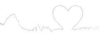

以及子宫收缩异常。研究报道子宫破裂的患者会突发出现Ⅱ类和Ⅲ类胎心监护图形，但无法通过胎心监护图形诊断子宫破裂。最常见的胎心率异常表现为胎儿心动过缓，可能突然发生或在这之前发生了胎心减速。如怀疑子宫破裂，存在胎心率异常、母体血液动力学不稳定和严重腹痛，通常需要尽快分娩。

**病例**　×××，30岁，G2P1。3年前因胎儿窘迫、宫口未开而行剖宫产，术后伤口恢复良好。因"停经39$^{+2}$周，阵发性下腹痛5$^+$h"入院。充分知情同意后，孕妇要求阴道试产。因宫缩乏力使用缩宫素静滴调整宫缩。使用缩宫素约3h后胎心监护如图4-1-4所示。该病例详细情况及妊娠结局详见第六章第六节。

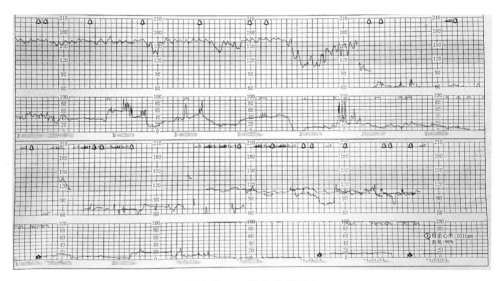

图4-1-4　胎心监护图4

综上所述，出现灾难性事件时，医生和助产士需要做到及时准确判断，快速建立急救团队，有条不紊地开展抢救工作。这需要平时不断地演练和学习；产房设备需配备齐全，如麻醉机器和心电监护仪的配备；院内有高效多学科协作团队（MDT），麻醉医生能在5min内到达产房，为产房剖宫产提供安全保障，新生儿医生及时有效地进行新生儿复苏和抢救。

（丁　文　陈运山）

## 第二节

# 胎儿宫内复苏流程

　　胎儿的血氧供给有赖于来自外界的氧气通过母体及胎儿血液循环输送，期间涉及的器官包括母体心、肺、血管、子宫、胎盘、脐带以及胎儿心脏。任一供氧环节的中断都可导致胎儿供氧中断，产程中供氧中断的最常见原因为子宫胎盘血流灌注不足（如胎盘早剥、仰卧位低血压综合征等）、宫缩过频、脐带受压（如脐带脱垂），若供氧中断持续存在则导致胎儿潜在的损伤，而反映在胎心监护上可呈现出基线变异缺失或微小变异、频发变异减速、晚期减速、延长减速等Ⅱ类或Ⅲ类胎心监护图形。胎儿宫内复苏（intrauterine fetal resuscitation，IUFR）的概念始于1960年，指在胎儿宫内缺氧时，专业医护人员对母亲所采取的一系列干预措施，以提高供给胎儿氧气的能力。IUFR旨在优化宫内胎儿的环境，改善子宫胎盘血流灌注，降低子宫收缩频率，解除或缓解脐带受压（表4-2-1），使产程能继续顺利进行，实现正常分娩或更好地改善胎儿的缺氧状况，为紧急手术争取时间。

表4-2-1　胎儿宫内复苏简表

| 目的 | 相关的胎心变化 | 干预措施 |
|---|---|---|
| 改善子宫胎盘血流灌注 | 频发晚期减速、延长减速伴微小变异或变异缺失 | 侧卧位 |
| | | 吸氧 |
| | | 静脉补液 |
| | | 停止使用宫缩剂 |
| | | 使用宫缩抑制剂 |
| | | 纠正母体低血压 |
| | | 改良母体用力方式 |
| 减少子宫活动 | 宫缩过频伴Ⅱ类或Ⅲ类胎心监护图形 | 侧卧位 |
| | | 静脉补液 |
| | | 停止使用宫缩剂 |
| | | 使用宫缩抑制剂 |

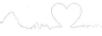
（续表）

| 目的 | 相关的胎心变化 | 干预措施 |
|---|---|---|
| 解除或缓解脐带受压 | 频发变异减速、延长减速、心动过缓 | 改变体位 |
| | | 停止使用宫缩剂 |
| | | 频发变异减速可行羊水灌注 |
| | | 改变母体用力方式 |
| | | 若为脐带脱垂，持续上推先露部直至手术分娩 |

IUFR措施简单易行，并可明显改善胎儿缺氧的状况，具体措施如下。

1. 改变体位　孕妇从仰卧位改变为左侧卧位能够缓解下腔静脉受压，从而增加孕妇回心血量，减轻脐带压迫，改善胎盘灌注，改善胎儿血氧饱和度。首选左侧卧位，但临床上也常见到左侧卧位后Ⅱ类和Ⅲ类胎心监护图形无缓解，甚至加重，换为右侧卧位则能缓解，也可以尝试胸膝卧位。总之，应避免仰卧位低血压甚至胎盘早剥的风险。

2. 足量给氧　给孕妇吸氧可增加胎儿血氧饱和度。研究显示，给孕妇吸氧可增加胎心基线变异，改善胎心减速。对于血氧饱和度低的胎儿，给母亲吸氧，胎儿血氧饱和度会显著增加。有研究发现与胎儿血氧饱和度>40%的孕妇相比，胎儿血氧饱和度≤40%的孕妇接受吸氧治疗时，其胎儿血氧饱和度增加更显著。给氧方法为通过普通面罩给予10L/min的纯氧，这时吸入氧浓度为80%～100%。胎儿氧分压和氧饱和度能够在8～10min内达到一个更高的稳定状态，但在停止母体供氧后即出现下降。关于给氧时间，目前无相关研究。研究发现，相对于吸氧后胎儿血氧饱和度的增加，胎儿脐带血pH值并无明显改善，故需要找寻引起胎儿低氧血症的潜在病因。

3. 单次快速静脉补液　采用500～1 000mL乳酸林格液或者0.9%氯化钠注射液。产程中的孕妇最低大约需要125mL/h的液体量，对于产程时间长、消耗大的孕妇，液体需求量会相应增加，对于产程中口服液体量不足的孕妇，增加给予250mL/h的液体量，可以降低产程延长的发生率以及减少缩宫素的用量。胎儿血氧饱和度取决于胎盘灌注，而孕妇低血容量可能减少胎盘灌注，增加异常胎心监护图形发生的概率。对于可能是由低血压引起的低胎盘灌注，给予静脉补液可能有效，有时需辅助使用升压药物，尤其对在实施硬膜外阻滞麻醉或蛛网膜下腔阻滞麻醉的孕妇。对于补液量及补液种类，Simpson等的研究显示，在实施硬膜外阻滞麻醉前，在＞20min的时间里给予500mL乳酸林格液时，胎儿血氧饱和度会增加，若给予1 000mL的乳酸林格液，胎儿血氧饱和度增加更显著。停止补液，这一效应约持续30min。既往的研究提示，静脉输入含糖液体可能会使缺氧胎儿通过无氧代谢产生更多的乳酸，可能增加胎儿酸中毒、高胆红素血症等的发生风险。而对于低血压孕妇，含糖液体对于提升血压及扩充血容量并不理想。对于子痫前期、心功能不全等孕妇，应谨慎补液。

4. 排除产科灾难性事件　对于胎儿的宫内缺氧状况的评估应立即排除产科灾难性事件，常见的灾难性事件有子痫、胎盘早剥、脐带脱垂、前置血管破裂、子宫破裂、羊水栓塞、心脏骤停等。因此，考虑胎儿宫内缺氧时需立即进行体格检查、阴道检查以评估母儿情况。如在胎盘早剥病例中主要的临床表现为阴道流血和腹痛，常伴有子宫高张性收缩、子宫压痛和胎心率异常，腹部检查见子宫硬如板状、宫缩间歇时不能松弛、胎位扪不清、胎心消失等，阴道检查可见阴道流血或血性羊水。脐带脱垂者常见胎心异常，阴道检查时可扪及搏动性条索状物。子宫破裂的先兆征象可能包括：胎心率异常、阴道流血、突发腹痛或腹痛加剧，以及子宫收缩异常，体格检查见子宫呈强直性或痉挛性过强收缩，出现病理性缩复环，膀胱受压而致排尿困难或血尿。在出现胎儿宫内缺氧征象时应重视体格检查，特别关注宫缩、子宫张力、子宫压痛、病理性缩复环、阴道流血、羊水性状以及脐带脱垂等，以及时排除产科灾难性事件。

5. 抑制子宫收缩

（1）停止或减少使用子宫收缩剂，包括缩宫素、前列腺素制剂等，在出现子宫收缩过频（10min内超过5次宫缩）的情况下应当停止使用这类药物。子宫收缩会导致流向绒毛间隙的血流间歇性中断，因此频繁的子宫收缩将导致胎儿发生低氧血症。

（2）使用宫缩抑制剂，比如β肾上腺素能受体激动剂、钙离子通道拮抗剂、缩宫素拮抗剂等，静脉内单次快速给予大量液体可能会暂时抑制子宫收缩。

1）选择性$\beta_2$受体激动剂　临床常用的药物包括利托君、特布他林。作用机制主要为舒张小动脉及子宫平滑肌，常见副作用为低血压及心动过速，少见的如心房颤动及肺水肿等。因可通过胎盘，故可引起胎儿的一过性心动过速。英国国家卫生与临床优化研究所（National Institute for Health and Care Excellence，NIHCE）推荐特布他林用于产时胎儿窘迫。美国妇产科医师学会（ACOG）引

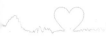
产指南中对于宫缩过频伴有异常胎心监护图形的处理也首先推荐特布他林。特布他林的使用方法为250μg皮下注射，或溶于5mL生理盐水中缓慢静脉推注（＞5min），抑制宫缩持续时间15～30min。Arias的研究提示，应用特布他林250μg皮下注射后，胎心率减速恢复正常的时间为2～8min，平均时间为4～6min，在用后5min内子宫收缩就开始减缓，静息子宫收缩压力下降。特布他林可使孕妇心率加快、血压改变，但孕妇多可耐受。

2）阿托西班　是人工合成的缩宫素类似物，可与子宫缩宫素受体结合而阻断其作用，可通过胎盘，但在脐静脉中的浓度仅是子宫静脉的10%，因有较高的特异性，相对于$\beta_2$受体激动剂，其心血管副作用小。用于产时胎儿窘迫的紧急宫缩抑制的使用方法为6.75mg加入5mL生理盐水中静脉推注（＞1min）。de Heus等关于利托君与阿托西班对于产时紧急抑制宫缩方面的研究发现，阿托西班与利托君在抑制宫缩方面无显著差异，但阿托西班的副作用较少。

3）硫酸镁　抑制宫缩的机制尚未完全明了，推测硫酸镁通过竞争细胞膜上的钙结合部位，阻断钙离子的细胞内流，激活腺苷环化酶，使环磷酸腺苷增多，降低细胞内的钙含量，从而抑制宫缩。可通过胎盘，胎儿血浆浓度接近于母体，可减慢胎儿呼吸运动。常用方法为25%硫酸镁16mL加入25%葡萄糖溶液20mL缓慢静脉推注（＞5min）。Vigil-De等发现，21例孕妇剖宫产前静脉注射硫酸镁4g，7例宫缩停止，多数孕妇宫缩减弱，且在应用硫酸镁后胎心监护图形多在2～10min内改善。

4）硝酸甘油　是NO供体，NO作为强烈的平滑肌舒张剂，松弛血管的同时也抑制子宫收缩。对妊娠子宫，NO通过影响环鸟腺苷（GMP）作用于子宫平滑肌。目前，用于产时胎儿窘迫的临床常用方法并未确定，可静脉注射硝酸甘油100～200μg，约在90s内起效，持续1～2min；间隔2min可重复给药直至子宫松弛。常见的副作用为低血压。

加拿大妇产科医师协会（SOGC）指南中提出，对于宫缩过频引起胎心监护图形改变，当改变体位、补液、吸氧等方法无效时，可以使用特布他林250μg皮下注射或静脉给药，也可以使用硝酸甘油50～200μg静脉注射或400～800μg舌下喷雾给药。

6. 减少交感神经阻滞　对于已行镇痛分娩的患者，请麻醉团队评估患者能否使用α肾上腺素受体激动剂（如去氧肾上腺素、麻黄碱）以减少交感神经阻滞。如果患者因长时间禁食、呕吐或者交感神经阻滞导致低血容量，一次快速静脉给予液体（非葡萄糖类晶体液）能够改善胎盘血流，从而可能改善胎儿的氧合。但是，对于容量超负荷风险的患者（如伴有子痫前期、心脏病或者正在使用β肾上腺素能药物抑制宫缩的孕妇），应当谨慎补液。如果确定了继发于硬膜外给药的母体低血压，那么给予α肾上腺素受体激动剂及快速补液可以纠正低血压并能够改善子宫胎盘血流。交感神经阻滞引起的胎盘灌注减少可不伴有母体血压的改变。

7. 羊膜腔灌注术　针对脐带因素或羊水过少引起的异常电子胎心监护，改变母体体位是合理的一线治疗选择，羊膜腔内灌注是合理的二线治疗选择。羊膜腔灌注的作用是增加羊水量，减少或避免产程中脐带受压所致的重度变异减速及延长减速。2012年一项对照随机试验的Meta分析显示，在因羊水过少可能造成胎儿脐带受压或因FHR变异减速而怀疑胎儿脐带受压的孕妇中，羊膜腔灌注组与对照组相比，FHR异常减少了50%～60%；由于FHR异常而需要进行剖宫产的患者数量也显著减少，且新生儿结局获得了改善。建议初始灌注速度为10～15mL/min，直至减速缓解，此后以100～200mL/h的速度持续灌注，最大灌注量不超过1L。经宫颈的羊膜腔灌注可能会增加绒毛膜羊膜炎风险。有研究显示，接受预防性羊膜腔灌注的患者出现产时发热频率增加。也有研究认为，羊膜腔灌注不会增加产后子宫内膜炎的风险。

经宫内复苏，当FHR恢复到正常基线心率时，如果存在变异和加速，不太可能出现胎儿酸中毒。表4-2-2归纳了胎儿宫内复苏流程。

表4-2-2　胎儿宫内复苏流程

| | 具体措施 | 备注 |
|---|---|---|
| 体位 | 左侧卧位/右侧卧位/胸膝卧位<br>侧推子宫 | 避免平卧位 |
| 给氧 | 普通面罩或鼻导管给予10L/min的纯氧 | |
| 补液 | 单次快速500～1 000mL乳酸林格液或者0.9%氯化钠注射液，500mL在20～30 min内滴完 | 子痫前期、心功能不全等孕妇不适用 |
| 抑制宫缩 | 1. 停止或减少使用子宫收缩剂。<br>2. 使用宫缩抑制剂：<br>　特布他林250μg皮下注射；<br>　硫酸镁4g+葡萄糖溶液20mL，静脉推注5 min | |

99

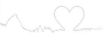
（续表）

| | 具体措施 | 备注 |
|---|---|---|
| 排除灾难性事件 | 体格检查：生命体征、宫缩、子宫张力、子宫压痛、病理性缩复环。<br>阴道检查：阴道出血、羊水性状、有无脐带脱垂等 | |
| 减少交感神经阻滞 | 已行分娩镇痛者，麻醉评估使用α肾上腺素受体激动剂及快速补液 | |
| 羊膜腔灌注术 | 使用乳酸林格氏液或生理盐水，初始灌注速度10～15mL/min，直至减速缓解，此后以100～200mL/h的速度持续灌注，最大灌注量不超过1L | 二线选择 |

（黄　倩　郑　峥）

# 第三节
## 紧急剖宫产

紧急剖宫产术（emergency cesarean delivery，ECD）是快速终止妊娠、挽救孕产妇和胎儿生命的最有效手段，常用于孕产妇围死亡期急救、羊水栓塞、脐带脱垂、子宫破裂和前置血管破裂等情况。紧急剖宫产从决定手术至胎儿娩出时间（decision to delivery interval，DDI）是国际上评估产科质量及鉴定医疗纠纷的重要指标，大量研究显示缩短DDI可明显改善新生儿的预后并提高生存能力。本节就紧急剖宫产手术分级、紧急剖宫产时限及紧急剖宫产实施成功的条件做简单叙述。

### ◎ 紧急剖宫产手术分级

2000年，Lucas等将剖宫产术分为4类。Ⅰ类剖宫产术：直接威胁母儿生命、需要分秒必争实施的剖宫产术，如脐带脱垂、胎盘早剥、前置胎盘大出血、前置血管破裂等紧急情况；Ⅱ类剖宫产术：产妇或胎儿存在高度风险，但并不立即威胁母儿生命，临床上常见的为严重妊娠期高血压疾病（子痫前期、子痫）、宫内感染、活跃期停滞、相对头盆不称等；Ⅲ类剖宫产术：母儿均无风险但仍需较快终止妊娠，如妊娠合并心脏病、心功能不全等；Ⅳ类剖宫产术：选择适合于医患双方时间而施行的剖宫产术，常见的有骨盆严重狭窄、巨大儿、珍贵儿等。但是，由于全球医疗条件的巨大差异，该分级并不适用所有医疗机构。表4-3-1为广州市妇女儿童医疗中心紧急剖宫产手术分级及手术时限。

### ◎ 紧急剖宫产时限

对ECD时限的研究始于20世纪50年代，美国妇产科医师学会（ACOG）、美国儿科学会（AAP）和英国皇家妇产科医师学会（RCOG）一致同意采纳30min的节点，认为紧急剖宫产DDI不应超过30min。目前的30min的界限并不是来源于临床循证医学证据，而是来源于专家共识，其科学性和合理性一直存在争议。

表4-3-1 广州市妇女儿童医疗中心紧急剖宫产手术分级及手术时限

| 级别 | 名称 | 描述 | DDI | 具体手术指征 | 手术地点 |
|---|---|---|---|---|---|
| 0类 | 围死亡期剖宫产术（PMCD） | 妊娠20周*以上的孕妇心脏骤停，心肺复苏4min后未建立自主循环 | 5min即刻剖宫产 | ●孕妇心脏骤停 | 就地手术 |
| Ⅰ类 | 紧急剖宫产术（ECD） | 短期内不能经阴道分娩，即刻危及母儿生命 | 30min或更短（尽可能缩短DDI时间） | ●胎盘早剥伴胎心异常<br>●脐带脱垂<br>●前置胎盘大出血<br>●前置血管破裂<br>●第二产程剖宫产<br>●胎心监护Ⅲ类或频发期减速的胎儿窘迫 | 产房手术室 |
| Ⅱ类 | 及时剖宫产术（urgent cesarean，UD） | 产妇或胎儿存在高度风险，但并不立即威胁母儿生命 | 75min以内 | ●产前发热<br>●Ⅱ类胎心监护可疑胎儿窘迫<br>●有证据支持的宫内感染<br>●活跃期停滞<br>●相对头盆不称<br>●胎位异常先兆临产或胎膜早破<br>●严重妊娠期高血压疾病（子痫前期、子痫）<br>●双胎妊娠临产或先兆临产且无阴道试产意愿或条件<br>●瘢痕子宫临产或先兆临产且无阴道试产意愿或条件<br>●计划性剖宫产临产<br>●羊水过少先兆临产或临产<br>●其他因产妇或胎儿存在高度风险不能耐受阴道分娩或短期内不能经阴道分娩者 | 产房手术室 |
| Ⅲ类 | 常规剖宫产（scheduled cesarean，SC） | 母儿健康状态良好但需尽早分娩 | 4h以内 | ●计划性剖宫产先兆临产或胎膜早破<br>●羊水过少未临产 | 中心手术室 |
| Ⅳ类 | 计划性剖宫产（planned cesarean，PC） | 根据孕妇时间、意愿和医务人员的安排计划手术 | 根据疾病个体化计划 | ●常规剖宫产指征且无突发状况 | 中心手术室 |

注：*20周首要目标为抢救孕产妇生命，次要目标为挽救新生儿。

动物实验表明，胎儿缺氧缺血性脑损伤确与其宫内缺氧时间有关。既往研究更多地关注DDI与新生儿不良结局的关系，却忽视了从胎心减速到胎儿娩出的间期（bradycardia to delivery interval，BDI）与脐动脉血气参数及新生儿结局的关系。

Leung等分析了235例因胎心减速行紧急剖宫产术的病例，根据胎心减速的原因分为不可逆因素（脐带脱垂、胎盘早剥、子宫破裂、子痫前期、器械助产失败）、潜在可逆因素（医源性子宫过度刺激等）以及未知因素等3组。其结果显示，在不可逆因素所致的胎心减速中，BDI每延长1min，脐动脉pH值下降0.011，而脐动脉pH值与DDI无明显相关。该研究证实，在不可逆因素导致的胎儿窘迫病例中，胎儿窘迫状况随时迅速恶化，需尽快行剖宫产术。

2013年美国芬德堡医院提出了5min紧急剖宫产的概念，"5min即刻剖宫产规则"是基于孕产妇心脏骤停、需行围死亡期剖宫产术（perimortem cesarean delivery，PMCD）而制定的。心脏骤停对孕产妇和胎儿是灾难性事件。美国一项研究显示，成人在心脏骤停后4~6min内即可发生不可逆的脑损伤，因此对于妊娠20周以上的孕妇，若发生心脏骤停，在心肺复苏4min后仍未建立自主循环则应立即行围死亡期剖宫产术，并力争于心脏骤停后5min内娩出胎儿，即"5min即刻剖宫产规则"。

后续有学者提出，"5min即刻剖宫产规则"不仅适用于心脏骤停的孕妇，还可应用于脐带脱垂、羊水栓塞、剖宫产术后阴道试产（trial of labor after cesarean section，TOLAC）时发生子宫破裂、严重胎盘早剥、前置血管破裂等产科灾难性事件中，其目的为尽可能缩短DDI时间，对改善新生儿预后、减少严重产后出血、保留生育功能均有积极的临床意义。

### ◎ 紧急剖宫产实施成功的条件

从以往的研究数据来看，并不是所有紧急剖宫产术的DDI都能达到≤30 min的标准。影响DDI的原因主要包括：产科医师的水平、多学科之间合作的熟练程度、科室之间的联络方法、麻醉方式、麻醉师到场的速度、剖宫产术发生在一天中的时间段、手术室条件等。在不同地区，甚至同一地区不同水平的医院，DDI也参差不齐。

目前越来越强调多学科团队管理（MDT）模式和产科快速反应团队（rapid respond team，RRT）在产科急救中的作用。产科快速反应团队在2014年已经成为ACOG推荐的产科高危患者管理模式。国外的研究表明，通过采取临床教育和临

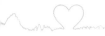
床程序优化等措施，实现快速剖宫产术是有可能的，通过这样的训练可以缩短紧急剖宫产术的DDI。Kasa等的研究表明，产科医师和麻醉科医师对手术级别的判断并不一致，可能会造成一些不必要的手术延迟，这就需要统一的评判标准以及多学科之间的良好沟通。为缩短DDI，在产房内设置手术室、给急诊手术室加上醒目的标识等办法被一些医院所采纳。

决定紧急剖宫产流程实施成功的条件有但不限于以下几点：

（1）制订适合本单位的、有操作性的流程。

（2）建立快速反应团队，包括产科医师、麻醉科医师、新生儿科医师、助产士、护士等。

（3）定期组织有效的医务人员业务培训，加强团队间沟通合作。

（4）设置产房剖宫产手术室，建立产房麻醉。

制订紧急剖宫产流程时一定要结合本单位的实际情况，并不断更新、完善，切忌照本宣科。建议在产房内设置产房手术室，为减少通信时间，在产房、手术室及相关科室安装警报系统并建立麻醉科、产科、手术室、新生儿科5min紧急剖宫产团队。一旦遇到需要紧急抢救的患者，助产士拉响警铃，同时将患者运往产房手术室，5min紧急剖宫产团队听到铃声后必须在1min内到达产房手术室抢救患者，而产房手术室的一切物品均在备用状态，助产士平时亦进行器械训练，以确保手术室器械护士未到场时可先行器械准备，保证在最短的时间内开展手术及救治工作，为抢救孕产妇和新生儿赢得时间。

综上所述，国外大量研究已证实"30minDDI规则"及"5min即刻剖宫产规则"的合理性及有效性，在威胁到孕产妇生命的产科危机事件中以及威胁到胎儿生命的急性胎儿窘迫的情况下，越快行剖宫产，母婴结局越好。RCOG发布的ECD指南有助于医务人员鉴别那些威胁母儿生命的产科急症，以便迅速作出实施剖宫产术的决定，改善母婴结局。实现中国产房的现代化对处理产科危机事件、改善母婴结局、减少医疗纠纷、提高国家民生水平具有极其重要的意义。

（黄　倩　郑　峥　蒋艳敏）

# 第四节
# 脐血血气分析基础与临床应用

Apgar评分是评估新生儿出生时生命状况和复苏效果的一种简捷、实用的初筛指标，它由Dr. Virginia Apgar在1953年提出并在国内外广泛应用。然而，Apgar评分不能区别新生儿抑制的病因，低Apgar评分并不等同于窒息，特别是对早产儿，低评分的原因可能不是宫内缺氧。Apgar评分虽然敏感性高，但其特异性低，常导致窒息诊断扩大化，而且个体主观影响较大，不同医疗机构、同一医疗机构不同科室（产科与新生儿科）都经常存在争议，降低了评分的可靠性。目前，国内新生儿窒息诊断大多仍单独使用Apgar评分，与发达国家的诊断状况相差较大。为此，中华医学会围产医学分会新生儿复苏学组于2016年发布了新生儿窒息诊断的专家共识，建议在二级及以上或有条件的医院，对出生后怀疑有窒息的新生儿，应常规做脐动脉血气分析，Apgar评分要结合脐动脉血气分析的结果做出窒息的诊断。单纯Apgar评分低，但血气分析结果正常，不诊断新生儿窒息，可诊断"低Apgar评分"。本书第二章第一节已对胎儿血氧代谢生理进行了探讨，本章节主要结合胎儿循环及酸碱平衡系统讨论脐动脉血气分析的临床应用。

## ◎ 胎儿循环的生理学

### （一）胎儿循环

胎儿期肺循环阻力高，其体内无纯动脉血，而是动静脉混合血。胎儿的血氧分压总是低于母体的血氧分压，因此胎儿在宫内处于低氧环境中。但是由于胎儿氧合血红蛋白解离曲线左移、低氧耗及血液分流与重塑，胎儿低氧分压并不影响胎儿的生长发育和器官功能。母体血液含氧量不足、母胎间血氧运输及交换障碍、胎儿自身因素均可引起胎儿缺氧及酸碱平衡变化。胎儿出生后，胎盘脐带循环中断，肺循环阻力降低，新生儿迅速建立自主呼吸，加强氧合和促进二氧化碳的排出，缺氧及酸中毒状况即可改善。因此，出生后立即取脐血行血气分析可直

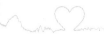
接了解胎儿在分娩期及出生后即刻的缺氧程度与酸碱失衡的情况，判断是否发生了宫内失代偿性缺氧及新生儿窒息。

### （二）酸碱平衡系统及胎儿酸碱平衡的病理生理

正常的胎儿代谢不断产生酸，并将这些酸缓冲以维持细胞外pH值处于正常范围内。pH值的微小变化都可能使胎儿的重要脏器功能受到严重影响，例如中枢神经系统和心血管系统。

影响胎儿酸碱平衡的酸包括碳酸及有机酸。与碳酸不同，有机酸不易排出或代谢，跨胎盘清除极其缓慢，因而在胎儿体内蓄积。在无氧代谢的过程中，pH值的下降将导致碳酸盐的减少和缓冲能力的丧失，因此当pH值下降至超出安全范围时，就会导致酸中毒。这种类型的酸中毒是由于无氧代谢产生的氢离子增加而引起的，称为代谢性酸中毒。氢离子和缓冲氢离子的碳酸氢根都是高电荷离子，在胎盘中移动非常缓慢。因此，发生代谢性酸中毒时，胎盘清除胎儿氢离子或从母体补充碳酸氢盐是一个相对缓慢的过程，严重的代谢性酸中毒，单靠胎盘需要很长时间才能逆转。

胎儿出现的另一种酸中毒称为呼吸性酸中毒，最常见的原因是脐带血管受压或血流减少导致正常产生的二氧化碳不能清除。如果母体发生呼吸性酸中毒，二氧化碳浓度梯度发生改变，胎儿也会积聚更多的二氧化碳。只要有正常的脐血流量、胎盘交换和母体呼吸，二氧化碳就会迅速通过胎盘扩散。因此当脐带压迫解除或引起血流减少的因素去除时，二氧化碳会迅速清除，pH升高。

胎儿主要依赖胎盘进行物质交换，胎盘起到肺的作用来提供氧气和清除二氧化碳，还起到肾的作用来代偿酸血症。子宫胎盘灌注不足是胎儿呼吸性和代谢性酸中毒的主要原因，如果子宫胎盘血流减少没有被及时纠正，将会逐渐从呼吸性酸中毒进展为代谢性酸中毒。虽然胎儿可以表现出呼吸性或代谢性酸中毒的血气状态，但酸中毒最可能表现出混合酸中毒的连续模式，而不是单独的临床疾病。

## ◎ 脐血血气分析的临床应用

### （一）脐血血气分析的临床意义

以往我国新生儿窒息诊断大多仅单独使用Apgar评分，但极低胎龄儿、新生儿先天性畸形、分娩期镇静药物过度使用、评分人员主观因素的误判等因素都可以影响Apgar评分。而新生儿窒息是胎儿宫内缺氧的延续，病理生理改变以低氧血症、高碳酸血症和严重代谢性酸中毒为主，最终导致心源性休克、血管扩张及主动脉舒张压降低，由此引发多脏器功能受损。5 minApgar评分为0～3分的新生儿发生脑瘫的风险仅增加1%，而在10 minApgar评分0～3分的新生儿中，90%并没有发生脑瘫。因此，低Apgar评分仅反映新生儿抑制，但不能区分抑制的病因，仅凭Apgar评分诊断新生儿窒息并不可靠。脐动脉血气分析能反映分娩期及出生后即刻的缺氧程度与酸碱失衡的情况，提示有无缺氧、酸中毒及其严重程度，比Apgar评分更客观，更具有特征性。

失代偿性缺氧引发的一系列病理生理改变可导致多脏器功能损害，脑组织是人体耐受缺氧能力最差的器官，尤其是新生儿。一项包括481 753例新生儿的Meta分析显示，当脐血pH值下降，尤其是<7.0时，与新生儿死亡、缺血缺氧性脑病、脑部病变、心脏损害、脑瘫等的发病相关。我国新生儿窒息多器官损害临床诊断多中心研究协作组的一项多因素线性回归分析显示，脐动脉血pH和碱剩余越低，发生多器官损害的概率越高。

### （二）脐血血气分析留取的指征

目前成本效益数据并不支持产时常规行脐血血气分析，关于留取脐血做血气分析的指征尚未达成共识，临床医生可以根据实际情况制定自己的采样策略。中华医学会围产医学分会新生儿复苏学组建议在二级及以上或有条件的医院，对出生后怀疑有窒息的新生儿，应常规做脐动脉血气分析。英国皇家妇产科医师学会和皇家助产士学会、美国妇产科医师学会的推荐总结如下：①所有因胎儿窘迫行剖宫产或阴道助产均应行脐血血气分析，并考虑在所有分娩中都进行脐血血气分析。②建议疑有胎儿代谢异常，如低Apgar评分、Ⅲ类胎心监护、低出生体重、产时发热等，分娩后应行脐动脉血气分析。

### （三）脐血血气分析样本的采集与送检

使用以肝素预处理的1～2mL注射器（或专用的动脉采血器）采集脐动脉血（图4-4-1），胎儿娩出后尽快使用两把止血钳结扎一段10～20cm的脐带（图4-4-2），用生理盐水清洁脐带穿刺部位后抽取脐动脉血，盖好盖子后双手揉搓试管使血液与肝素混匀。在室温下20min内采集的血样均可行脐血血气分析。如果有条件应行床旁检验，如无床旁检验条件，则放在冰上立即送至实验室。大部分研究发现，这种方法采集的脐血样本在60min内保持稳定，可用于评估pH值和碱剩余。

脐血血气分析原则上应取脐动脉血，动脉血pH值和碱剩余提供的胎儿酸碱状态信息最准确，与新生儿发病最具相关性，因为脐动脉血主要反映胎儿代谢情况，而静脉血主要反映胎盘功能。如果抽取脐动脉血样失败，可抽取脐静脉血。但脐静脉血气分析结果不能用于新生儿窒息诊断。

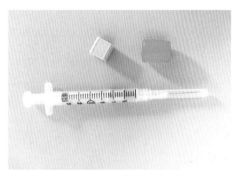
图4-4-1　采血设施

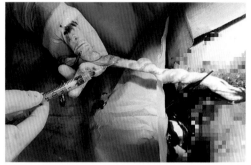
图4-4-2　结扎脐带

### （四）脐动脉血气分析结果的解读

脐动脉血气分析结果通常包括pH、$PaCO_2$、$PO_2$、血红蛋白、血氧含量、碳酸氢盐浓度、血氧饱和度、碱剩余等。其中pH和碱剩余是解释胎儿-新生儿状态和预后最有用的指标（表4-4-1，表4-4-2）。

1. pH和碱剩余

表4-4-1　早产儿的脐动脉pH、碱剩余

| 脐动脉血 | 均值 | 5[th]至95[th]百分位数 |
| --- | --- | --- |
| pH | 7.28 | 7.14 ~ 7.4 |
| $PaCO_2$（mmHg） | 50.2 | 32 ~ 69.2 |
| $HCO_3^-$（mmol/L） | 22.4 | 16 ~ 27.1 |
| 碱剩余（mmol/L） | -2.5 | -7.6 ~ 1.3 |

引自：Riley R J，Johnson J W C. Collecting and analyzing cord blood gases［J］. Clin Obstet Gynecol，1993，36（1）：13.

表4-4-2　足月产儿的脐动脉pH、碱剩余

| 脐动脉血 | 均值 | 5[th]至95[th] 百分位数 |
| --- | --- | --- |
| pH | 7.27 | 7.15 ~ 7.38 |
| $PaCO_2$（mmHg） | 50.3 | 32 ~ 68 |
| $HCO_3^-$（mmol/L） | 22 | 15.4 ~ 26.8 |
| 碱剩余（mmol/L） | -2.7 | -8.1 ~ 0.9 |

引自：Riley R J，Johnson J W C. Collecting and analyzing cord blood gases[J]. Clin Obstet Gynecol，1993，36（1）：13.

中华医学会围产医学分会新生儿复苏学组提出关于结合Apgar评分及脐动脉血气pH诊断新生儿窒息的具体方案如下（表4-4-3）。

表4-4-3　结合Apgar评分及脐动脉血气pH诊断新生儿窒息的方案

| | Apgar评分（1min） | Apgar评分（5 min） | 脐动脉血pH |
|---|---|---|---|
| 轻度窒息 | ≤7分 | ≤7分 | <7.2 |
| 重度窒息 | ≤3分 | ≤5分 | <7.0 |

新生儿发病的风险与pH呈负相关，pH越低则风险越高。国外将脐动脉血pH<7.0作为新生儿窒息不良预后最高危因素，窒息缺氧新生儿需心肺复苏者，若脐血pH<7.0，83.3%预后不良；若脐血pH>7.0，10.8%预后不良。诊断新生儿窒息的敏感度为86%，特异度为92%，阳性预测值为89%。有专家建议将脐动脉pH>7.0但<7.2或者<7.1作为识别胎心率异常的阈值，若此时进行干预，胎儿有可能免于发生病理性酸中毒和其他胎儿损伤。

仅凭脐动脉血pH就可判断是否存在酸中毒，碱剩余参数有助于进一步分辨是呼吸性酸中毒还是代谢性酸中毒。碱剩余是指与代谢性酸中毒相关的缓冲液浓度降低（主要是碳酸氢盐）。有代谢性因素的脐动脉pH异常是新生儿发病和死亡风险增高的重要预测指标，呼吸性酸中毒通常与新生儿的并发症无关。分娩后新生儿代谢性酸中毒的持续时间也是一个重要的预后因素。脐动脉碱剩余≥12mmol/L，即高于平均值2个标准差以上，是公认的预测中度或重度新生儿并发症风险升高的合理阈值。一项研究表明，脐动脉碱剩余值为12~16mmol/L时，10%的新生儿发生中度或重度并发症，脐动脉碱剩余>16mmol/L时，新生儿中度或重度并发症的发生率为40%。

据估计，以反复中度或重度变异减速为特征的胎儿应激可能导致碱剩余值每30 min增加1mmol/L；反复晚期减速或重度变异减速可能导致碱剩余值每6~15 min增加1mmol/L，持续性胎儿心动过缓（如子宫破裂、重型胎盘早剥、脐带完全闭塞）可能导致碱剩余值每2~3 min增加1mmol/L。而在正常分娩的情况下，碱剩余值在数小时内仅改变3mmol/L左右（阴道分娩平均碱剩余值是5mmol/L）。

2. 乳酸　脐动脉乳酸浓度也被用作胎儿代谢性酸中毒的标志物。正常分娩脐动脉乳酸平均值为2.55~4.63mmo/L。但脐动脉乳酸值对新生儿结局的预测价值有限，不推荐予以常规评估。

3. $PO_2$    低$PO_2$不是新生儿发病和死亡的独立危险因素，所以测量脐动脉$PO_2$没有明显的临床效用。

### （五）脐动脉血气分析的局限性

1. 单纯的脐血pH不能区分原发性胎儿或胎盘疾病与母体酸碱紊乱的影响，如果怀疑胎儿酸中毒是母体酸中毒所致，应测定母体pH值。

2. 胎儿pH和血气分析不一定能反映分娩后很久才出现的窒息事件或局部缺血和梗死。

3. 合并症和损害持续时间是影响神经系统和其他终末器官风险的重要生物因素。

4. pH、碱剩余和乳酸水平仅仅是重要临床结局的代谢标志物，包括新生儿发病、新生儿死亡和远期的神经系统发育。

## ◎ 脐血血气分析实例

**病例**    患者孕31$^{+4}$周，因"胎儿生长受限行脐血穿刺术后血压升高"入院。胎心监测提示延长减速，行紧急剖宫产术，术中见羊水血性，胎盘母体面积血块400mL，检查胎盘母体面见2/3血块压迹，考虑胎盘早剥。Apgar评分：1min 1分，5min 6分，10min 8分。胎心监护如图4-4-3所示。

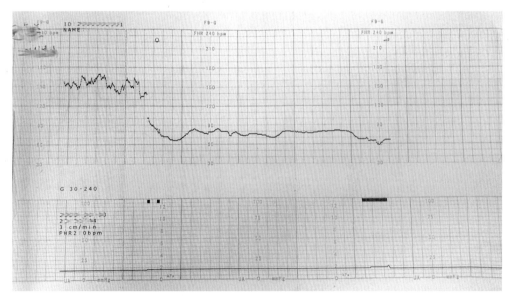

图4-4-3    胎心监护图

生后即时脐动脉血气分析结果如图4-4-4所示，具体分析见表4-4-4。

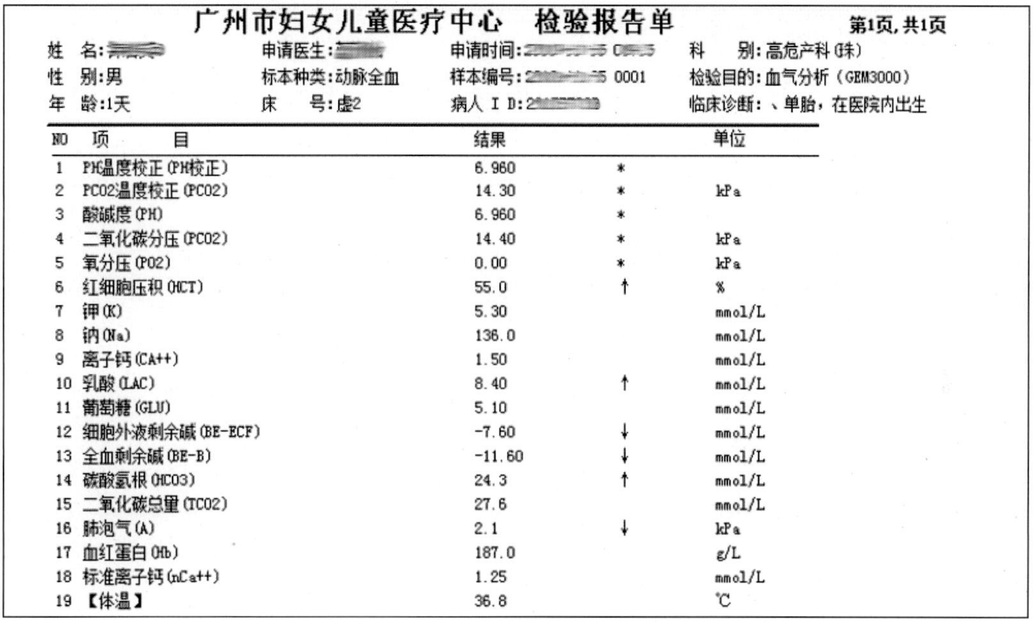

### 广州市妇女儿童医疗中心　检验报告单

第1页,共1页

姓　名:黑■■　　申请医生:■■■　　申请时间:2■■■■■ 0■:■5　　科　别:高危产科(株)
性　别:男　　　标本种类:动脉全血　　样本编号:2■■■■■5 0001　　检验目的:血气分析（GEM3000）
年　龄:1天　　　床　号:虚2　　　病人I D:2■■■■■■　　临床诊断:、单胎,在医院内出生

| NO | 项　目 | 结果 | | 单位 |
|---|---|---|---|---|
| 1 | PH温度校正 (PH校正) | 6.960 | * | |
| 2 | PCO2温度校正 (PCO2) | 14.30 | * | kPa |
| 3 | 酸碱度 (PH) | 6.960 | * | |
| 4 | 二氧化碳分压 (PCO2) | 14.40 | * | kPa |
| 5 | 氧分压 (PO2) | 0.00 | * | kPa |
| 6 | 红细胞压积 (HCT) | 55.0 | ↑ | % |
| 7 | 钾 (K) | 5.30 | | mmol/L |
| 8 | 钠 (Na) | 136.0 | | mmol/L |
| 9 | 离子钙 (CA++) | 1.50 | | mmol/L |
| 10 | 乳酸 (LAC) | 8.40 | ↑ | mmol/L |
| 11 | 葡萄糖 (GLU) | 5.10 | | mmol/L |
| 12 | 细胞外液剩余碱 (BE-ECF) | -7.60 | ↓ | mmol/L |
| 13 | 全血剩余碱 (BE-B) | -11.60 | ↓ | mmol/L |
| 14 | 碳酸氢根 (HCO3) | 24.3 | ↑ | mmol/L |
| 15 | 二氧化碳总量 (TCO2) | 27.6 | | mmol/L |
| 16 | 肺泡气 (A) | 2.1 | ↓ | kPa |
| 17 | 血红蛋白 (Hb) | 187.0 | | g/L |
| 18 | 标准离子钙 (nCa++) | 1.25 | | mmol/L |
| 19 | 【体温】 | 36.8 | | ℃ |

图4-4-4　脐动脉血气分析结果

表4-4-4　血气结果解析

| 指标 | 实际数值 | 参考值范围* | 临床意义 | 分析及结论 |
|---|---|---|---|---|
| pH | 6.96 | 7.14 ~ 7.4 | pH低为酸中毒，pH高为碱中毒 | 本例脐动脉血气结果中，pH低，为酸中毒；$PaCO_2$升高，存在呼吸性酸中毒；碱剩余、乳酸升高，存在代谢性酸中毒。故为混合性酸中毒，结合Apgar评分，诊断新生儿重度窒息 |
| $PaCO_2$ | 14.40kPa （108mmHg） | 32 ~ 69.2mmHg | 呼吸性酸碱失衡 | |
| 碱剩余 | -11.60mmol/L | -7.6 ~ -1.3 mmol/L | 反映碱缺失情况，帮助判断酸中毒为呼吸性或代谢性 | |
| 乳酸 | 8.40mmol/L | 2.55 ~ 4.63 mmol/L | 反映代谢性酸中毒 | |

*参考值范围为早产儿脐动脉血气分析参考范围

（钟俊敏）

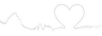
第四章参考文献

[1]杨金英, 刘慧姝. 胎儿宫内复苏[J]. 中国实用妇科与产科杂志, 2012, 28(8): 600-604.

[2]GABBE, NIEBYL, SIMPSON, 等. 产科学: 正常和异常妊娠[M]. 7版. 郑勤田, 杨慧霞, 译. 北京: 人民卫生出版社, 2018: 297-309.

[3]中华医学会围产医学分会生儿复苏学组. 新生儿窒息诊断的专家共识[J]. 中华围产医学杂志, 2016(1): 3-6.

[4]全国新生儿窒息多器官损害临床诊断中心研究协作组. 新生儿脐动脉血气分析在新生儿窒息多器官损害诊断中的作用[J]. 中国新生儿杂志, 2016, 31(2): 91-96.

[5]SIMPSON K R, JAMES D C. Efficacy of intrauterine resuscitation techniques in improving fetal oxygen status during labor[J]. Obstet Gynecol, 2005, 105(6): 1362-1368.

[6]FAWOLE B, HOFMEYR G J. Maternal oxygen administration for fetal distress[J]. Cochrane Database Syst Rev, 2012(12): CD000136.

[7]HAMEL M S, ANDERSON B L, ROUSE D J. Oxygen for intrauterine resuscitation: of unproved benefit and potentially harmful[J]. Am J Obstet Gynecol, 2014, 211(2): 124-127.

[8]GARITE T J, WEEKS J, PETERS-PHAIR K. A randomized controlled trial of the effect of increased intravenous hydration on the course of labor in nulliparous women [J]. Am J Obstet Gynecol, 2000, 183(6): 1544-1548.

[9]WASSERSTRUM N. Issues in fluid management during labor: general considerations[J]. Clin Obstet Gynecol, 1992, 35(3): 505-513.

[10]NATIONAL INSTITUTE OF HEALTH AND CLINICAL EXCELLENCE. Intrapartum care: care of healthy women and their babies during childbirth. NICE Clinical Guideline, No. 190[M]. London: NICE, 2014.

[11]AMERICAN COLLEGE OF OBSTETRICIANS AND GYNECOLOGISTS. ACOG practice bulletin No. 107: induction of labor[J]. Obstet Gynecol, 2009, 114 (2 Pt 1): 386-397.

[12]ARIAS F. Intrauterine resuscitation with terbutaline: a method for the management of acute intrapartum fetal distress[J]. Am J Obstet Gynecol, 1978, 131(1): 39-43.

[13] MAGANN E F, NORMAN P F, BASS J D. Acute tocolysis for suspected intrapartum fetal distress: maternal effects of terbutaline versus magnesium sulfate [J]. Int J Obstet Anesth, 1995, 4 (3): 140-144.

[14] MAGANN E F, CLEVELAND R S, DOCKERY J R. Acute tocolysis for fetal distress: terbutaline versus magnesium sulphate [J]. Aust N Z J Obstet Gynaecol, 1993, 33 (4): 362-364.

[15] PULLEN K M, RILEY E T, WALLER S A. Randomized comparison of intravenous terbutaline vs nitroglycerin for acute intrapartum fetal resuscitation [J]. Am J Obstet Gynecol, 2007, 197 (4): 411-414.

[16] LEDUC D, BIRINGER A, LEE L. Induction of labour [J]. J Obstet Gynaecol Can, 2013, 35 (9): 840-860.

[17] HOFMEYR G J, LAWDE T A. Amnioinfusion for potential or suspected umbilical cord compression in labour [J]. Cochrane Database Syst Rev, 2012, 1: CD000013.

[18] SPONG C Y, MCKINDSEY F, ROSS M G. Amniotic fluid index predicts the relief of variable decelerations after amnioinfusion bolus [J]. Am J Obstet Gynecol, 1996, 175 (4 Pt 1): 1066-1067.

[19] HOFMEYR G J. Prophylactic versus therapeutic amnioinfusion for oligohydramnios in labour [J]. Cochrane Database Syst Rev, 2000, (2): CD000176.

[20] HOFMEYR G J. Amnioinfusion for umbilical cord compression in labour [J]. Cochrane Database Syst Rev, 2000, (2): CD000013.

[21] HAYDON M L, GORENBERG D M, NAGEOTTE M P. The effect of maternal oxygen administration on fetal pulse oximetry during labor in fetuses with nonreassuring fetal heart rate patterns [J]. Am J Obstet Gynecol, 2006, 195 (3): 735-738.

[22] RUITER L, RAVELLI A C, DE GRAAF I M, et al. Incidence and recurrence rate of placental abruption: a longitudinal linked national cohort study in the Netherlands [J]. Am J Obstet Gynecol, 2015, 213 (4): 573. e1-573. e8.

[23] AL-KHADURI M, KADOCH I J, COUTURIER B, et al. Vasa praevia after IVF: should there be guidelines? Report of two cases and literature review [J]. Reproductive BioMedicine Online, 2007, 14 (3): 372-374.

113

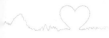
[24] CATANZARITE V, MAIDA C, THOMAS W, et al. Prenatal sonographic diagnosis of vasa previa: ultrasound findings and obstetric outcome in ten cases [J]. Ultrasound Obstet Gynecol, 2001, 18 (2): 109–115.

[25] KOUYOUMDJIAN A. Velamentous insertion of the umbilical cord [J]. Obstet Gynecol, 1980, 56 (6): 737–742.

[26] KOONINGS P P, PAUL R H, CAMPBELL K. Umbilical cord prolapse. A contemporary look [J]. J Reprod Med, 1990, 35 (7): 690–692.

[27] DOW M, WAX J R, PINETTE M G, et al. Third-trimester uterine rupture without previous cesarean: a case series and review of the literature [J]. Am J Perinatol, 2009, 26 (10): 739–744.

[28] PORRECO R P, CLARK S L, BELFORT M A, et al. The changing specter of uterine rupture [J]. Am J Obstet Gynecol, 2009, 200 (3): 269. e1–269. e4.

[29] MILLER D A, GOODWIN T M, GHERMAN R B, et al. Intrapartum rupture of the unscarred uterus [J]. Obstet Gynecol, 1997, 89 (5): 671–673.

[30] ZWART J J, RICHTERS J M, ORY F, et al. Uterine rupture in the Netherlands: a nationwide population-based cohort study [J]. BJOG, 2009, 116 (8): 1069–1078.

[31] SAKR R, BERKANE N, BARRANGER E, et al. Unscarred uterine rupture-case report and literature review [J]. Clinical Exp Obstet Gynecol, 2007, 34 (3): 190–192.

[32] KHABBAZ A Y, USTA IM, EL-HAJJ M I, et al. Rupture of an unscarred uterus with misoprostol induction: case report and review of the literature [J]. J Maten Fetal Med, 2001, 10 (2): 141–145.

[33] RIDGEWAY J J, WEYRICH D L, BENEDETTI T J. Fetal heart rate changes associated with uterine rupture [J]. Obstet Gynecol, 2004, 103 (3): 506–512.

[34] AYRES A W, JOHNSON T R, HAYASHI R. Characteristics of fetal heart rate tracings prior to uterine rupture [J]. Int J Gynaecol Obstet, 2001, 74 (3): 235–240.

[35] LUCAS D N, YENTIS S M, KINSELLA S M. Urgency of cesarean section: a new classification [J]. J R Soc Med, 2000, 93 (7): 346–350.

[36] GRACE L, GREER R M, KUMAR S. Perinatal consequences of a category 1 caesarean section at term [J]. BMJ Open, 2015, 5 (7): e007248.

[37] HALSEY H, DOUGL R G. Fetal distress and fetal death in labor [J]. Surg Clin North Am, 1957, 37 (2): 421-434.

[38] AMERICAN ACADEMY OF PEDIATRICS AMERICAN COLLEGE OF OBSTERICIANS AND GYNECOLOGISTS. Guidelines for perinatal care [M]. 7th ed. Washington DC: Elk Grove Village, 2012: 187-195.

[39] FARO M D, WINDLE W F. Transneuronal degeneration in brains of monkeys asphyxiated at birth [J]. Exp Neurol, 1969, 24 (1): 38-53.

[40] LEUNG T Y, CHUNG P W, ROGERS M S, et al. Urgent cesarean delivery for fetal bradycardia [J]. Obstet Gynecol, 2009, 114 (51): 1023-1028.

[41] LIPMAN S, COHEN S, EINAV S, et al. The Society for Obstetric Anesthesia and Perinatology consensus statement on the management of cardiac arrest in pregnancy [J]. Anesth Analg, 2014, 118 (5): 1003-1016.

[42] MHYRE J M, TSEN L C, EINAV S, et al. Cardiac arrest during hospitalization for delivery in the United States, 1998—2011 [J]. Anesthesiology, 2014, 120 (4): 810-818.

[43] FUHMANN L, PEDERSEN T H, ATKE A, et al. Multidisciplinary team training reduces the decision-to-delivery interval for emergency Caesarean section [J]. Acta Anaesthesiol Scand, 2015, 59 (10): 1287-1295.

[44] COMMITTEE ON PATIENT SAFETY AND QUALITY IMPROVEMENT. Committee opinion No. 590: preparing for clinical emergencies in obstetrics and gynecology [J]. obstet Gynecol, 2014, 123 (3): 722-725.

[45] KASA S P, GALIMBERTI A, WRENCH I J. Assessment of interdisciplinary communication for category 1 caesarean sections [J]. J Obstet Gynaecol, 2013, 33 (7): 689-691.

[46] HOGAN L, INGEMARSSON I, THORNGREN-JERNECK K, et al. How often is a low 5-min Apgar score in term newborn due to asphyxia? [J]. Eur J Obstet Gynecol Reprod Biol, 2007, 130 (2): 169-175.

[47] JAMES E J, RAYE J R, GRESHAM E L, et al. Fetal oxygen consumption, carbon dioxide production, and glucose uptake in a chronic sheep preparation [J]. Pediatrics, 1972, 50 (3): 361-371.

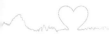
[48] TUULI M G, STOUT M J, SHANKS A, et al. Umbilical cord arterial lactate compared with pH for predicting neonatal morbidity at term [J]. Obstet Gynecol, 2014, 124 (4): 756-761.

[49] NELSON K B, ELLENBERG J H. Apgar score as a predictor of chronic neurologic disability [J]. Pediatrics, 1981, 68 (1): 36-44.

[50] MALIN G L, MORRIS R K, IMPEY L. Strength of association between umbilical cord pH and perinatal and long term outcomes: systematic review meta-analysis [J]. BMJ, 2010, 340 (7756): 1121.

[51] BEAULIEU M, LAPOINTE Y, VINET B. Stability of $PO_2$, $PCO_2$, and pH in fresh blood samples stored in a plastic syringe with low heparin in relation to various blood-gas and hematological parameters [J]. Clin Biochem, 1999, 32 (2): 101-107.

[52] ACOG COMMITTEE ON OBSTETRIC PRACTICE. ACOG committee opinion No. 348, November 2006: Umbilical cord blood gas and acid-base analysis [J]. Obstet Gynecol, 2006, 108 (5): 1319-1322.

[53] CANTU J, SZYCHOWSKI J M, XUELIN L, et al. Predicting fetal acidemia using umbilical venous cord gas parameters [J]. Obstet Gynecol, 2014, 124 (5): 926-932.

[54] SAMESHIMA H, IKENOUE T, IKEDA T, et al. Unselected low-risk pregnancies and the effect of continuous intrapartum fetal heart rate monitoring on umbilical blood gases and cerebral palsy [J]. Am J Obstet Gynecol, 2004, 190 (1): 118-123.

# 产前电子胎心监护
# 图例分析

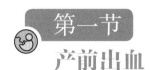 第一节
产前出血

◎ 前置血管

**病例1** ×××，37岁，G2P1。2年前因"胎位异常"行子宫下段剖宫产。因"停经39<sup>+2</sup>周，阴道流液2<sup>+</sup>h"入院。

孕期规律产检，无特殊。入院时无腹痛，无阴道流血，羊水清。待产30min后，患者自觉下腹紧缩感，无明显腹痛，阴道出血30mL，鲜红色；母体血压101/64mmHg，心率60次/min。胎心监护如图5-1-1所示，产前电子胎心监护评估见表5-1-1。

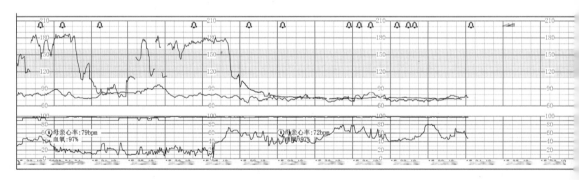

图5-1-1 胎心监护图1

表5-1-1 产前电子胎心监护评估（对应图5-1-1）

| 风险评估 | 高龄、瘢痕子宫、足月胎膜早破、产前出血 |
|---|---|
| 基线 | 120次/min左右 |
| 变异 | 微小变异 |
| 加速 | 无 |
| 减速 | 延长减速、变异减速 |

（续表）

| 评估及处理 | 异常NST。<br>●吸氧、静脉补液、左侧卧位。<br>●阴检：宫颈管未消退，先露浮，宫颈外口未扪及条索样组织物，阴道流血鲜红色，伴血块（鲜红色），量约80mL。<br>●延长减速4min，考虑胎儿窘迫：子宫破裂？胎盘早剥？前置血管破裂？启动5min紧急剖宫产 |
|---|---|

妊娠结局：在"静吸复合全麻"下行紧急剖宫产术。术中未见子宫破裂，羊水清，量约500mL；脐带长50cm，脐带无绕颈，脐带血管塌陷，胎盘、胎膜娩出完整，检查胎盘脐带帆状附着，沿胎膜走行约20mm自胎盘边缘进入胎盘，胎膜表面血管见断端（图5-1-2），血管直径约4mm。

119

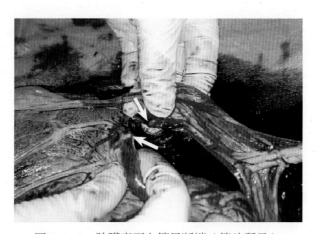

图5-1-2 胎膜表面血管见断端（箭头所示）

新生儿体重3 150g，全身皮肤苍白。Apgar评分：1min 2分，5min 5分，10min 5分。转NICU查血气分析：pH 6.990，$PCO_2$ 8.50kPa，碱剩余-15.50mmol/L，乳酸12.20mmol/L。血常规：血细胞比容26.00%、血红蛋白86.0g/L，予扩容、纠正贫血，住院11天，各项指标无特殊，出院门诊随访。

本例为前置血管产前漏诊，自然破膜后产前出血，胎心延长减速，宫内复苏无改善，行紧急剖宫终止妊娠，术后证实为帆状胎盘前置血管破裂出血。回顾病例，胎心延长减速的原因为急性胎儿失血，继发性携氧能力下降，新生儿严重酸中毒。

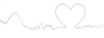
病例2 ×××，33岁，G1P0。因"停经34<sup>+4</sup>周，下腹阵缩感3<sup>+</sup>h"入院。孕期定期产检，孕中期胎儿结构筛查提示：胎盘主体位于子宫后壁，下缘达宫颈内口边缘，脐带插入口位于前壁胎膜上，距宫颈内口41mm，可见分支血管沿胎膜走行跨过宫颈内口进入胎盘，提示帆状胎盘、前置血管、胎盘低置状态。

孕30周时经阴道超声提示：前置血管。遂收入院予地塞米松6mg肌内注射，12h1次，共4次，完成促胎肺成熟后出院门诊随诊。孕32周起，每周门诊胎心监测呈反应型，未见明显宫缩。孕34<sup>+4</sup>周，自觉下腹阵缩感，间隔10余分钟1次，无明显腹痛，无阴道流血、流水，门诊胎心监护可见不规则宫缩，遂收入院。入院体检：母体血压102/64mmHg，心率80次/min，可及宫缩，宫缩强度弱。部分门诊及病房胎心监护如图5-1-3、图5-1-4所示，所对应的产前电子胎心监护评估分别见表5-1-2、表5-1-3。

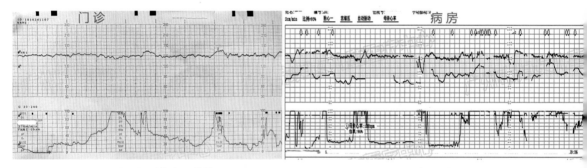

图5-1-3 部分门诊胎心监护图　　　　　　　图5-1-4 部分病房胎心监护图

表5-1-2 产前电子胎心监护评估（对应图5-1-3）

| 风险评估 | 孕34<sup>+</sup>周、血管前置、不规则宫缩 |
|---|---|
| 基线 | 150次/min |
| 变异 | 中等变异 |
| 加速 | 有，加速时变异幅度≥15次/min，持续时间>15s |
| 减速 | 无 |
| 评估及处理 | 正常NST，因有宫缩急诊收入院，积极完善术前准备 |

表5-1-3 产前电子胎心监护评估（对应图5-1-4）

| 风险评估 | 孕34<sup>+</sup>周、血管前置、不规则宫缩入院 |
|---|---|
| 基线 | 150次/min |
| 变异 | 中等变异 |
| 加速 | 无 |
| 减速 | 有，变异减速 |
| 评估及处理 | 不典型NST，完善术前准备即送手术 |

妊娠结局：在"腰硬联合麻醉"下行剖宫产术。术中见羊水清，量约500mL。新生儿体重2 120g。Apgar评分：1min 8分，5min 9分。脐带长约50cm，无绕颈，脐

带根部帆状附着于胎膜上，沿胎膜走行约2cm进入胎盘，胎头下方见胎膜脐带血管（图5-1-5，图5-1-6）。

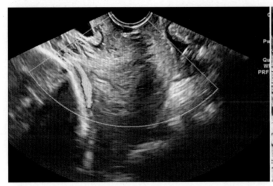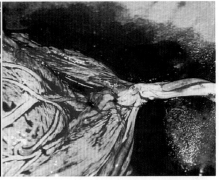

图5-1-5　宫颈内口见线状血流信号，彩色多普　　图5-1-6　脐带帆状附着于胎盘下缘
勒超声显示血管搏动与胎心搏动一致

本例产前诊断为前置血管，孕34周出现先兆早产，胎心监护提示偶发变异减速，考虑脐带血管受压可能，及时行剖宫产手术终止妊娠，母儿结局良好。

## 知识点回顾

- 前置血管的产前诊断依据是特征性的超声表现，即仅有胎膜包绕的脐血管跨过宫颈内口或距宫颈内口＜2cm。

- 前置血管的相关危险因素最常见的是前置胎盘、辅助生殖技术、脐带帆状附着和双叶胎盘，应仔细评估具有这些危险因素患者的胎盘位置及胎盘与宫颈内口的关系。ACOG推荐，在妊娠中期对具有低置胎盘、多叶胎盘、副胎盘或脐带帆状附着及多胎妊娠进行产科超声检查时，使用经阴道超声和彩色多普勒超声对前置血管进行针对性筛查。SMFM明确推荐对于妊娠中期超声诊断为前置或低置胎盘的孕妇，在妊娠32周进行经阴道超声检查随访。

- 应在妊娠28～32周给予糖皮质激素促胎肺成熟，自妊娠32周开始在门诊进行1周1次无应激试验。

- 前置血管可在孕34～37周时行择期剖宫产。如果胎膜破裂、产程发动或出现胎心率异常（反复的变异减速，阴道出血伴胎儿心动过速、心率呈

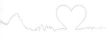
正弦波形）需行紧急剖宫产，这种情况通常选择全麻手术。

- 有证据显示在妊娠30～34周时收治入院有益于更早期监测脐带血管受压，住院亦有利于在胎膜早破或早产临产时行紧急剖宫产手术。

- 在缺少产前超声诊断时，如果在胎膜破裂时伴随阴道流血，同时伴有胎心率异常，特别是出现正弦波形或心动过缓时，应临床怀疑为前置血管，严重者可在数分钟内发生胎儿致命失血。

## ◎ 显性胎盘早剥

**病例**　×××，34岁，G5P0。生化妊娠3次，稽留流产1次。因"停经35$^{+1}$周，下腹痛伴阴道出血1$^+$h"入院。

孕期定期产检，唐氏筛查低风险，结构筛查无异常，血糖、血压正常。停经35$^{+1}$周，1$^+$h前开始自觉下腹阵痛，阵痛间隔10 min左右，伴阴道少许出血，30 min前腹痛较前加重，间隔2～3 min，阴道出血如月经量，急诊就诊时阴道出血约280 mL。体检：神志清醒，血压122/64 mmHg，心率90次/min，胎心监护40 min。部分胎心监护如图5-1-7所示，产前电子胎心监护评估见表5-1-4。

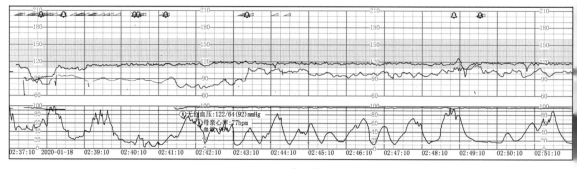

图5-1-7　胎心监护图2

表5-1-4　产前电子胎心监护评估（对应图5-1-7）

| 风险评估 | 孕35$^+$周、产前出血 |
| --- | --- |
| 基线 | 150次/min |
| 变异 | 微小变异 |
| 加速 | 无 |
| 减速 | 偶发变异减速，持续30～60 s |

（续表）

| 评估及处理 | Ⅱ类胎心监护。<br>● 全面评估母儿状况：母体无低血压、无低血氧，胎心监护提示10min有6次宫缩，宫缩过频，子宫呈高张状，宫缩间歇不明显。建立静脉通道情况下行阴窥：阴道暗红色积血块量约20mL，阴道壁及宫颈未见明显活动性出血，宫颈口见血凝块。<br>● 继续胎心监护，予吸氧。<br>● 孕35<sup>+</sup>周，既往超声未提示胎盘位置异常，产前出血，宫缩过频，基线微小变异，考虑胎盘早剥可能性大，做好紧急剖宫产准备 |
|---|---|

　　妊娠结局：在"静吸复合全麻"下行紧急剖宫产术。术中见羊水清，量约800mL；新生儿体重1 940g。Apgar评分：1min 9分，5min 9分，10min 9分。脐带长约50cm，无绕颈。胎盘、胎膜自然娩出完整，母体面可见凝血块100mL左右。

123

　　本例胎盘早剥需与先兆早产相鉴别，腹痛伴阴道出血，胎心监护宫缩频密，胎心基线变异减少，需考虑胎盘早剥导致胎儿氧合减少。行紧急剖宫产术，母胎结局良好。

### 知识点回顾

● 妊娠晚期阴道出血的原因包括前置胎盘、胎盘早剥、生殖道病变出血、前置血管、子宫破裂等，在排除前置胎盘前应避免宫颈指诊。妊娠晚期阴道出血的处理方式取决于孕龄、出血的原因、出血的严重程度和母胎状况等。胎心监护可表现为基线微小变异或基线上移或基线不明确、变异减速、晚期减速、延长减速等多种类型。多个胎盘早剥的病例中可监测到高频率、低振幅的宫缩曲线。

● 不论病因，胎盘早剥的初始处理步骤相同：①评估母儿生命体征及循环稳定情况。②给氧，确保静脉通路，补液。③持续监护胎心、宫缩情况。④进行有针对性的病史采集及体格检查；通过触诊评估宫缩情况；轻柔使用窥阴器检查是安全的；禁止阴道指诊除非明确胎盘位置。⑤基础的实验室检查：血常规及血型、凝血功能、肾功能（血肌酐、尿素氮）、肝功能、交叉配血。⑥为可能的紧急剖宫做好准备。⑦在患者条件许可的情况下行超声检查了解胎盘位置、胎盘后血肿及胎儿状况，但不能因为行超声检查延误手术时机。

## 第二节
## 妊娠期急腹症

◎ 隐性胎盘早剥

**病例**　×××，27岁，G1P0。因"停经38⁺⁵周，下腹痛2h"入院。孕期产检顺利，无妊娠合并症和并发症。否认近期外伤史。停经38⁺⁵周，2h前自觉下腹阵痛，阵痛间隔10min左右，30min前下腹阵痛间隔约2min，伴腰背酸痛明显，无阴道流血，胎动较前减少。入院后体检：神志清醒，血压103/74mmHg，心率96次/min，宫缩2min 1次，腹部轻压痛，无反跳痛。胎心监护如图5-2-1所示，产前电子胎心监护评估见表5-2-1。

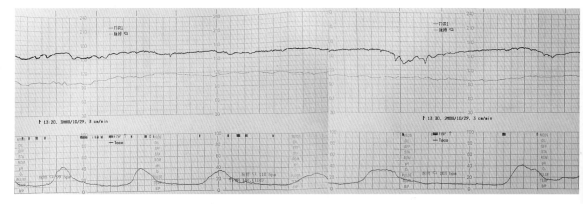

图5-2-1　胎心监护图1

表5-2-1　产前电子胎心监护评估（对应图5-2-1）

| 风险评估 | 足月妊娠腹痛 |
| --- | --- |
| 基线 | 150次/min左右 |
| 变异 | 变异缺失 |
| 加速 | 无 |

（续表）

| 减速 | 频发晚期减速 |
|---|---|
| 评估及处理 | Ⅱ类胎心监护。<br>● 全面评估母胎状况：母体生命体征稳定，宫缩过频。阴道检查：宫颈管未消退，宫口未开，先露浮。<br>● 胎心基线变异缺失，反复晚期减速，考虑胎儿窘迫。高频低幅宫缩，考虑胎盘早剥可能，宫内复苏同时紧急剖宫产准备 |

妊娠结局：在"腰硬联合麻醉"下行紧急剖宫产术。术中羊水血性，量约900mL，体重3 280g。Apgar评分：1min 1分，5min 1分，10min 7分。胎盘母面有3/4血块压迹，子宫胎盘卒中（图5-2-2），术后预防产后出血，监测凝血功能及肾功能等。新生儿脐血血气分析：pH 7.08，碱剩余–18mmol/L，乳酸10mmol/L，血红蛋白159g/L。NICU住院25天，无新生儿缺氧缺血性脑病，各项指标恢复好，予出院。胎盘病理：急性底蜕膜炎伴积血，考虑胎盘早剥。

125

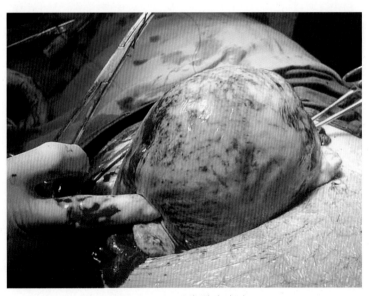

图5-2-2　子宫胎盘卒中

本例为隐性胎盘早剥，当出现高频率、低幅度宫缩，胎心基线变异缺失，频发晚期减速时，需考虑胎盘早剥，予剖宫产手术结束分娩，避免新生儿重度窒息。

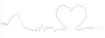
## ◎ 子宫破裂

**病例** ×××，30岁，G2P0。既往因"稽留流产"行清宫术1次。因"停经38周，下腹痛7⁺h"入院。

孕期规律产检，无特殊。入院前5h无明显诱因出现上腹部剧烈疼痛，后弥漫及全腹，以宫底部疼痛最为剧烈，无腹泻，无阴道流血，无阴道流液，自觉胎动频繁。体检：生命体征稳定，上腹部及宫底压痛，有反跳痛，可扪及宫缩1~2min 1次，持续10~15s。胎心音146次/min。实验室检查中，血常规：白细胞$17.0×10^9$/L，血红蛋白105g/L，中性粒比例92%，血小板$291×10^9$/L；尿液分析：蛋白0.15g/L，酮体+。血淀粉酶49U/L，尿淀粉酶876U/L；凝血四项及肝、肾功能未见异常。急诊超声提示：胎儿大小如孕周，羊水指数126mm，脐动脉血流指标正常。腹腔内见大量液性暗区，左下腹深约55mm，右下腹深约44mm。肝、胆、脾、胰未见明显异常。部分胎心监护如图5-2-3所示，产前电子胎心监护评估见表5-2-2。

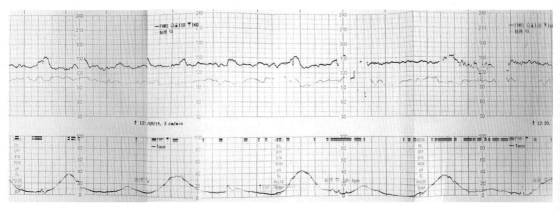

图5-2-3 胎心监护图2

表5-2-2 产前电子胎心监护评估（对应图5-2-3）

| 风险评估 | 妊娠期腹痛 |
|---|---|
| 基线 | 140次/min |
| 变异 | 中等变异 |
| 加速 | 有，加速时变异幅度≥15次/min，持续时间>15s |
| 减速 | 偶发变异减速，持续时间<30s |
| 评估及处理 | Ⅰ类胎心监护，进一步评估。<br>● 足月妊娠，急腹症，高频率、低振幅的宫缩需排除胎盘早剥，尽早行剖宫产终止妊娠 |

妊娠结局：在"腰硬联合麻醉"下行紧急剖宫产术。术中见腹腔暗红色积血，约500mL；羊水清，胎盘、胎膜娩出完整。探查左侧宫角近输卵管处见一直径约8mm大小破口，有活动性出血，破口周围子宫肌层菲薄，表面呈紫蓝色，考虑子宫破裂、胎盘局部穿透性植入可能（图5-2-4）。新生儿体重2 960g，无窒息。

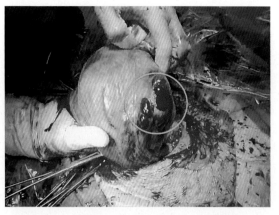

图5-2-4　子宫左侧宫角近输卵管处破裂伴活动性出血

　　本例为Ⅰ类胎心监护，但孕妇急腹症表现，胎心监护显示高频率、低幅度的宫缩，超声提示腹腔积液，术中证实为宫角处子宫肌层全层小破裂口，腹腔内出血，考虑宫腔操作史与本次妊娠急腹症关系密切，果断进行剖宫产手术避免了母胎不良结局。临床工作中，胎心监护结果并非临床决策的唯一标准，应结合孕妇风险因素及其他辅助检查结果综合判断。

### 知识点回顾

- 妊娠期腹痛包括妊娠相关因素及非妊娠因素。妊娠/生殖道相关因素：异位妊娠、流产、临产、胎盘早剥、HELLP综合征、急性脂肪肝及妊娠期间出现子宫破裂、子宫肌瘤变性、卵巢囊肿蒂扭转等。非妊娠相关因素：内外科原因急性腹痛如肠梗阻、穿孔性溃疡、急性胰腺炎、阑尾炎、胆结石等。

- 妊娠期腹痛评估目标在于迅速找出严重甚至危及生命且需要紧急干预的因素，一般先评估与妊娠相关的疼痛原因。超声检查是一种重要的评估和诊断工具。

（潘秀玉　郑　峥）

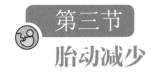 **第三节**
**胎动减少**

◎ 胎儿慢性缺氧

**病例** ×××，29岁，G1P0。因"停经34$^{+5}$周，胎动减少1周"入院。孕期外院规律产检，中期胎儿结构筛查超声提示胎儿单脐动脉，产前咨询后行无创DNA低风险，胎儿超声心动图示心脏结构无异常。入院体检：体温36.2℃，心率74次/min，血压101/63mmHg，持续胎心监护40min。部分胎心监护如图5-3-1所示，对应的产前电子胎心监护评估见表5-3-1。

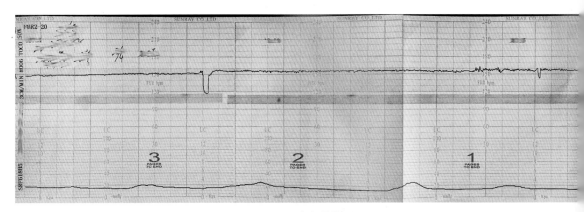

图5-3-1　胎心监护图1

表5-3-1　产前电子胎心监护评估（对应图5-3-1）

| 风险评估 | 孕34$^{+5}$周，胎动减少 |
| --- | --- |
| 基线 | 150~160次/min |
| 变异 | 微小 |
| 加速 | 无 |
| 减速 | 偶发变异减速，持续时间<30s |

（续表）

| 评估及处理 | 不典型NST。<br>● 全面评估母儿状况。<br>● 吸氧、改变体位并给予声振刺激。<br>● Ⅲ级超声BPD：84 mm；HC：317 mm；AC：271 mm；FL：64 mm。胎心搏动153次/min，规律。胎盘位于子宫后壁，胎盘内见光点。未见脐带绕颈。羊水暗区：55 mm；指数：209 mm。胎儿腹围小于孕周。脐动脉血流指标正常。生物物理评分：6分（呼吸、运动、羊水各2分，胎动0分）。母体诉无明显胎动。复查胎心监护如图5-3-2所示，所对应的产前电子胎心监护评估见表5-3-2 |
|---|---|

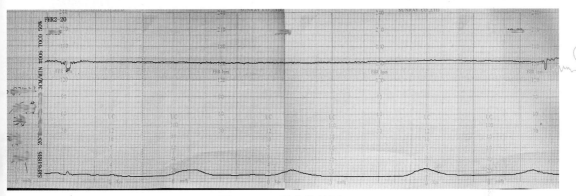

图5-3-2 胎心监护图2

表5-3-2 产前电子胎心监护评估（对应图5-3-2）

| 风险评估 | 孕34$^{+5}$周，胎动消失，胎儿生长受限？ |
|---|---|
| 基线 | 150次/min左右 |
| 变异 | 微小近乎缺失 |
| 加速 | 无 |
| 减速 | 变异减速，持续时间<30s |
| 评估及处理 | 异常NST。<br>● 考虑胎儿窘迫、胎儿生长受限，告知病情后行紧急剖宫产 |

妊娠结局：在"腰硬联合麻醉"下行紧急剖宫产术。术中见羊水Ⅲ度浑浊，量约800mL。新生儿体重1 700g，身长44cm。Apgar评分：1min 0分，5min 3分，10min 8分。脐带长约60cm，脐带扭转40圈，胎盘母面无压迹。胎盘病理：重420g，大小为15cm×11cm×3.5cm，绒毛纤维素性坏死明显增多，合体细胞结节增

多，可见"出芽、搭桥"现象，绒毛间隙普遍狭窄并缺氧结节形成，干绒毛内较多血管内皮细胞、平滑肌及胶原纤维增生并呈闭塞性内膜炎改变，绒毛间隙较多纤维蛋白沉积，散在钙盐沉积。单脐动脉。

新生儿出生后血气分析结果：pH7.186，乳酸0.9mmol/L，全血剩余碱-7.8mmol/L，血红蛋白150g/L。新生儿无明显吞咽吸吮功能，住院期间患儿反应差，肌张力高，床边脑电图、头颅MRI、听性脑干诱发电位均提示新生儿严重脑损伤。住院6个月左右，家长放弃治疗出院。

本例34^{+5}周胎动减少，胎心监护基线微小变异，部分近乎缺失，伴变异减速，给予宫内复苏，排除胎儿睡眠周期，胎心监护无改善。术后证实胎儿生长受限，羊水粪染，脐带扭转，胎盘病理提示胎盘功能低下。新生儿重度窒息，严重缺血缺氧性脑病，新生儿结局不好。考虑可能为胎儿、胎盘、脐带综合因素所致的胎儿慢性缺氧，代谢性酸中毒及酸血症，最终导致胎儿损伤，预后不良。

## ◎ 脐血流异常

**病例** ×××，36岁，G1P0。因"停经32⁺⁶周，胎动减少4天"急诊入院。本孕为外院行体外受精胚胎移植术，存活胚胎一枚。外院定期产检，因高龄行羊水穿刺胎儿染色体核型分析未见异常，孕中期胎儿结构筛查未见明显异常。4天前自觉胎动减少，外院予住院，予吸氧、补液等宫内复苏，完善促胎肺成熟，反复监测胎心监护无反应型，自行离院。出院后仍自觉胎动减少，无腹痛，无阴道流血、流水，遂于我院就诊，超声检查提示胎儿大小如孕31周，羊水暗区91mm，指数295mm，脐动脉S/D=4.95，收入院。入院后监测母体血压110/65mmHg，心率69次/min。部分胎心监护如图5-3-3所示，产前电子胎心监护评估见表5-3-3。

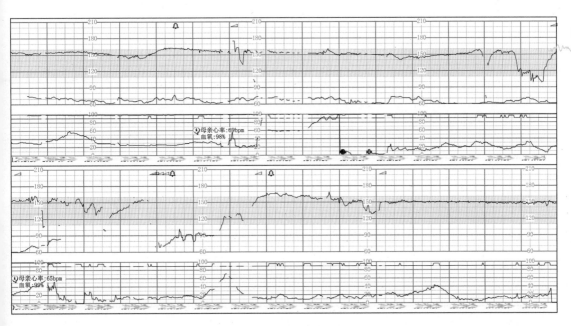

图5-3-3 胎心监护图3

表5-3-3 产前电子胎心监护评估（对应图5-3-3）

| 风险评估 | 高龄、胎动减少、羊水过多、脐血流S/D比值升高、体外受精胚胎移植 |
|---|---|
| 基线 | 150次/min左右 |
| 变异 | 微小变异，部分变异缺失 |
| 加速 | 无 |
| 减速 | 变异减速，持续30～60s；延长减速 |

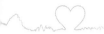
（续表）

| 评估及处理 | 异常NST。<br>● 考虑胎儿窘迫，已完成促胎肺成熟，告知病情后行紧急剖宫产 |
| --- | --- |

妊娠结局：术中见羊水Ⅱ度浑浊，量约3 000mL；新生儿Apgar评分：1min 8分，5min 9分，10min 9分。体重1 400g，身长40cm。脐带根部细小，脐带长约50cm，扭转30圈，无绕颈。胎盘、胎膜自然娩出完整，母体面未见明显压迹。脐动脉血气分析：pH 7.40，$PCO_2$ 5.13kPa，乳酸6.60mmol/L，剩余碱-2.20mmol/L，血红蛋白181g/L。胎盘病理：绒毛纤维素性坏死，合体细胞结节增多，绒毛间隙普遍狭窄并缺氧结节形成。

新生儿出生后完善相关检查，考虑食管闭锁、食管气管瘘可能，遂行胸腔镜食管气管瘘结扎+食管吻合术。术后恢复好，住院50天出院。

本例孕32⁺周，胎动减少，胎心监护基线微小变异近乎缺失，反复变异减速伴延长减速，结合产前风险（胎儿发育异常：食管气管瘘，羊水过多）及术后胎盘病理，考虑胎儿、胎盘、脐带综合因素所致胎儿低氧血症，因及时终止妊娠，胎儿未发展为代谢性酸血症，预后良好。

◎ 胎母输血综合征（正弦波）

**病例** ×××，28岁，G1P0。因"停经36$^{+4}$周，胎动减少半天"急诊就诊。孕期规律产检，无妊娠合并症和并发症。否认外伤史。

入院体检：血压120/70mmHg，心率84次/min，腹软，无压痛，未触及宫缩。胎心监护如图5-3-4、图5-3-5所示，产前电子胎心监护评估见表5-3-4。

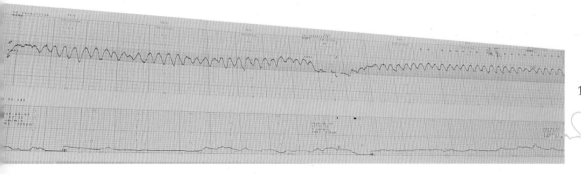

图5-3-4　胎心监护图4

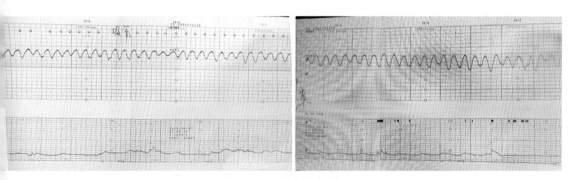

图5-3-5　胎心监护图5

表5-3-4　产前电子胎心监护评估（对应图5-3-4和图5-3-5）

| 风险评估 | 胎动减少 |
|---|---|
| 基线 | 145次/min |
| 变异 | 正弦波 |
| 加速 | 无 |
| 减速 | 延长减速＞2 min |
| 评估及处理 | 异常NST，做好术前准备立即终止妊娠 |

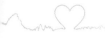
妊娠结局：在"静吸复合全麻"下行紧急剖宫产术。术中见羊水清，新生儿体重2 820g，全身皮肤苍白，身长48cm。Apgar评分：1min 6分，5min 7分，10min 7分。胎盘子面血管及脐血管塌陷、干瘪，留取脐动脉血失败。胎盘病理：组织学改变如孕周。新生儿血气分析：pH 7.17，$PaCO_2$ 6.8KPa，碱剩余−10.5mmol/L，乳酸6.1mmol/L，血红蛋白45g/L。转新生儿科扩容、输血治疗，11天后出院。

本例胎动减少，胎心监护提示正弦波，启动紧急剖宫产终止妊娠。术后检查新生儿重度贫血（血红蛋白45g/L），母血Kleihauer-Betke（K-B）试验染色结果：血涂片见大量抗酸染色强阳性（深粉色、强折光性）红细胞，考虑为胎母输血综合征（fetomaternal hemorrhage，FMH）。因救治及时，母胎结局良好。

## 知识点回顾

- 胎动减少基本评估包括确认高危因素和NST。如孕妇胎动始终未恢复正常，即使NST为正常型，仍应在24h内行超声检查以再次评估胎儿状况。超声评估内容包括生物物理评分、胎儿生长径线、胎儿血流指标，必要时再次行胎儿系统结构筛查。

- 当识别到正弦波形胎心率或非免疫性胎儿水肿时，需要评估是否存在胎母输血综合征。胎母输血综合征最常见的产前表现是胎动减少或消失。胎心监测可能出现正弦波形、复发性晚期减速或胎儿心动过速。慢性胎母输血综合征可以导致持续性胎儿贫血以及胎儿水肿。胎母输血综合征的晚期征象为胎动减少、正弦波形胎心率及胎儿水肿三联征。但是有些病例可能直到发生了胎儿死亡才被怀疑存在胎母输血综合征。

- 对持续性胎动减少患者的处理取决于孕龄及是否存在其他可识别的死产危险因素，详见图5-3-6处理流程。

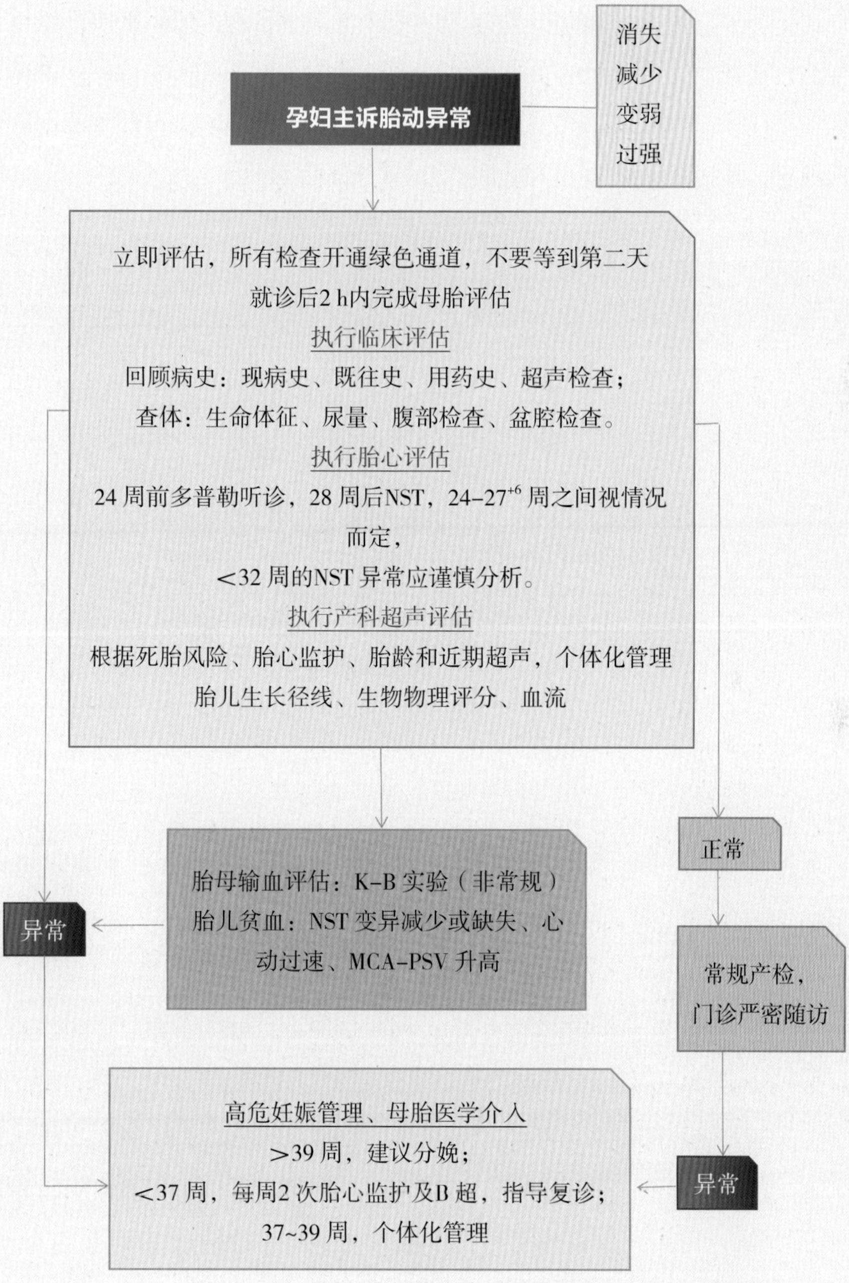

孕妇主诉胎动异常 ── 消失 减少 变弱 过强

立即评估，所有检查开通绿色通道，不要等到第二天
就诊后2 h内完成母胎评估
**执行临床评估**
回顾病史：现病史、既往史、用药史、超声检查；
查体：生命体征、尿量、腹部检查、盆腔检查。
**执行胎心评估**
24 周前多普勒听诊，28 周后NST，24-27$^{+6}$ 周之间视情况
而定，
<32 周的NST 异常应谨慎分析。
**执行产科超声评估**
根据死胎风险、胎心监护、胎龄和近期超声，个体化管理
胎儿生长径线、生物物理评分、血流

正常

胎母输血评估：K–B 实验（非常规）
胎儿贫血：NST 变异减少或缺失、心
动过速、MCA–PSV 升高

异常

常规产检，
门诊严密随访

异常

高危妊娠管理、母胎医学介入
>39 周，建议分娩；
<37 周，每周2 次胎心监护及B 超，指导复诊；
37~39 周，个体化管理

图5-3-6 胎动异常的处理流程

## ◎ 假正弦波

**病例** ×××，32岁，G1P0。因"停经40<sup>+4</sup>周，自觉胎动减少半日"入院。孕期规律产检，无妊娠合并症和并发症。近半日无明显胎动，偶有腹部阵缩感，无阴道流血、流液，无明显腹痛，听诊胎心音150次/min，予收入院待产。查体：体温36.8℃，血压113/68 mmHg，心率90次/min，呼吸22次/min，腹部触及间歇性宫缩，无压痛。阴道检查：宫口开1cm，先露S-3，胎膜未破，胎心监护如图5-3-7所示。

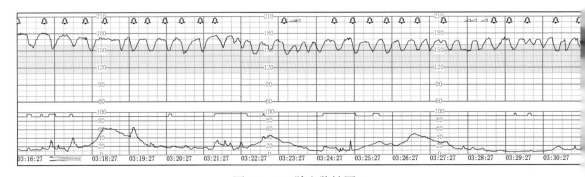

图5-3-7　胎心监护图6

予积极宫内复苏，同时做好术前准备，持续胎心监护如图5-3-8所示，予继续阴道试产。

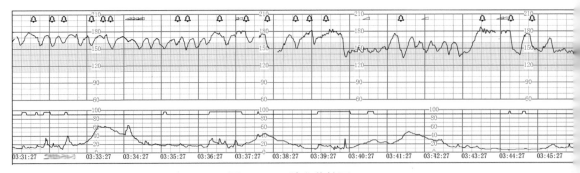

图5-3-8　胎心监护图7

妊娠结局：顺产一活婴，羊水清，出生体重3 120g。Apgar评分：1min 10分，5min 10分，10min 10分。胎盘病理无异常提示。

　　本例入院时胎心监护可疑正弦波，经积极宫内复苏后为Ⅰ类胎心监护，产程进展顺利，母儿结局良好。正弦波形表现为基线率平滑、似正弦波的波浪形摆动，摆动频率为3～5次/min，持续时间≥20min且经刺激及宫内复苏无改善。本例波型其振幅及频率欠规则，经积极宫内复苏后胎心监护正常，故考虑为假正弦波。正弦波形的病理生理机制不明，但通常与胎儿重度贫血、绒毛膜羊膜炎、胎儿败血症或孕妇使用镇痛药物等相关。临床中发现疑似正弦波形时，应迅速排除上述因素，积极进行宫内复苏，同时做好立即终止妊娠的准备。

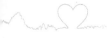 
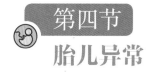

## 第四节
## 胎儿异常

◎ 胎儿水肿

**病例1** ×××，33岁，G3P1。足月顺产1次，人流1次。因"停经34⁺⁵周，发现胎儿胸腔积液1⁺月，加重1天"入院。

孕期外院不定期产检，夫妻双方地中海贫血血红蛋白电泳筛查无异常。孕23周胎儿结构筛查提示胎儿右侧胸腔少量积液，产前诊断就诊后行羊水穿刺，胎儿CMA及染色体检查均未提示异常，胎儿超声心动图示心脏结构无异常。孕28周复查超声提示：胎儿右侧胸腔积液深约8mm，羊水过多，羊水暗区129mm，羊水指数417mm。孕34⁺周超声提示：胎儿胸腔积液（右侧）53mm，（左侧）17mm，胎儿心包积液6mm，腹腔积液18mm，单脐动脉，胎儿心脏增大，动脉导管血流反向，羊水过多，羊水暗区151mm，羊水指数404mm。脐动脉血流指标正常。入院无下腹痛，无阴道流血、流水，血压125/80mmHg，心率102次/min。胎心监护如图5-4-1所示，产前电子胎心监护评估见表5-4-1。

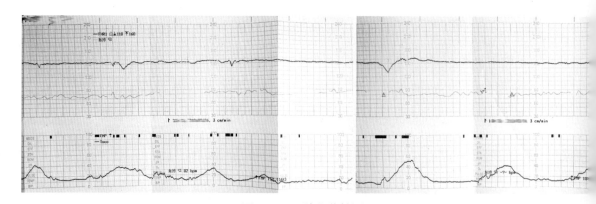

图5-4-1 胎心监护图1

表5-4-1 产前电子胎心监护评估（对应图5-4-1）

| 风险评估 | 孕34<sup>+</sup>周、胎儿水肿、羊水过多 |
|---|---|
| 基线 | 150次/min |
| 变异 | 缺失 |
| 加速 | 无 |
| 减速 | 频发变异减速 |
| 评估及处理 | 持续胎心监护60min，考虑异常NST。<br>• 全面评估母儿状况，宫内复苏，复查NST无改善，多学科会诊后行子宫下段剖宫产术 |

妊娠结局：在"腰硬联合麻醉"下行紧急剖宫产术。术中见羊水清，约3 200mL。新生儿体重2 280g，Apgar评分：1min 2分，5min 6分，10min 8分。脐动脉血气分析：pH 7.263，$PCO_2$ 6.2kPa，乳酸7.90mmol/L，碱剩余−8.80mmol/L。胎盘病理：重410g，大小为16cm×12cm×3cm，脐带直径1cm，脐带及胎膜未见明显病变。胎盘：末梢绒毛细小，绒毛毛细血管充血、扩张，血管合体细胞膜形成稍增多，绒毛纤维素性坏死明显增多，合体细胞结节明显增多，可见"出芽、搭桥"现象，绒毛间隙普遍狭窄并缺氧结节形成，干绒毛内较多血管内皮细胞、平滑肌及胶原纤维增生并呈闭塞性内膜炎改变，绒毛间隙较多纤维蛋白及钙盐沉积，上述描述均提示胎盘功能低下改变。

新生儿生后立即行右侧胸腔闭式引流术+气管插管呼吸机辅助通气。血常规：血型A型RH阳性（母体血型为A型RH阳性），Coombs试验阴性。心脏彩超示心脏结构无异常，左心室射血分数28%。予禁食、补液、补充白蛋白等对症支持治疗，出生后无尿、肾衰竭、肺出血，生后30<sup>+</sup>h病情急剧恶化，抢救无效死亡。

本例孕34<sup>+</sup>周，胎儿全身水肿，胎心监护持续异常型，考虑为胎儿心力衰竭所致的携氧能力及氧合能力下降，出生后心脏功能进行性衰竭，预后不良。

139

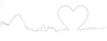 
病例2　×××，35岁，G2P1。足月顺产1次。因"停经33⁺⁵周，发现胎儿胸腔积液2周"入院。本孕外院产检，早孕期NT 3.4mm，唐氏筛查低风险，行产前诊断，染色体微阵列和染色体核型均未见异常，TROCH-IgM阴性，地中海贫血筛查结果、75g糖耐量检查未见异常，孕中期胎儿结构筛查未见结构异常，胎儿心脏彩超未见异常。2周前彩超显示胎儿单侧胸腔积液，深度9mm，1周前超声显示为双侧胸腔积液，深度分别为8.7mm和2.9mm，2天前超声显示双侧胸腔大量积液（左侧19.9mm，右侧18.3mm），腹腔少量积液，双侧睾丸鞘膜积液，磷脂抗体、SLE六项、风湿病组合未见异常。监测血压正常。现停经33⁺⁵周，日间偶有宫缩，夜间宫缩间隔约10min 1次，无阴道流血，自觉胎动如常。入院体检：生命体征稳定，腹软，无压痛，未触及明显宫缩。胎心监护40min，部分胎心监护如图5-4-2和图5-4-3所示，产前电子胎心监护见表5-4-2。

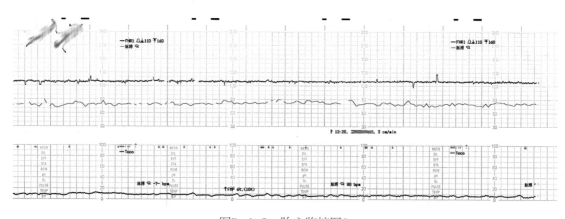

图5-4-2　胎心监护图2

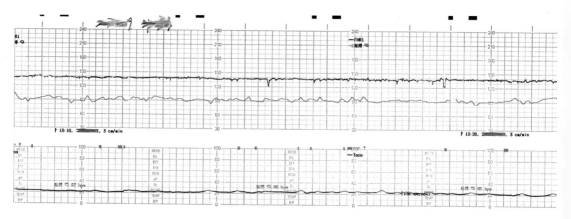

5-4-3　胎心监护图3

表5-4-2　产前电子胎心监护评估（对应图5-4-2和图5-4-3）

| 风险评估 | 孕33⁺周，胎儿水肿 |
|---|---|
| 基线 | 145次/min |
| 变异 | 微小变异持续约40min |
| 加速 | 无 |
| 减速 | 偶发变异减速，持续时间<30s |
| 评估及处理 | 不典型NST。<br>● 全面评估母儿状况，排除镜影综合征，复查B超提示胎儿水肿综合征（双侧胸腔积液61mm×24mm、52mm×18mm，腹腔积液，双侧睾丸鞘膜积液）；完成促胎肺成熟，复查胎心监护如图5-4-3所示，考虑胎儿窘迫，建议终止妊娠 |

妊娠结局：入院后第3天，因"孕34周，胎儿水肿综合征，胎儿窘迫"在"腰硬联合麻醉"下行剖宫产术。术程顺利，羊水清，3 500mL；新生儿，男，出生体重3 780g，全身水肿。Apgar评分：1min 5分，5min 7分，10min 8分。脐动脉血气分析：pH 7.23，$PCO_2$ 40kPa，碱剩余2.3mmol/L，乳酸5.7mmol/L。新生儿外科予放置胸腔及腹腔引流管，纠正心力衰竭及肺动脉高压等支持治疗，23天后治愈出院转门诊随访。图5-4-4为患儿胎儿时期超声影像及出生后追踪情况。

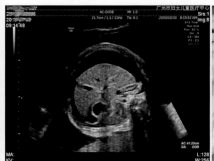 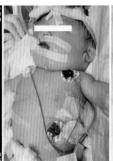 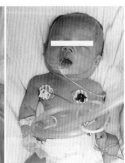 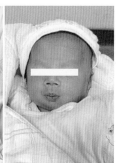

产前超声影像　　　　　出生时　　　　出生后1个月　　　出生后3个月

图5-4-4　患儿胎儿时期超声影像及出生后追踪情况

本例胎儿水肿病程较短，从初次发现胎儿单侧胸腔积液至全身严重水肿历时2周，胎心监护基线微小变异，无加速，伴偶发变异减速，考虑胎儿全身水肿至携氧及氧合能力下降所致，入院后完成促胎肺成熟后果断终止妊娠，产科、新生儿内科及新生儿外科在产时及产后联合救治，预后良好。

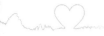
- 胎儿水肿指至少发现两个以上的体腔积液，包括腹腔、胸腔、心包积液和广泛皮肤水肿（厚度＞5 mm），其他超声表现还有胎盘增厚（中期妊娠厚度＞4 cm，晚期妊娠＞6 cm），伴或不伴羊水过多。根据发生的原因分为免疫性胎儿水肿（immune hydrops fetalis，IHF）和非免疫性胎儿水肿（non-immune hydrops fetalis，NIHF）。前者为母儿血型不合引起的胎儿水肿，后者指除此之外其他原因引起的胎儿水肿，目前临床中90%的胎儿水肿均归为非免疫性胎儿水肿。

- 非免疫性胎儿水肿的常见病因：胎儿心脏畸形及心律失常（22%~40%），胎儿染色体异常（16%），胎儿贫血所致的高输出性心力衰竭（10%），胸腔脏器畸形（6%），以及感染、胎儿多发畸形、镜影综合征、胎盘绒毛膜血管瘤、脐静脉血栓等。

- 非免疫性胎儿水肿的妊娠期管理：①详细询问夫妻双方的家族病史；建立孕妇档案，包括：母体血型分析、不规则抗体及血常规、地中海贫血筛查、G6PD分析、TROCH-IgM及IgG定性及定量试验、K-B试验排除胎母输血综合征。②胎儿结构筛查和胎儿超声心动图检查。③产前诊断检查：羊水/脐血穿刺胎儿染色体核型分析及相关贫血、感染筛查。④密切监测孕妇是否出现镜像综合征；如发生，通常需立即终止妊娠。⑤加强产前监测，1~2周进行一次多普勒评估。⑥积极完成促胎肺成熟。⑦妊娠＞34周新发NIHF或NIHF急剧加重是分娩的指征，但应个体化处理。如果没有临床恶化或其他早期干预指征，建议在37~38周时分娩。

- 终止妊娠的方式：如抢救新生儿，建议积极转诊至有救治能力的医院行剖宫产术终止妊娠，同时联系NICU特别是新生儿外科等相关科室，做好充足术前准备；如家属放弃胎儿，可选择阴道分娩，应充分评估胎儿水肿经阴道分娩对母体的损伤，必要时毁胎。

## ◎ 胎儿颈部血管瘤破裂（正弦波）

**病例** ×××，42岁，G5P2。人工流产2次，剖宫产2次。因"停经35$^{+2}$周，发现胎儿异常2$^{+}$周"收入院。

外院不定期产检，无创DNA检查低风险，孕中期胎儿结构筛查提示未见明显异常，OGTT正常范围。孕32$^{+5}$周时，A院超声提示：胎儿颈部探及包块，大小约50mm×60mm×45mm，考虑畸胎瘤可能性大；MRI提示：胎儿颈部巨大不规则肿块，大小约4.7cm×5.4cm×6.2cm，颈部结构不清，考虑畸胎瘤可能性大，不排除骨源性肿瘤。孕35$^{+1}$周时，B院复查超声提示：胎儿右颈部前方混合性回声团，大小约93mm×94mm×75mm，边界尚清，内回声不均匀，可见斑片状不规则液性暗区。CDFI：可见稍丰富血流信号；羊水过多，胎儿生物物理评分：5分。

孕35$^{+2}$周转我院就诊，自觉胎动较前明显减少，无下腹痛，无阴道流血、流液等不适。入院查体：孕妇血压130/70mmHg，心率90次/min，腹软，无压痛，偶有宫缩。胎心监护如图5-4-5所示，产前电子胎心监护评估见表5-4-3。

143

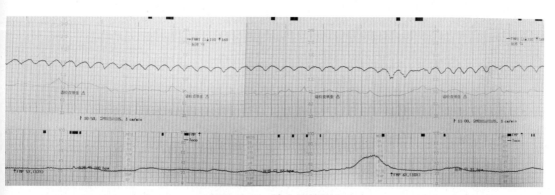

图5-4-5 胎心监护图4

表5-4-3 产前电子胎心监护评估（对应图5-4-5）

| 风险评估 | 高龄孕妇、瘢痕子宫、胎儿发育异常、羊水过多、胎动减少 |
|---|---|
| 基线 | 150次/min左右 |
| 变异 | 正弦波 |
| 加速 | 无 |
| 减速 | 无 |
| 评估及处理 | 异常NST。<br>• 复查胎心监护，全面评估母儿状况，请新生儿外科急会诊，启动紧急剖宫产术终止妊娠 |

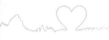
妊娠结局：紧急剖宫产娩出一活男婴，体重2 600g。Apgar评分：1min 8分，5min 8分，10min 10分。羊水清，量约3 000mL，胎盘、胎膜娩出完整。胎盘病理：胎盘组织学改变与孕周相符。

新生儿全身皮肤苍白，颈部肿物张力高，压迫气管左移位，穿刺颈部肿物抽出50mL陈旧性血性液体后置入气管插管，见口腔及鼻腔血性液体流出。查HB：39g/L。床边B超提示：颈前部巨大肿块，考虑血管瘤。颈部肿瘤活体组织学检查提示：海绵状血管瘤伴出血。患儿出生时内环境明显紊乱，严重酸中毒，救治无效死亡。

本例胎儿合并血管瘤或其他囊实性包块，包块短时间内迅速增大，胎心监护提示正弦波形，考虑到瘤体本身破裂出血所致的胎儿隐性失血引起携氧能力下降，进而出现胎儿缺氧及酸血症。正弦波形表现为基线率平滑、似正弦波的波浪形摆动，摆动频率为3~5次/min，持续时间≥20min且经刺激及宫内复苏无改善。临床中发现疑似正弦波形时，还应关注以下三点：①存在变异的不是正弦波。②存在加速的不是正弦波。③正弦波可与胎心减速、心动过缓同时存在。

## 知识点回顾

### 妊娠合并胎儿肿瘤

- 发生率为1/30 000~1/12 000，多数为间质细胞瘤。胎儿期发生的恶性肿瘤，其生物学行为更加偏向于良性，预后相对较好，例如神经母细胞瘤、视网膜母细胞瘤、先天性纤维肉瘤等。有些胎儿肿瘤其实本质上不是肿瘤，如胎儿血管瘤、胎儿肺囊腺瘤（congenital cystic adenomatoid malformation，CCAM）、胎儿隔离肺（bronchpulmonary sequestration，BPS）等。胎儿肿瘤与遗传病、染色体异常密切相关，例如21三体综合征常与先天性白血病相关联。

- 诊断主要依靠超声及磁共振（MRI）。当胎儿肿瘤在短期内迅速增大时，除考虑恶性肿瘤外，还应结合孕妇的主诉如胎动减少，及电子胎心监护提示基线变异缺失、频发减速、正弦波形，以排除瘤体内出血所致的胎儿贫血。

- 对于孕期管理及终止妊娠的时机和方式目前还未达成共识。胎儿肿瘤的诊断、妊娠期管理及临床处理应该采用多学科协作（MDT）模式。MDT的团队应包括产科医生、产前诊断科医生、新生儿（小儿）外科医生、麻醉科医生、影像科医生、肿瘤科医生及心理医生等。由于胎儿肿瘤除了可以在相应的组织或器官发现实性或囊实性的占位病变以外，往往会导致胎儿水肿、羊水过多等症状，故终止妊娠的时机及方式应综合产科因素及多学科协作会诊后全面评估。

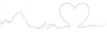

## ◎ 胎儿心律失常（阵发性室上性心动过速）

**病例** ×××，31岁，G2P1，3年前因脐带因素剖宫产。因"停经29⁺³周，发现胎儿心律失常1天"入院。本次妊娠为体外受精-胚胎移植（IVF-ET）受孕，孕期定期产检无特殊。孕妇停经29⁺³周，产检胎心音节律异常，胎心过速（胎心率最高达260次/min）及胎心过缓（胎心率60次/min）。B超提示：胎儿如孕周，胎儿心律失常，胎儿心包少量积液，腹腔少量积液，胎盘增厚、球拍状胎盘。脐动脉血流频谱测值在正常范围。入院查体：母体血压122/77mmHg，心率90次/min，腹软，无压痛，未扪及宫缩，胎心监护如图5-4-6所示。

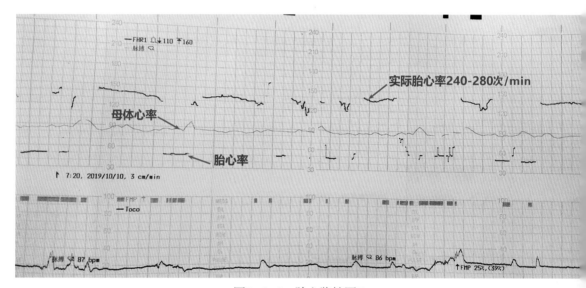

图5-4-6　胎心监护图5

临床处理：

1. 全面评估母儿状况　母体生命体征稳定，无宫缩，无阴道出血。①实验室检查：母体红细胞$4.08 \times 10^{12}$/L，白细胞$12.8 \times 10^9$/L，血小板$285 \times 10^9$/L，血红蛋白116g/L，血型B型RH阳性，肝肾功能、电解质正常，自身抗体及磷脂抗体均呈阴性。②母体ECG：窦性心律，心率88次/min。孕妇心脏彩超：母体心脏形态结构及瓣膜活动未见明显异常。胎儿超声心动图：胎儿心律不齐，结合M型超声考虑阵发性室上性心动过速。胎儿超声提示：宫内妊娠，活胎。胎儿大小如孕周，胎儿心律不齐，胎心率59～267次/min，球拍状胎盘，脐血流指标正常，心胸比未见异常。

2. 多学科会诊　①建议给予母体地高辛口服治疗胎儿心律失常，需严密监测孕妇地高辛血药浓度、胎儿心脏彩超及母胎情况。②建议行羊膜腔穿刺胎儿染色体及基因分析。知情同意后，患者同意口服地高辛，但拒绝行胎儿有创产前诊断。

3. 予地塞米松促胎肺成熟，口服地高辛。动态监测胎儿宫内情况。如复查超声提示胎儿水肿（心包积液、腹腔积液、皮肤水肿等），胎儿充血性心功能衰竭，胎儿血流指标异常等情况，需尽快终止妊娠。

妊娠结局：孕妇口服地高辛治疗48h后自觉明显心慌、胸闷、气促，复查心电图提示：心率120次/min，窦性心动过速，Ⅰ度房室传导阻滞，T波改变。停用地高辛，复查超声提示胎儿水肿（胸腹腔积液、心力衰竭），因患者及家属要求放弃胎儿，引产。

147

　　胎心率＞240次/min，提示快速性心律失常。由于标准图纸上胎心率的上限是240次/min，胎心监护仪可能无法记录任何心率或可能只记录胎心率的一半，本例有一段胎心范围显示为120～140次/min，其实就是这种情况。本例孕29⁺周发现胎儿心律失常，病情进展迅速，短期内出现胎儿心力衰竭至全身水肿，预后不良。

◎ 胎儿心律失常（持续性心房扑动）

**病例** ×××，26岁，G2P1，顺产1次。因"停经33$^{+5}$周，外院超声提示胎儿水肿3天"入院。外院规律产检，无异常提示。中期胎儿结构筛查无异常。孕33$^{+2}$周外院超声提示胎儿水肿：胸腹腔积液，羊水过多。孕33$^{+5}$周转至我院，无腹痛，无阴道流血、流水，胎动如常。体检：体温36℃，血压120/71mmHg，心率90次/min，腹软，无压痛，未触及宫缩，胎心监护部分如图5-4-7所示。

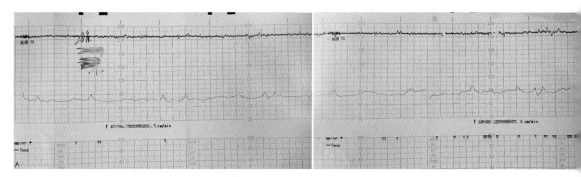

图5-4-7　胎心监护图6

临床处理：

1. 宫内复苏，全面评估母儿状况　母体无发热，无低血压、低血氧，无宫缩，无阴道出血，甲状腺功能正常，无贫血，电解质正常范围，自身抗体及抗磷脂抗体均呈阴性。母体ECG窦性心律，心率90次/min。母体心脏超声：心脏结构无异常，心功能正常范围。复查胎儿超声提示：胎儿大小如孕周，胎儿水肿综合征（胸腹腔大量积液，皮肤水肿），最大羊水暗区88mm。脐动脉S/D：2.23。大脑中动脉PSV：40cm/s。胎儿超声心动图：胎儿心动过速，心房扑动（2：1可能；心房率：417次/min，心室率：211次/min），胎儿心室收缩功能减低（以右室明显）。

2. 多学科会诊　①胎儿心脏结构未见异常，心房扑动、心功能差，胎儿水肿综合征，建议孕妇口服地高辛对症治疗。②建议脐静脉穿刺行CMA+TORCH-IgM检查，排除胎儿染色体基因微缺失、微重复可能，建议胎儿胸腔穿刺行胎儿胸腔积液常规以了解积液性质，及胎儿胸腔积液生化、细菌培养等检查。

3. 知情同意后使用地塞米松促胎肺成熟，口服地高辛治疗，动态监测药物的血药浓度及副反应。

妊娠结局：孕妇口服地高辛治疗48h后复查超声仍提示心房扑动、胎儿水肿、心力衰竭，急诊行子宫下段剖宫产术终止妊娠。新生儿体重2 400g，Apgar评分：1min 4分，5min 7分，10min 8分。全身皮肤明显浮肿，肤色欠红润。新生儿外科行胸腔穿刺引流后转心脏重症监护中心（cardiac intensive care unit，CICU），予呼吸机辅助通气。心电图：心房颤动，肢导联低电压。B超：早产儿未成熟脑征象，小脑区回声稍增强；双侧胸腔积液；肝、脾、胰、双肾未见明显异常，腹腔大量积液。心脏彩超：动脉导管未闭，房水平左向右为主分流（卵圆孔未闭或小房缺），三尖瓣关闭不全（重度），主动脉瓣、二尖瓣反流（轻度），左室收缩功能减低。予胺碘酮抗心律失常及对症支持治疗，因心力衰竭死亡。

本例胎儿持续性心房扑动，胎儿超声心动图提示：心房率410~420次/min，心室率210~230次/min，胎心监护图显示基线波动于220次/min为胎儿心室率，短期内进展为胎儿心力衰竭、胎儿水肿，预后不良。

## ◎ 胎儿心律失常（间歇性心房扑动）

**病例** ×××，32岁，G1P0。因"停经33⁺⁵周，发现胎儿心率异常5天"入院。孕期定期产检无特殊。孕33周时，外院胎儿超声心动图提示：胎儿心房率529次/min，节律不齐，心室率135～190次/min，节律齐，考虑间歇性心房扑动，三尖瓣中度反流。入院后无下腹痛，无阴道流血、流液，自觉胎动如常，听诊胎心率134次/min，心律不齐，遂拟"胎儿心率异常"收入院待产。孕妇血压110/67mmHg，心率88次/min，胎心监护如图5-4-8所示。

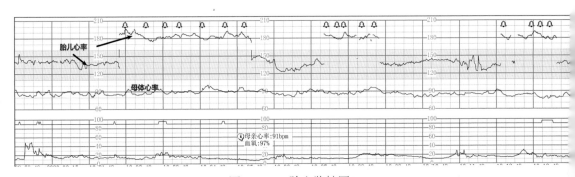

图5-4-8　胎心监护图7

临床处理：

1. 全面评估母体状况　母体无低血压、低血氧，腹软，偶有宫缩，无阴道出血。

2. 复查胎儿超声和超声心动图　胎儿生长各径线如孕周，羊水暗区59mm，羊水指数166mm，脐血流正常。超声心动图示胎儿心脏结构未见明显异常。

3. 多学科会诊　综合考虑胎儿心律不齐，心房扑动可能性大，考虑间歇性心律失常，予出院。

妊娠结局：孕妇出院后门诊定期产检，监测胎儿无明显异常，足月顺产一活婴。

本例为间歇性心房扑动，大部分时间胎儿心室率在正常水平，心功能正常，能够维持胎儿正常的血氧代谢，定期监测胎儿心功能，预后良好。

◎ 胎儿心律失常（室上性期前收缩）

**病例**　×××，30岁，G2P1，既往因胎位异常剖宫产。因"停经39$^{+1}$周，瘢痕子宫"入院待产。本孕定期产检，无特殊。孕37周超声提示：胎儿大小如孕周，胎儿心律不齐，结合M型和频谱多普勒考虑频发室上性期前收缩（部分呈二联律），无胎儿水肿。母体心脏超声结构无异常，心功能正常。心电图正常范围。入院体检：母体血压118/72mmHg，心率90次/min，腹软，无压痛，未扪及宫缩，胎心监护如图5-4-9所示。经全面评估母儿状况及多学科会诊，考虑胎儿已足月，心律失常，予终止妊娠。

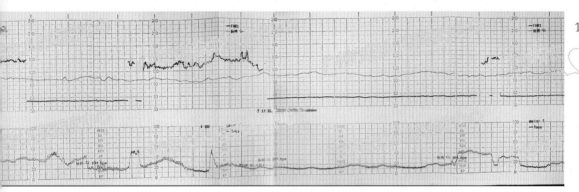

图5-4-9　胎心监护图8

妊娠结局：因"瘢痕子宫"行剖宫产术，新生儿体重3 350g。Apgar评分：1min 9分，5min 9分，10min 10分。胎盘及胎膜组织未见异常。脐动脉血气分析：pH 7.23，$PCO_2$ 4.96kPa，碱剩余2.5mmol/L，乳酸2.3mmol/L。

新生儿因"心脏传导系统发育异常"转新生儿科，行24h动态心电图检查：窦性心律，频发房性期前收缩，部分伴室内差异性传导、部分未下传，偶发短阵性房性心动过速。心脏彩色超声检查未提示先天性心脏病、心肌病。小儿心脏专科会诊评估患儿呼吸循环稳定，予出院门诊随诊。

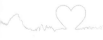 
## ◎ 胎儿心律失常（窦性心动过缓）

**病例** ×××，33岁，G1P0，因"停经28$^{+4}$周，胎动减少3天"入院。孕期规律产检无特殊。3天前自觉胎动减少，外院B超提示：胎儿大小如孕28$^{+}$周，羊水暗区30mm，羊水指数88mm，胎心120次/min。我院急诊胎心监护不典型NST，胎心基线101~107次/min，基线微小变异，拟"胎动减少，胎儿心动过缓、胎儿窘迫？"收入院。母体生命体征：血压120/75mmHg，心率72次/min。胎心监护如图5-4-10所示。

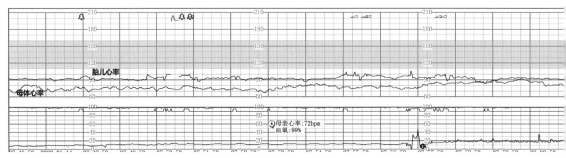

图5-4-10　胎心监护图9

临床处理：

1. 全面评估母儿状况　母体无低血压、低血氧，无阴道出血。无特殊药物使用史。母体血常规提示Hb108g/L，肝、肾功能无异常。自身抗体检查：ANA（+），SSA/52（印迹法）（+），SSB（印迹法）（+），SSA/60（印迹法）（+）。狼疮抗凝物阴性。母体心脏超声：心内结构未见明显异常。ECG：正常范围。胎儿超声提示：胎儿大小如孕周，宫内妊娠，活胎；胎儿心动过缓；脐动脉血流指标正常。BPS 8分。胎儿超声心动图：胎儿心动过缓，结合频谱多普勒，考虑窦性心动过缓。胎儿心内结构未见明显异常。

2. 多学科会诊　转风湿免疫科就诊。考虑妊娠合并干燥综合征，给予口服羟氯喹0.2g，2次/天，醋酸泼尼松10mg，1次/天。

出院后在我院产科门诊和胎儿医学门诊定期产检，监测胎儿宫内情况。

孕35$^{+3}$周，自觉胎动较前明显减少，门诊胎心监护提示基线约75次/min，较前明显下降，超声提示胎儿心胸比例增大，约0.64，无水肿。母体生命体征稳定，无腹痛，无阴道流血、流液，入院后胎心监护如图5-4-11所示。

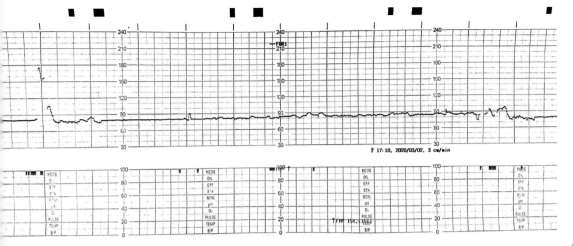

图5-4-11 胎心监护图10

妊娠结局：全面评估母儿状况，考虑胎儿持续心动过缓，心胸比增大，存在心力衰竭可能。于"腰硬联合麻醉"下行子宫下段剖宫产术，羊水清，新生儿体重2 080g。Apgar评分：1min 9分，5min 9分，10min 9分。胎盘病理：胎盘组织学改变与孕周相符。

新生儿出生后转NICU，心电图提示交界性心率，心率波动在70～110次/min，心脏超声结构未见明显异常。自身抗体检测：抗核抗体（荧光法）阳性（＋）核颗粒型，干燥病综合征-A/52（印迹法）阳性（＋），干燥病综合征-B（印迹法）阳性（＋），干燥病综合征-A/60（印迹法）阳性（＋）。住院23天后出院门诊随诊。

胎儿窦性心动过缓常见原因包括心房异构、SSA/SSB抗体引起的窦房结纤维化以及母体特殊用药。胎儿窦性心动过缓通常无须特殊治疗，且与出生时的新生儿期血流动力学改变无关。如胎儿心室率持续<55次/min或出现非免疫性胎儿水肿，则考虑终止妊娠。

### 知识点回顾

**胎儿心律失常在电子胎心监护图可有以下表现：**

● 胎心急剧下行且在约为基线心率一半处达到谷值，提示房室传导阻滞、心搏脱漏。

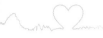
- 胎心急剧上行，之后立刻下行，提示期前收缩伴代偿性间歇。
- 胎心基线持续性或间歇性约为正常心率的一半，可能因2：1心脏传导阻滞。
- 胎心基线心率<110次/min但高于正常心率的一半，提示窦性心动过缓。
- 胎心率>240次/min提示快速性心律失常；由于标准图纸上胎心率的上限是240次/min，监测仪可能无法记录任何心率或仅记录胎心率的一半。

**胎儿心律失常：**

- 占胎儿心脏异常的15%左右；胎儿心动过速可由胎儿应激或心脏传导异常引起。窦性心动过速可能由以下因素引起：早期胎儿缺氧、疼痛或焦虑所致的母体儿茶酚胺水平升高、母体发热、羊膜腔内感染、母体使用β肾上腺素能或迷走神经阻断药物。病理性心动过速包括室上性心动过速、心房扑动、心房颤动和室性心动过速，折返型SVT最常见，室上性心动过速和心房扑动可引起胎儿心力衰竭、胎儿水肿综合征乃至死亡，临床中需重点关注。

- 胎儿心动过缓发生的原因：完全性心脏传导阻滞、异位性房性起搏、离子通道病、母体免疫介导（SSA/SSB抗体阳性）、母体甲状腺功能减退或窦性心动过缓等。短暂性窦性心动过缓是一种正常生理表现，但持续性窦性心动过缓需要进一步评估。与快速性心律失常相比，心脏传导阻滞和窦性心动过缓更可能与结构性心脏病相关。

- 胎儿心律失常需通过M型超声或胎儿超声心动图明确诊断，连续性动态评估胎儿宫内状况并制订治疗计划；如果出现进行性心功能不全、胎儿水肿等，就需要采用干预措施，包括终止妊娠。特别是快速型心律失常的胎儿应以超声心动图及产科超声监护为准，电子胎心监护仪无法真实反映胎儿宫内状况。

- 胎儿室上性心动过速和心房扑动的治疗：经母体口服或静脉给予地高辛、索他洛尔和氟卡尼等的疗效和安全性已有证实。但由于药物的选择和剂量、有效给药途径及药物毒副作用的监测等问题，迄今尚无普遍认可的治疗方案。

- 对于良性的胎儿心律失常，经阴道分娩是有益的，但产程中胎心监护是一个难题。终止妊娠的时机目前尚无共识。

# 胎儿生长受限

**病例**　×××，28岁，G3P1，2年前因胎位异常剖宫产。因"停经34周，胎动减少2天"入院。

外院定期产检，早期唐氏筛查低风险。孕30周外院超声提示：胎儿如孕27周，产前诊断科建议行羊水穿刺胎儿染色体核型分析，孕妇拒绝。现孕34周，自觉胎动减少2天就诊，门诊予B超检查：双顶径70mm，头围250mm，腹围237mm，股骨长54mm。胎心搏动160次/min，规律。羊水暗区0mm。脐动脉舒张期血流缺失。生物物理评分：呼吸0分，胎动0分，羊水0分，肌张力2分。入院体检：血压126/85mmHg，心率72次/min，无下腹痛，无阴道流血、流液，胎心监护如图5-5-1所示，产前电子胎心监护评估见表5-5-1。

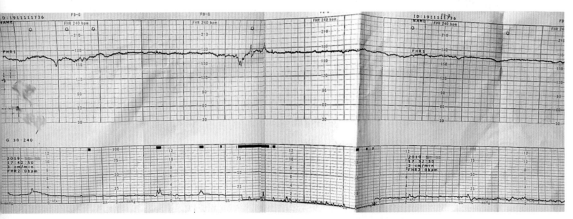

图5-5-1　胎心监护图1

表5-5-1　产前电子胎心监护评估（对应图5-5-1）

| 风险评估 | 孕34周，胎儿生长受限、羊水过少、脐动脉舒张期血流缺失 |
|---|---|
| 基线 | >160次/min，>30min |
| 变异 | 微小变异 |

（续表）

| 加速 | 无 |
|---|---|
| 减速 | 偶发变异减速，持续时间<30s |
| 评估及处理 | 异常NST。<br>● 宫内复苏：吸氧，改变体位，静脉补液等。<br>● 全面评估母儿状况，母体无低血压、低血氧，无宫缩过频，无异常阴道出血。<br>● 孕34⁺周胎儿生长受限（fetal growth restriction，FGR）伴脐血流缺失，胎心过速伴基线微小变异，变异减速，考虑胎儿酸血症可能，做好剖宫产终止妊娠准备 |

妊娠结局：行剖宫产术终止妊娠；新生儿体重1 060g，身长39cm。Apgar评分：1min 9分，5min 9分，10min 10分。脐带长约40cm，绕颈2周，脐带细，胎盘大小约10cm×10cm×2cm。胎盘病理：部分胎盘末梢绒毛毛细血管细小，伴纤维素坏死，绒毛间质纤维素沉积，绒毛间隙水肿，合体细胞结节增多，上述改变可能影响胎盘供氧。

新生儿因"早产、极低体重儿"转新生儿科住院，14天后出院，门诊随访。

本例胎儿脐动脉舒张期血流缺失，BPP 2分，异常NST，考虑胎儿宫内窘迫，积极终止妊娠，妊娠结局良好。胎心监护基线微小变异伴偶发变异减速，术后检查胎盘体积偏小，病理学证实胎盘功能低下，绒毛膜间隙缩小、绒毛结构破坏和扭曲，进而引起母胎界面气体交换障碍。

## 知识点回顾

**胎儿生长受限专家共识：**

● 孕34～37周的FGR，单次脐动脉多普勒血流升高不应作为立即分娩的指征。应考虑完善对胎儿健康情况的系统评估，密切随访病情的变化。如胎儿监护情况良好，可期待至孕37周以后分娩。

● 孕周>34周的FGR胎儿如果出现停滞生长超过2周、羊水过少（最大羊水池深度<2cm）、BPP<6分、无应激试验频发异常图形或明确的多普勒血流异常，可考虑积极终止妊娠。

（潘秀玉　郑　峥）

## 第六节

# 糖尿病酮症酸中毒

**病例**　×××，27岁，G2P1，3年前孕28周早产顺产，新生儿死亡。因"血糖高19年，孕34$^{+4}$周，血糖控制欠佳1$^+$天"入院。

2001年诊断为1型糖尿病，使用胰岛素注射液控制血糖至今（2020年）。本孕初次产检孕12周，基础血压108/73mmHg，唐氏筛查低风险、甲状腺功能正常。自诉孕期血糖波动较大，曾多次自行调整胰岛素用量，未规范就诊。无明显多饮、多食、多尿，近半个月出现双下肢浮肿，随机尿蛋白（－），监测血压未见异常。入院后无腹痛，无阴道流血、流水；神志尚清，恶心呕吐胃内容物1次；体温36.3℃，血压123/85mmHg，脉搏90次/min；B超提示胎儿大小如孕周，羊水暗区/指数为57/184mm。脐动脉S/D 2.97，PI 1.14，RI 0.66。糖化血红蛋白（HPLC）7.2%。

电子胎心监测40min，基线均＞160次/min，部分胎心监护如图5-6-1所示，所对应的产前电子胎心监护评估见表5-6-1。

157

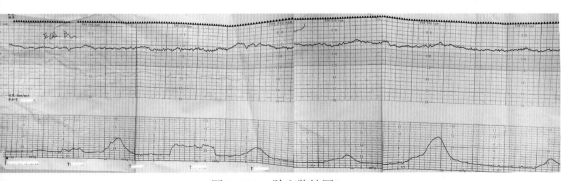

图5-6-1　胎心监护图1

表5-6-1　产前电子胎心监护评估（对应图5-6-1）

| 风险评估 | 1型糖尿病，孕期使用胰岛素，血糖控制不满意 |
|---|---|
| 基线 | ＞160次/min，＞30min |
| 变异 | 中等变异 |

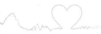
（续表）

| 加速 | 有，加速时变异幅度≥15次/min，持续时间＞15 s |
|---|---|
| 减速 | 无 |
| 评估及处理 | 异常NST。<br>● 评估母体状况：母体无发热，无低血压、低血氧，无宫缩，无阴道流血、流液等异常情况；末梢血糖16.8mmol/L。完善血、尿常规，血气分析，肝、肾功能等相关检查。尿酮体（++++），静脉血糖14.7mmol/L，血气分析：pH 7.23，$PCO_2$ 2.5kpa，$PO_2$ 17.6kpa，乳酸 1.4mmol/L，葡萄糖 15.8 mmol/L，全血剩余碱 -15.7mmol/L，标准碳酸氢根 12.7mmol/L，考虑代谢性酸中毒。<br>● 宫内复苏：吸氧，改变体位，静脉补液；启动酮症酸中毒急救流程；持续胎心监护。经处理后，末梢血糖波动在4.1～6.0mmol/L。复查胎心监护如图5-6-2所示，所对应的产前电子胎心监护评估见表5-6-2 |

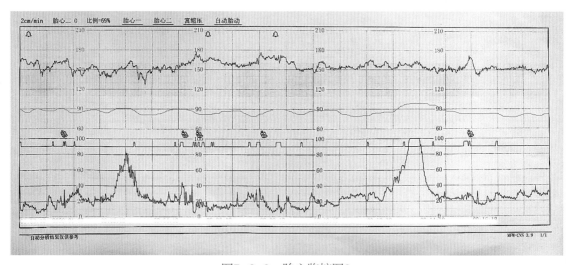

图5-6-2　胎心监护图2

表5-6-2　产前电子胎心监护评估（对应图5-6-2）

| 风险评估 | 1型糖尿病，血糖控制满意 |
|---|---|
| 基线 | 150次/min |
| 变异 | 中等变异 |
| 加速 | 有，加速时变异幅度≥15次/min，持续时间＞15s |
| 减速 | 偶发变异减速，持续时间＜30s |
| 评估及处理 | 正常NST。<br>● 继续随访；继续胰岛素控制血糖，监测血糖。<br>● 临床结局：住院10天，血糖控制稳定后出院，门诊随诊 |

妊娠结局：出院后继续使用胰岛素控制血糖，高危门诊定期产检，监测血糖平稳，孕37<sup>+</sup>周自然临产，顺产。新生儿体重2 800g，无窒息。

## 知识点回顾

**妊娠期糖尿病酮症酸中毒**（diabetic ketoacidosis，DKA）

- 临床表现与非妊娠女性相似，症状包括：恶心、呕吐、口渴、多尿、烦渴以及精神状态改变。典型的实验室发现包括：酸血症、阴离子间隙增高、肾功能障碍和高血糖症（但多达36%的妊娠女性血糖水平可能<11.1mmol/L）。常见的病因包括感染和血糖长期控制欠佳。

- 对胎儿的影响：母体高血糖症会导致胎儿高血糖症和胎儿渗透性利尿。母体酸血症减少了子宫血流从而减少胎盘灌注，导致胎儿供氧减少。由酸血症导致的母体氧合血红蛋白解离曲线左移使胎儿的氧输送进一步受损，可能发生胎儿酸中毒和容量不足，危及胎儿的存活能力。

- 妊娠患者DKA的治疗与非妊娠患者相似，包括：给予胰岛素、补充血管内容量和充分补充电解质（钙、磷、钾和镁），同时需要进行胎心率监测来评估和监测胎儿状况。临床上DKA时胎心监护多表现为胎心基线率增高、变异减少或缺失，加速消失，晚期减速等。随着母体酸中毒的纠正，胎心监护会改善，所以不主张出现胎心异常立即终止妊娠。

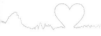

## 第七节
## 妊娠期高血压疾病

◎ 重度子痫前期

**病例**　×××，37岁，G2P0，自然流产1次。因"停经31周，发现血压升高3周"入院。本孕定期产检。孕28周产检，发现血压升高，24h动态血压波动在140~150/85~90mmHg，24h尿蛋白0.86g。孕31周产检，门诊血压149/90mmHg，无自觉不适，拟"子痫前期"收入院。入院后体检：血压145/92mmHg，心率70次/min，腹软，无压痛，未触及宫缩，胎心监护如图5-7-1所示，所对应的产前电子胎心监护评估见表5-7-1。

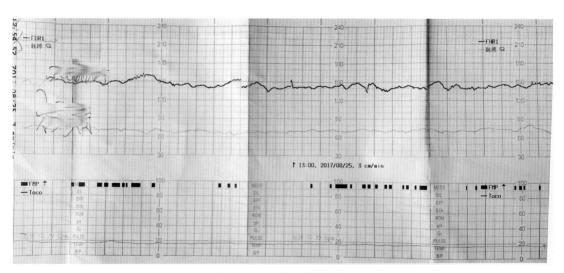

图5-7-1　胎心监护图1

表5-7-1　产前电子胎心监护评估（对应图5-7-1）

| 风险评估 | 高龄、早发型子痫前期 |
| --- | --- |
| 基线 | 140次/min左右 |
| 变异 | 中等变异 |

（续表）

| 加速 | 有，加速时变异幅度≥10次/min，持续时间＞10s |
|------|------|
| 减速 | 无 |
| 评估及处理 | 正常NST，进一步评估，动态监测母胎状况 |

入院后动态监测母胎状况稳定，予降压解痉，地塞米松促胎肺成熟治疗，超声提示胎儿大小如孕周，羊水量正常，脐血流在正常范围。入院第5天晚孕妇突然阴道出鲜红色血约20mL，伴下腹紧缩，血压150/92mmHg，心率92次/min，胎心监护如图5-7-2所示，所对应的产前电子胎心监护评估见表5-7-2。

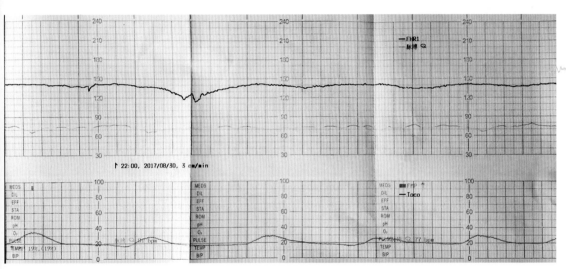

图5-7-2 胎心监护图2

表5-7-2 产前电子胎心监护评估（对应图5-7-2）

| 风险评估 | 高龄、早发型子痫前期，产前出血 |
|------|------|
| 基线 | 140次/min |
| 变异 | 变异缺失 |
| 加速 | 无 |
| 减速 | 晚期减速 |
| 评估及处理 | 异常NST。<br>● 全面评估母胎状况：母体高血压，无低血氧，宫缩频密，子宫张力增高，压痛明显。并立即行阴道检查：宫口开0cm，先露浮，胎膜未破，阴道积血500mL。<br>● 考虑子痫前期胎盘早剥，胎儿窘迫，予吸氧、静脉补液宫内复苏，同时做好紧急剖宫产准备 |

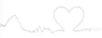
妊娠结局：术中见羊水血性，量约200mL。新生儿体重1 500g，Apgar评分：1min 4分，5min 7分，10min 8分。脐带长约50cm，无脐带绕颈，脐带纤细，扭转20圈，胎盘完整，母体面约2/3面积剥离，胎盘后积血块约200mL，子宫右侧壁散在点状蓝紫色瘀斑，范围约4cm×4cm。术中出血1 000mL左右，术后产妇出现急性肾功能衰竭，行血液透析，结局良好。胎盘病理：符合子痫前期、胎盘早剥（母面暗红，可见血块压迹，散在钙盐沉积，子面紫蓝，脐带直径0.8cm，近中附着，另见凝血块3块，大小共为8cm×7cm×2cm）。

本例为早发型子痫前期，产前出血，胎心监护基线变异缺失伴晚期减速，考虑胎盘早剥，胎儿供氧障碍，胎儿缺氧致代谢性酸血症，宫缩时缺氧对胎儿的心肌抑制可直接引起晚期减速。事实上，胎儿供氧途径中任何环节出现异常均有可能导致晚期减速。

## ◎ 产前子痫

**病例** ×××，32岁，G1P0。因"停经35<sup>+1</sup>周，突发抽搐30min"入院。孕期外院定期产检，血糖、血压正常。孕34周起，无明显诱因夜间出现头痛，常于凌晨醒来，无法入睡。来院当日凌晨3点左右再次因头痛醒来，家属诉患者当时面色发青，随后出现全身抽搐，呼之不应，约2min后意识恢复。紧急拨打120，测血压152/96mmHg，救护车上再次抽搐，予地西泮10mg静推+甘露醇125mL静滴。入院查体：神志模糊，不能对答，双侧瞳孔等大、形圆，对光反射灵敏，口唇无发绀，牙齿紧闭，腹软，未扪及宫缩，胎心率180次/min，双下肢水肿（++），双侧巴宾斯基征阴性。入院后立即启动院内子痫抢救流程，持续胎心监护，部分胎心监护如图5-7-3所示，产前电子胎心监护评估见表5-7-3。

163

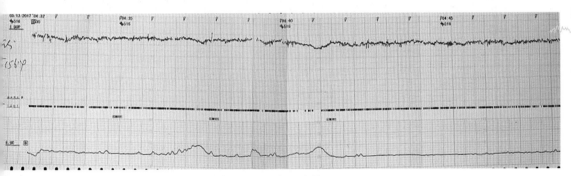

图5-7-3　胎心监护图3

表5-7-3　产前电子胎心监护评估（对应图5-7-3）

| 风险评估 | 孕35<sup>+</sup>周、子痫 |
|---|---|
| 基线 | 180次/min左右，持续时间超过30min |
| 变异 | 微小变异 |
| 加速 | 无 |
| 减速 | 无 |
| 评估及处理 | 异常NST。<br>● 全面评估母儿状况：母体神志模糊，体温37℃，心电监护显示血压148/94mmHg，心率106次/min，血氧饱和度96%，腹软，无压痛，未触及宫缩，无异常阴道流血。<br>● 子痫治疗：解痉、降压，母体支持对症及并发症的处理。<br>● 胎儿宫内复苏：吸氧，侧卧等；完善相关检查，积极支持对症处理后行子宫下段剖宫产结束妊娠 |

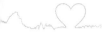
妊娠结局：在"腰硬联合麻醉"下行子宫下段剖宫术，术中见羊水清，量约600mL；新生儿体重1 800g。Apgar评分：1min 9分，5min 9分，10min 10分。脐带长约30cm，无脐带绕颈。胎盘、胎膜自然娩出完整，母体面未见明显压迹。

本例子痫后持续胎儿心动过速，积极行宫内复苏无改善，考虑母体低氧血症或高碳酸血症致胎心异常，但仍应警惕胎盘早剥的发生，无论上述哪种原因，均应积极终止妊娠，防止不良结局的发生。

## 知识点回顾

- 子痫前期在期待治疗中需持续进行母胎心监护测，以识别如下情况：高血压加重；母体肝、肾、心肺、神经或血液系统功能恶化；胎盘早剥；胎心监护图形异常。

- 子痫发作时和发作后，母体因为出现低氧血症和高碳酸血症，可能会引起胎心异常和宫缩。胎心监护出现胎儿心动过缓、晚期减速、基线变异减少或代偿性胎心过速，持续至少3~5min是较常见表现，不必紧急剖宫产。通过解痉、吸氧及治疗母体严重高血压，可帮助胎儿从母体缺氧、高碳酸血症和宫缩过频的影响中恢复。如果对母亲和胎儿复苏干预，胎心率在10~15min内未改善，则应考虑隐性胎盘早剥的可能，应紧急分娩。

（潘秀玉　郑　峥）

## 第五章参考文献

［1］郑峥，黄倩，蒋艳敏，等. 妊娠前置血管临床高危因素分析［J］.中国妇幼保健，2016，31（24）：5258-5260.

［2］刘慧妹，黄倩. 帆状胎盘血管前置的诊断与处理［J］.中华产科急救电子杂志，2013，2（1）：19-22.

［3］中华医学会妇产科学分会产科学组. 胎盘早剥的临床诊断与处理规范（第1版）［J］. 中华妇产科杂志，2012，47（12）：957-958.

［4］中华医学会国产医学分会胎儿医学学组. 非免疫性胎儿水肿临床指南［J］.中华国产医学杂志，2017，20（11）：769-775.

［5］卫星，孙路明. 胎儿心律失常的诊断及管理［J］.中国实用妇科与产科杂志，2019，35（4）：392-396.

［6］中华医学会国产医学分会胎儿医学学组，中华医学会妇产科学分会产科学组. 胎儿生长受限专家共识（2019版）［J］.中华国产医学杂志，2019，22（6）：361-380.

［7］GABBE，NIEBYL，SIMPSON，等. 产科学：正常和异常妊娠［M］.郑勤田，杨慧霞，译. 7版.北京：人民卫生出版社，2018：848-849.

［8］SINKEY R G，ODIBO A O，DASHE J S. Society for Maternal-Fetal Medicine（SMFM）Publications Committee #37：Diagnosis and management of vasa previa［J］. Am J Obstet Gynecol，2015，213（5）：615-619.

［9］JAUNIAUX E，ALFIREVIC Z，BHIDE A G. Royal College of Obstetricians and Gynaecologists. Vasa Praevia：Diagnosis and Management：Green-top Guideline No. 27b［J］. BJOG，2019，126（1）：e49-e61.

［10］SILVER R M. Abnomal placention：placenta previa，vasa previa，and placenta accreta［J］. Obstet Gynecol，2015，126（3）：654.

［11］SOCIETY FOR MATERNAL-FETAL MEDICINE（SMFM）. Society for Maternal-Fetal Medicine（SMFM）consult series #44：management of bleeding in the late preterm period［J］. Am J Obstet Gynecol，2018，218（1）：B2-B8.

［12］STONE K. Acute abdominal emergencies associated with pregnancy［J］. Clin Obstet Gynecol，2002，45（2）：553-561.

［13］KILPATRICK C C，MONGA M. Approach to the acute abdomen in pregnancy［J］. Obstet Gynecol Clin North Am，2007，34（3）：389-402.

［14］ZACHARIAH S K，FENN M，JACOB K，et al. Management of acute abdomen in pregnancy：current perspectives［J］. Int J Women's Health，2019，11：119-134.

［15］FISHER M，WHITWORTH M，HEAZELL A. Green-top guideline No. 57：reduced fetal movements［M］. London：Royal College of Obstetricians and Gynaecologists，2011.

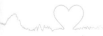
[16] DALY L M, GARDENER G, BOWRING V, et al. Care of pregnant women with decreased fetal movements: update of a clinical practiceguideline for Australia and New Zealand [J]. Aust N Z J Obstet Gynaecol, 2018, 58 (4): 463-468.

[17] Queensland Clinical Guidelines. Fetal movements. Guideline No. MN18. 46- V1-R23 [J]. Queensland Health, 2018.

[18] SOCIETY FOR MATERNAL-FETAL MEDICINE. Society for maternal-fetal medicine (SMFM) clinical guideline #7: nonimmune hydrops fetalis [J]. Am J Obstet Gynecol, 2015, 21 (2): 127-139.

[19] ADZICK N S, CROMBLEHOLME T M, MORGAN M A, et al. A rapidly growing fetal teratoma [J]. Lancet, 1997, 349 (9051): 538.

[20] COLEMAN A, SHAABAN A, KESWANI S, et al. Sacrococcygeal teratoma growth rate predicts adverse outcomes [J]. J Pediatr Surg, 2014, 49 (6): 985-989.

[21] HIROSE S, SYDORAK R M, TSAO K, et al. Spectrum of intrapartum management strategies for giant fetal cervical teratoma [J]. J Pediatr Surg, 2003, 38 (3): 446-450.

[22] MAENO Y, HIROSE A, KANBE T, et al. Fetal arrhythmia: prenatal diagnosis and perinatal management [J]. J Obstet Gynaecol, 2009, 35 (4): 623-629.

[23] MELLANDER M. Perinatal management, counselling and outcome of fetuses with congenital heart disease [J]. Semin Fetal Neonatal Med, 2005, 10 (6): 586-593.

[24] CUNEO B F, STRASBURGER J F. Management strategy for fetal tachycardia [J]. Obstet Gynecol, 2000, 96 (4): 575-581.

[25] AMERICAN COLLEGE OF OBSTETRICIANS AND GYNECOLOGISTS. ACOG practice bulletin No. 204 summary: fetal growth restriction [J]. Obstet Gynecol, 2019, 133 (2): 390-392.

[26] SIBAI B M. Diagnosis, prevention, and management of eclampsia [J]. Obstet Gynecol, 2005, 105 (2): 402-410.

[27] Brown M A, MAGEE L A, KENNY L C, et al. Hypertensive disorders of pregnancy: ISSHP classification, diagnosis, and management recommendations for international practice [J]. Hypertension, 2018, 72 (1): 24-43.

# 产时电子胎心监护
# 图例分析

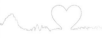

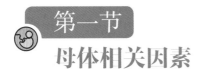

# 第一节
# 母体相关因素

## ◎ 产时子痫伴胎盘早剥

**病例** ×××，38岁，G2P1，5年前足月顺产一活婴，既往史无特殊。因"停经39周，发现血压增高1⁺月"入院。

孕期规律产检，无特殊。孕34周产检发现血压升高，波动在130~145/85~100mmHg，尿蛋白阴性。孕期未使用降压药物，定期监测尿蛋白阴性，孕妇无自觉不适。孕39周入院，无头痛、头晕、眼花，无腹痛，无阴道流血、流液，自觉胎动如常。入院查体：血压138/90mmHg，心率80次/min。完善相关检查，尿蛋白阴性，血常规和肝、肾功能结果无异常，超声提示胎儿大小如孕周，羊水及脐动脉血流指标正常。考虑妊娠期高血压，行人工破膜+缩宫素静滴引产。使用缩宫素3h后突发抽搐，胎心监护如图6-1-1所示，产时电子胎心监护评估见表6-1-1。

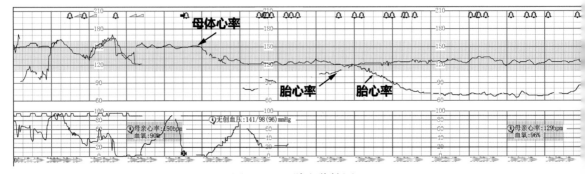

图6-1-1 胎心监护图1

表6-1-1 产时电子胎心监护评估（对应图6-1-1）

| 风险评估 | 妊娠期高血压，人工破膜，缩宫素引产，产时抽搐 |
| --- | --- |
| 宫缩 | 向前追溯10min，无宫缩过频 |
| 基线 | 不明确，此前胎心基线120次/min |

（续表）

| 变异 | 不明确 |
|------|--------|
| 加速 | 无 |
| 减速 | 延长减速 |
| 评估及处理 | Ⅱ类胎心监护。<br>● 全面评估母儿状况：心电监护（血压143/95mmHg，心率100次/min，血氧饱和度90%），可扪及规律宫缩，腹部无压痛。阴道检查：宫口未开，先露头，S-3，血性羊水，未扪及条索样组织物。<br>● 宫内复苏：停滴缩宫素，面罩给氧，改变体位等；维持呼吸道通畅，留置尿管等处理。<br>● 控制子痫抽搐及处理并发症，做好紧急剖宫产及新生儿复苏准备 |

**妊娠结局**：经积极宫内复苏及控制抽搐处理，胎心减速未能恢复，迅速在静吸复合全麻下行紧急剖宫产手术，术中见羊水血性，胎盘剥离1/2；新生儿体重3 900g。Apgar评分：1min 8分，5min 9分。脐带长约50cm，胎盘、胎膜完整，子宫无卒中。

　　本例妊娠期高血压引产过程中出现子痫抽搐伴胎心减速，需从多个环节评估供氧障碍：考虑子痫并发胎盘早剥引起胎盘灌注下降导致胎心延长减速可能性大，但仍需要考虑其他原因，如妊娠期高血压疾病孕妇心脏负荷增大，子痫进一步影响心排出量，子痫抽搐时母体呼吸暂停所致氧合减少等。

### 知识点回顾

● 子痫发作时和发作后，母体因为出现低氧血症和高碳酸血症，可能会引起胎心异常和宫缩。胎心监护出现胎儿心动过缓、晚期减速、基线变异减少或代偿性胎心过速，持续至少3~5min是较常见表现，不必紧急剖宫产。

● 通过解痉、吸氧及治疗母体严重高血压，可帮助胎儿从母体缺氧、高碳酸血症和宫缩过频的影响中恢复。如果对母亲和胎儿复苏干预，胎心率在10~15min内未改善，则应考虑隐性胎盘早剥的可能，应在控制抽搐后紧急分娩。

◎ 妊娠期急性脂肪肝

**病例** ×××，26岁，G1P0。因"停经36⁺⁶周，阴道流液伴下腹痛3⁺h"急诊入院。孕期未规律产检，1⁺周前出现厌油腻，胃纳差，皮肤黄染及尿色深黄。入院查体：体温37℃，脉搏110次/min，血压119/83mmHg，呼吸21次/min，神志清楚，对答可，无头痛、头晕、眼花，见皮肤、巩膜中度黄染，腹部无压痛，有规律宫缩，胎心基线120次/min。辅助检查：凝血功能及肝、肾功能异常（凝血酶原时间37.90s，活动度19.00%，国际标准化比值3.90，活化部分凝血活酶时间69.60s，凝血酶时间43.9s，纤维蛋白原 <0.60g/L。总胆汁酸77.8 μmol/L，丙氨酸氨基转移酶171U/L，天门冬氨酸氨基转移酶229U/L，总蛋白62.2g/L，白蛋白26.4g/L，总胆红素147.5 μmol/L，直接胆红素103.7 μmol/L，间接胆红素43.8 μmol/L，尿酸712 μmol/L，肌酐167 μmol/L，乳酸脱氢酶656U/L，超敏-CRP 10.10mg/L），血糖2.8mmol/L。血气分析：pH 7.25，$PaCO_2$ 45mmHg，全血碱剩余-6.5mmol/L，乳酸6.1mmol/L。阴道检查：宫口开10cm，S+2，羊水清。胎心监护如图6-1-2所示，产时电子胎心监护评估见表6-1-2。

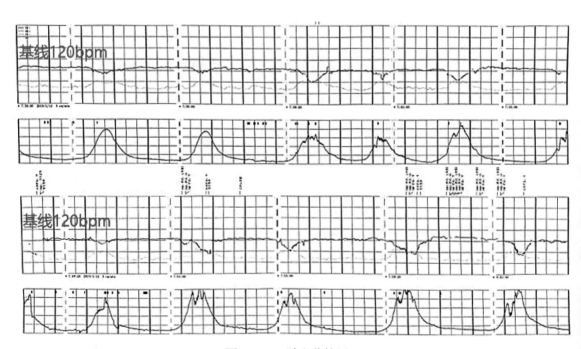

图6-1-2 胎心监护图2

表6-1-2　产时电子胎心监护评估（对应图6-1-2）

| 风险评估 | 孕36⁺周，胎膜早破，妊娠期急性脂肪肝 |
|---|---|
| 宫缩 | 10min3次宫缩 |
| 基线 | 120次/min |
| 变异 | 缺失 |
| 加速 | 无 |
| 减速 | 频发变异减速 |
| 评估及处理 | Ⅲ类胎心监护（基线变异缺失伴频发变异减速）。<br>• 评估有无减少胎儿氧合的因素：脉搏110~120次/min，血压102/76mmHg，$SpO_2$ 98%~99%，临产但无宫缩过频。阴道检查：宫口开全，S+2，LOA，羊水清，未触及条索样组织物，宫缩时胎头下降良好。<br>• 进行宫内复苏：吸氧、侧卧、补液等。<br>• 评估短期内可阴道分娩，持续胎心监护，做好阴道助产及新生儿复苏准备 |

171

妊娠结局：宫口开全25min行会阴左侧切开，顺产一活女婴，重2 800g。Apgar评分：1min 9分，5min 10分，10min 10分。脐血血气分析：pH 7.23，$PCO_2$ 6.51kPa，乳酸4.3mmol/L，剩余碱–3.8mmol/L。孕妇产后出血500mL，予输注新鲜冰冻血浆、纤维蛋白原纠正凝血功能异常，护肝补液，防治肝性脑病、肾衰竭、感染等并发症，产后恢复好。胎盘病理：胎盘绒毛纤维素性坏死伴部分胎盘绒毛间隙狭窄，散在钙盐沉积。上述改变可能影响胎盘供氧功能。

本例为妊娠期急性脂肪肝，母体代谢性酸中毒引起胎心基线变异缺失及变异减速，给予宫内复苏无好转，产程进展快，新生儿无窒息。

## 知识点回顾

• 妊娠期急性脂肪肝（acute fatty liver of pregnancy，AFLP）常发生于妊娠晚期，以明显的消化道症状（恶心、呕吐、上腹痛、厌食等）、黄疸、肝功能异常和凝血功能障碍为主要特征。AFLP的早期识别需结合临床症状与辅助检查，但诊断仍然具有挑战性。

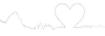

- Swansea 诊断标准：符合以下6项或以上，并排除肝病史及肝炎接触等疾病：①呕吐；②腹痛；③烦渴或多尿症；④肝性脑病；⑤胆红素升高（$>14\mu mol/L$）；⑥低血糖（$<4mmol/L$）；⑦尿酸升高（$>340\mu mol/L$）；⑧白细胞升高（$>11\times 10^9/L$）；⑨腹水或超声提示有"明亮肝"；⑩转氨酶升高（$>42U/L$）；⑪血氨升高（$>47\mu mol/L$）；⑫肾功能损害（尿肌酐$>150\mu mol/L$）；⑬凝血功能障碍（凝血酶原时间$>14s$或活化部分凝血活酶时间$>34s$）；⑭肝活检示微泡状脂肪变性。

- 治疗原则：迅速终止妊娠和最大限度地支持治疗，如纠正凝血功能障碍、纠正低蛋白血症、纠正电解质、纠正低血糖、维持正常血容量，并预防感染及肝昏迷等并发症。

- 终止妊娠的方式：自然分娩对于合并凝血功能障碍者，可最大限度地减少创面出血的风险；但分娩过程可能耗时较长，病情可能进一步加重。如果不能迅速经阴道分娩，则应在备足血源的前提下果断剖宫产。临床中应根据孕妇、胎儿及胎心监护状况做个体化选择。

## ◎ 妊娠期肝内胆汁淤积症

**病例**　×××，30岁，G2P0，人流1次。因"停经38⁺⁴周，发现胆汁酸增高半天"入院。

孕期外院不规则产检，肝炎病毒病原学阴性，胎儿结构筛查无异常，口服葡萄糖耐量试验（oral glucose tolerance test，OGTT）阴性，孕期生化指标未见异常。近两日自觉皮肤瘙痒，四肢及腹部较明显，外院行胆汁酸检查提示胆汁酸偏高（32.2 μmol/L），遂收入院。入院完善相关检查：血、尿常规正常，肝、肾功能未见异常；超声提示：胎儿大小如孕周，羊水暗区56mm，指数122mm；肝胆超声未提示异常；胎心监护NST正常型；BST阴性。考虑妊娠期肝内胆汁淤积症（intrahepatic cholestasis of pregnancy，ICP），予人工破膜计划分娩。破膜后1⁺h出现自发宫缩，间隔4～5min，持续30～40s；血压125/82mmHg，心率64次/min，胎心监护如图6-1-3所示，产时电子胎心监护评估见表6-1-3。

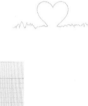

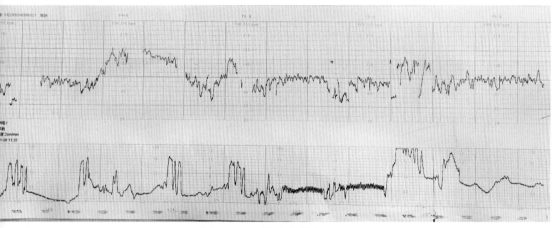

图6-1-3　胎心监护图3

表6-1-3　产时电子胎心监护评估（对应图6-1-3）

| 风险评估 | 妊娠期肝内胆汁淤积症 |
|---|---|
| 宫缩 | 10min4～5次 |
| 基线 | 120次/min |
| 变异 | 显著变异 |
| 加速 | 有 |
| 减速 | 偶发变异减速 |

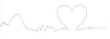
（续表）

| | |
|---|---|
| 评估及处理 | Ⅱ类胎心监护。<br>● 评估胎儿氧合通路：母体无低血压、低血氧，无宫缩过频。阴道检查：宫口开2cm，先露S-3，胎膜未破，未触及条索样组织物。<br>● 宫内复苏：吸氧，改变体位，补液等。<br>● 经宫内复苏，复评胎心监护仍为Ⅱ类，产程无明显进展，短期内经阴道分娩困难，征求患者及家属意见，予剖宫产终止妊娠 |

妊娠结局：经"硬膜外麻醉"剖宫产娩出一活男婴，体重3 000g。Apgar评分：1min 8分，5min 9分，10min 9分。羊水清，脐带长约50cm，无脐带绕颈。胎盘病理：胎盘大面积钙化灶伴多发性梗死灶。

本例胎盘病理提示胎盘大面积钙化伴多发梗死，考虑胎心基线显著变异可能与母体ICP有关。胆汁酸可通过胎盘并在胎盘绒毛血管沉积引起胎盘氧化应激损伤，或者刺激胎盘绒毛膜表面血管突发血管痉挛，影响母胎界面血氧交换，从而引起胎心异常。此外，胆汁酸刺激胎儿肠蠕动排出胎粪，故ICP患者多合并羊水胎粪污染。

### 知识点回顾

**妊娠期肝内胆汁淤积症（ICP）：**
● ICP是一种妊娠特有疾病，以不明原因的皮肤瘙痒、肝功能异常，但产后迅速消失或恢复正常为临床特点。ICP的诊断一定为排他性诊断，需要排除一切可能导致妊娠期皮肤瘙痒和肝功能受损的其他原因。

**ICP孕期监护：**
● 孕妇生化指标监测 总胆汁酸和肝功能（频率：不论病情程度，每1～2周复查1次直至分娩。对程度特别严重者可适度缩短检测间隔）。
● 胎儿的宫内状况监测 ①胎动：评估胎儿宫内状态的简便方法。胎动减少、消失或胎动频繁、无间歇的躁动是胎儿宫内缺氧的危险信号，应立即就诊。②胎儿电子监护：无应激试验（NST）在ICP中的研究结果不一致，鉴于NST的特点，仍可将其作为ICP中胎儿的监护方法，推荐从孕32周起，每周检查NST 1次，重度ICP者每周2次。但更应认识到胎心监护的局限性，并强调ICP有无任何预兆胎死宫内的可能。产程初期缩宫素激惹试验（OCT）对围产儿预后不良的发生有良好的预测价值，因此，对ICP孕妇行阴道分娩时建议在产程初期常规行宫缩负荷试验。③脐动脉血流分析：胎儿脐动脉血流收缩期与舒张末期最大速度比值（S/D比值）对预测围产儿预后可能有一定意义，检测频率同NST。④产科超声：在胎心监护出现不可靠的图形、临床又难以作出确切判断时选用超声生物物理评分，但其对ICP胎儿宫内安危评判的敏感性、特异性有限。

## ICP孕妇终止妊娠的时机：

- 轻度ICP 孕38～39周终止妊娠。
- 重度ICP 孕34～37周终止妊娠，根据治疗反应、有无胎儿窘迫、双胎或合并其他母体并发症等因素综合考虑。

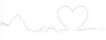
## ◎ 妊娠期糖尿病（肩难产）

**病例** ×××，29岁，G1P0。因"停经39⁺⁴周，阴道流液6⁺h"入院。

孕期规律产检，妊娠期糖尿病通过指导饮食运动，监测血糖控制满意。近期超声提示腹围350mm，估计胎儿体重3 700g，羊水量及脐血流均在正常范围。入院体检：孕妇体温36.8℃，心率80次/min，血压103/71mmHg。腹软，未触及宫缩，查宫口未开，羊水清，先露头，综合评估有阴道试产条件。宫口开3cm行分娩镇痛，产程中监测血糖稳定，无须使用胰岛素控制血糖。第一产程10h，宫口开全1h，胎心监护如图6-1-4所示，产时电子胎心监护评估见表6-1-4。

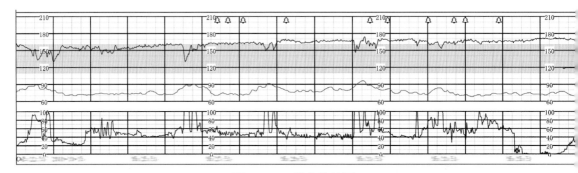

图6-1-4　胎心监护图4

表6-1-4　产时电子胎心监护评估（对应图6-1-4）

| 风险评估 | 妊娠期糖尿病、胎膜早破 |
| --- | --- |
| 宫缩 | 10min4次 |
| 基线 | 165次/min |
| 变异 | 微小变异 |
| 加速 | 无 |
| 减速 | 频发变异减速 |
| 评估及处理 | Ⅱ类胎心监护（胎心基线增高、微小变异伴频发变异减速）。<br>● 评估胎儿氧输送途径：复测体温37.7℃，心率120次/min，血压131/90mmHg，SpO₂99%，无宫缩过频。阴道检查：宫口开全，S+2，LOA，羊水清，未触及条索样组织物。<br>● 启动干预措施：改变体位、吸氧、静脉补液等宫内复苏措施。<br>● 严密监测胎心，做好阴道助产准备；宫内复苏15min后复评胎心监护Ⅱ类，低位产钳助产终止妊娠 |

阴道助产分娩过程中胎心监护如图6-1-5所示。

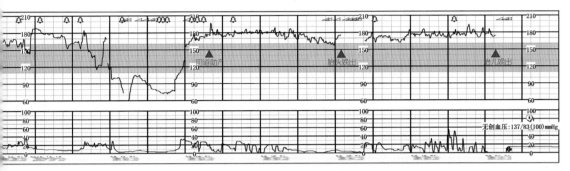

图6-1-5　胎心监护图5

妊娠结局：低位产钳助产，胎头娩出后出现"龟缩征"，考虑肩难产，启动肩难产抢救流程（HELPERR）。嘱孕妇停止屏气用力，予屈大腿，耻骨联合上加压，Rubin及Woods旋肩法解除前肩嵌顿（具体详见下页"知识点回顾"），4min后娩出胎儿，体重3 840g。Apgar评分：1min 5分，5min 8分，10min 9分。脐带长约60cm，绕颈1周，羊水清。新生儿检查四肢活动好，胸部正侧位未见异常提示。脐血血气分析：pH 7.147，乳酸5.73mmol/L，剩余碱−7.8mmol/L。转新生儿科，住院7天后痊愈出院。

本例出现胎心过速需考虑：①宫内感染：妊娠期糖尿病（gestational diabetes mellitus, GDM），血糖控制良好，胎膜早破入院待产，母体发热（体温37.7℃，心率120次/min），胎心过速，需考虑宫内感染可能。母体复查血常规及降钙素无异常，新生儿血常规及C-反应蛋白（C-reactive protein, CRP）未见异常，胎盘病理无感染征象。综合以上结果，不考虑宫内感染。②胎儿贫血：无产前出血、无胎儿失血，新生儿血红蛋白213g/L，故不成立。③胎盘功能障碍：胎盘病理提示部分胎盘绒毛间隙狭窄，可能会影响胎儿氧供，在缺氧发生后，胎儿的心血管系统最先发生反应，最初低氧血症引起交感神经兴奋，儿茶酚胺分泌增多，外周血管收缩，血压上升，导致胎儿心率增快。

肩难产的积极处理：胎头娩出后胎心180次/min，肩难产经HELPERR处理，4min娩出胎儿，新生儿结局良好。发生肩难产时应尽早娩出胎儿，降

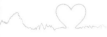

低新生儿缺氧缺血性脑病（hypoxic-ischemic encephalopathy, HIE）的发生率。因为胎头娩出后颈部在阴道处的环形受压（胎儿整个颈部被阴道及其周围软组织环形压迫），阻断了通往颅内的血供；此外，脐带受压也是胎儿供血供氧中断的关键因素。

## 知识点回顾

- GDM孕妇分娩出巨大儿较为常见，且更可能出现肩难产，妊娠后期需临床或超声评估胎儿大小，评估阴道分娩肩难产风险。

- 分娩时母体高血糖导致新生儿不良结局的情况在GDM女性中不常见，但谨慎起见，在临产过程中应定期评估母体血糖水平并治疗高血糖。治疗的目标是降低新生儿低血糖症风险。

- 肩难产抢救流程（HELPERR）

  · H = Help（call for additional assistance）寻求帮助

  · E = Evaluate for episiotomy 评估是否要会阴切开

  · L = Legs（McRoberts maneuver）屈大腿法

  · P = Pressure（suprapubic pressure）耻骨上加压

  · E = Enter the vagina 手进入阴道内旋肩（Rubin maneuver, Woods corkscrew maneuver）

  · R = Remove the posterior arm 取后臂

  · R = Roll the patient（two hands and knees）翻转患者

- 其他处理肩难产手法：胎头复位法（Zavanelli maneuver），耻骨联合切开（symphysiotomy）等。

## ◎ 妊娠合并系统性红斑狼疮

**病例**　×××，29岁，G4P1A2，自然流产2次，3年前孕28⁺周死胎引产并确诊系统性红斑狼疮，风湿免疫专科就诊规范治疗，病情稳定2年多后受孕。现因"停经37⁺¹周，阴道流液伴不规则下腹痛1⁺h"入院。

孕期定期产检并在风湿免疫科随诊，肝、肾功能及血常规正常，24h尿蛋白0.1g，ANA 1：32（斑点型），抗dsDNA阴性，补体C3及C4、免疫球蛋白均在正常范围内，抗磷脂抗体阴性，抗SSA、SSB均阴性。孕早期口服甲基泼尼松龙5mg/d、羟氯喹0.2g/d、阿司匹林100mg/d，低分子肝素0.4U/d皮下注射，孕期动态监测病情控制稳定，血压正常。入院时血压118/72mmHg，心率92次/min，体温36.5℃，完善相关检查，血常规、凝血功能、肝肾功能均无异常，随机尿液分析尿蛋白阴性，超声提示胎儿大小如孕周，羊水及脐血流在正常范围，胎心监护如图6-1-6所示，对应的产时电子胎心监护评估见表6-1-5。

179

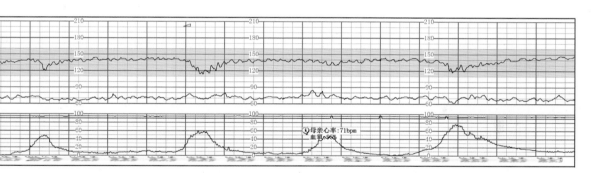

图6-1-6　胎心监护图6

表6-1-5　产时电子胎心监护评估（对应图6-1-6）

| 风险评估 | 妊娠合并系统性红斑狼疮、胎膜早破 |
| --- | --- |
| 宫缩 | 10min4次 |
| 基线 | 140次/min |
| 变异 | 中等 |
| 加速 | 无 |
| 减速 | 早期减速 |
| 评估及处理 | Ⅰ类胎心监护。<br>● 按照足月胎膜早破待产，继续监测产程进展 |

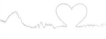

自发宫缩，产程进展顺利，第一产程6h，宫口开全1h，孕妇血压149/91mmHg，脉搏92次/min，胎心监护如图6-1-7所示，所对应的产时电子胎心监护评估见表6-1-6。

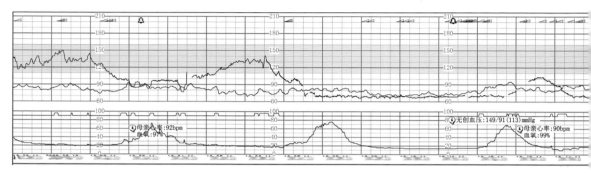

图6-1-7　胎心监护图7

表6-1-6　产时电子胎心监护评估（对应图6-1-7）

| 风险评估 | 妊娠合并系统性红斑狼疮、胎膜早破 |
| --- | --- |
| 宫缩 | 10min4次 |
| 基线 | 140次/min（参考10min前胎心监护） |
| 变异 | 中等变异 |
| 加速 | 无 |
| 减速 | 延长减速 |
| 评估及处理 | II类胎心监护（延长减速）。<br>● 评估胎儿氧输送途径：母体血压149/91mmHg，血氧饱和度99%，心率90次/min，无宫缩过频，无腹痛压痛，无阴道异常出血。阴道检查：宫口开10cm，S+3，羊水清，未触及条索样组织物。<br>● 启动干预措施：改变体位，吸氧，静脉补液等宫内复苏措施。<br>● 延长减速，考虑胎儿窘迫，阴道助产终止妊娠，做好新生儿复苏准备 |

妊娠结局：延长减速9min后产钳助产分娩，新生儿体重3 240g。Apgar评分：1min 7分，5min 8分，10min 9分。羊水清。脐血血气分析：pH 6.96，$PCO_2$ 10.4kPa，乳酸8.4mmol/L，剩余碱−11.6mmol/L。胎盘病理：脐血管三根，近中央附着，未见明显病变；胎盘末梢绒毛细小，部分绒毛纤维素样坏死，部分绒毛间隙狭窄，缺氧结节形成，干绒毛内血管闭塞性内膜炎，绒毛间隙纤维蛋白沉积，散在钙盐沉积。符合胎盘功能低下组织学改变。

　　本例为妊娠合并系统性红斑狼疮，孕期动态评估各项免疫指标及脏器功能，病情控制稳定。第二产程出现延长减速，及时全面评估胎儿氧合通路：母体血压升高，无明显心肺功能异常。结合胎盘病理，考虑为系统性红斑狼疮引起胎盘炎症反应和血管异常导致胎盘储备下降，第二产程中胎儿氧供异常致胎心异常。

## 知识点回顾

- 系统性红斑狼疮患者一旦确诊妊娠，需立即到风湿免疫专科进行随诊。
- 系统性红斑狼疮患者的产科随诊内容及频率：在确定妊娠后，应根据患者的具体情况考虑整个妊娠期间的随诊频率。推荐妊娠28周前每4周随诊1次，自妊娠28周始每2周随诊1次。但由于患者在孕28周后病情变化较快，因此随诊间隔应由产科医师根据具体情况确定。产科随访内容包括常规产科检查、血压监测、胎心监测，在妊娠16周后应每月进行1次胎儿B超检查，以监测胎儿的生长情况及是否有畸形。如果出现胎儿发育迟缓或子痫前期表现，则应该缩短随诊间隔；在妊娠28周后，应每2周进行1次脐动脉血流多普勒检查，监测胎儿血供情况；自妊娠28周始，原则上应每2周进行1次胎儿监测。如有异常可每周进行1次脐动脉血流和胎儿监测。
- 系统性红斑狼疮患者的分娩方式选择：对于在整个妊娠过程中病情稳定的患者，可以采取自然分娩的方式来终止妊娠，但对于妊娠期间病情不稳定或出现产科并发症的患者，可放宽剖宫产指征。出现以下情况时，应尽早终止妊娠：①对于病情平稳的患者，如果胎龄已满38周，胎儿已发育成熟时，建议终止妊娠。②孕妇系统性红斑狼疮病情严重，危及母体安全时，无论孕周大小都应尽早终止妊娠。③孕期检测发现胎盘功能低下，危及胎儿健康，经产科与风湿科治疗无好转者或出现严重妊娠高血压、精神和（或）神经异常、脑血管意外、弥漫性肺部疾病伴呼吸衰竭、重度肺动脉高压、24h尿蛋白定量＞3g等并发症时，应积极完成促胎肺成熟后终止妊娠。④孕早期即出现明显的系统性红斑狼疮病情活动，需经风湿免疫科评估明确是否能耐受继续妊娠。

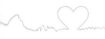
◎ 羊水过少

**病例**　×××，27岁，G1P0。因"停经40⁺¹周，阵发性下腹痛半天"入院。

孕期定期产检，心电图提示窦性心动过速，心脏超声正常，甲状腺功能无异常。超声提示胎儿大小如孕周，羊水过少（暗区20mm，指数47mm），脐动脉血流指标正常。产程进展顺利，第一产程8h，宫口开全1h，孕妇血压138/76mmHg，心率112次/min，胎心监护如图6-1-8所示，产时电子胎心监护评估见表6-1-7。

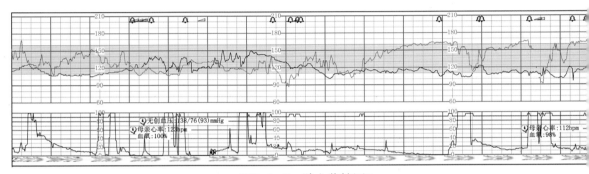

图6-1-8　胎心监护图8

表6-1-7　产时电子胎心监护评估（对应图6-1-8）

| 风险评估 | 羊水过少 |
| --- | --- |
| 宫缩 | 10min5次 |
| 基线 | 无法确定，10min前为150次/min左右 |
| 变异 | 无法确定 |
| 加速 | 无 |
| 减速 | 频发变异减速 |
| 评估及处理 | Ⅱ类胎心监护。<br>● 评估氧输送途径：母体无低血压、低血氧，无宫缩过频。阴道检查：宫口开10cm，S+3，LOA，羊水清。<br>● 启动干预措施：改变体位、吸氧，静脉补液等宫内复苏措施。<br>● 做好阴道助产准备，严密监测胎心，胎心监护如图6-1-9所示 |

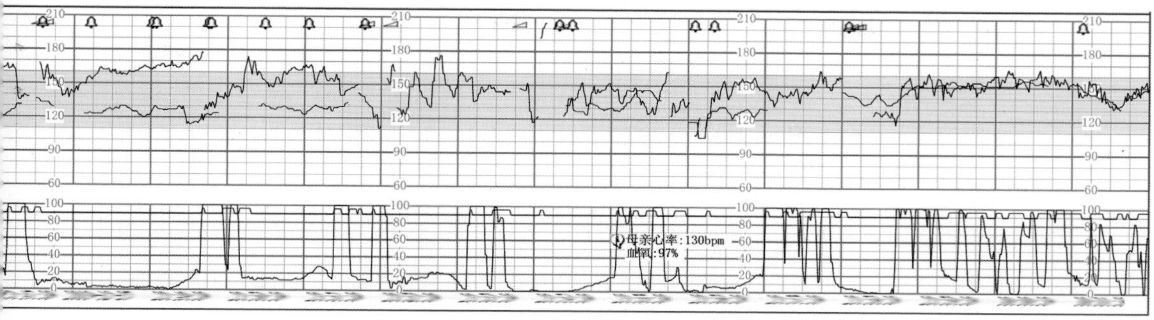

图6-1-9　胎心监护图9

183

妊娠结局：自然分娩一男婴，体重3 260g。Apgar评分：1min 9分，5min 9分，10min 9分。羊水Ⅲ度混浊。脐血血气分析：pH 7.18，剩余碱-4.7mmol/L，乳酸4.4mmol/L。胎盘病理：胎盘大小约18cm×16cm×3.5cm，脐血管三根，近中央附着。胎膜未见明显病变。胎盘末梢绒毛部分毛细血管管腔狭小，数量减少，血管合体细胞膜形成减少，绒毛纤维素性坏死（9%左右），部分绒毛间隙大量纤维素沉积及部分胎盘合体细胞结节增多。符合胎盘功能低下。

本例孕40⁺周，血压临界高值，羊水过少，胎盘病理提示胎盘功能下降，产程中需关注脐带受压、胎盘早剥风险。在宫缩的应激下，存在脐带受压及胎盘灌注下降的风险，出现反复变异减速，基线变异好。给予宫内复苏，做好阴道助产准备，新生儿结局良好。

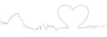
◎ 羊水过多

**病例**　×××，32岁，G1P0。因"停经38<sup>+4</sup>周，下腹阵痛半天"入院。

孕期规律产检，中期唐氏筛查21三体临界风险，无创DNA低风险，孕中期结构筛查无异常，OGTT正常范围。孕38周B超提示：羊水暗区85mm，羊水指数295mm。因"羊水过多"再次行系统性胎儿超声检查未见明显异常，胎儿无水肿，监测血糖为正常范围，糖化血红蛋白5.0%。入院查体：血压123/72mmHg，心率84次/min，宫缩间隔5～6min。阴道检查：宫口开3cm，S-3，胎膜存。收入产房监测产程进展。入产房30min后，胎心监护如图6-1-10所示，产时电子胎心监护评估见表6-1-8。

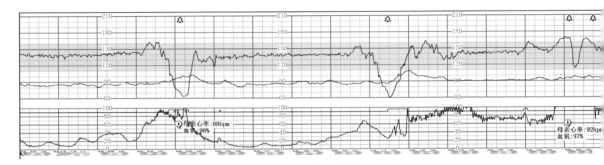

图6-1-10　胎心监护图10

表6-1-8　产时电子胎心监护评估（对应图6-1-10）

| 风险评估 | 羊水过多 |
| --- | --- |
| 宫缩 | 10min3次 |
| 基线 | 150次/min |
| 变异 | 中等变异 |
| 加速 | 有 |
| 减速 | 频发变异减速 |
| 评估及处理 | Ⅱ类胎心监护（中等变异伴频发变异减速）。<br>● 评估氧输送途径：母体无心悸、气促，无自觉腹胀，呼吸23次/min，心率88次/min，SpO<sub>2</sub>98%，无宫缩过频，腹部无压痛，无异常阴道出血。阴道检查：宫口开3cm，S-3，胎膜完整，胎膜内可触及条索状组织物伴波动感；考虑脐带先露，启动5min紧急剖宫产。<br>● 启动干预措施：改变体位，吸氧，静脉补液等宫内复苏措施 |

妊娠结局：在"静吸复合全麻"下行紧急剖宫产，娩出一活女婴，体重 3 720g，Apgar评分：1min 9分，5min 9分，10min 10分。外观未见异常。脐带长约70cm，绕颈1周。胎盘、胎膜娩出完整，胎盘母体面无压迹，新生儿出生后随访未见异常。胎盘病理提示与孕周相符，未见明显异常。

本例为孕晚期特发性轻度羊水过多，产程中出现频繁重度变异减速，需全面评估胎儿氧合通路有无异常。首先考虑脐带受压可能，予改变体位并行阴道检查，提示脐带先露，考虑羊水过多，存在胎膜早破、脐带脱垂的风险，目前处于产程潜伏期，行紧急剖宫产，母儿结局好。另外，也需考虑羊水过多可能使母体出现压迫症状，影响母体的心、肺功能，从而影响胎儿氧供。本例母体未出现明显压迫症状，监测母体血压、呼吸、心率及血氧饱和度正常，考虑母体心、肺功能正常。

185

### 知识点回顾

● 羊水量异常的诊断：超声检查AFV≤2cm或AFI≤5cm可诊断羊水过少。AFV≥8cm或AFI≥25cm可诊断羊水过多。

● 羊水过少与胎心异常、脐带受压、羊水粪染、脐血pH＜7和低Apgar评分相关。

● 羊水过多临产处理：在临产期间，需明确胎先露是否保持头先露。自发性胎膜破裂可引起突发严重宫内减压，有脐带脱垂或胎盘早剥的风险。使用穿刺针经腹或经宫颈行预防性逐渐羊水减量可预防这些临产期间的并发症。需持续监测胎儿心率，因为羊水过多出现胎心异常的风险增加。

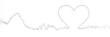

◎ 产时发热（绒毛膜羊膜炎）

**病例** ×××，28岁，G1P0。因"停经38$^{+5}$周，下腹阵痛1$^+$h"入院。孕期规律产检，无特殊，甲状腺功能正常，孕36周生殖道GBS筛查阴性。入院查体无特殊；宫口开2cm时予硬膜外麻醉分娩镇痛。分娩镇痛2h因宫缩欠佳予缩宫素加强宫缩，第一产程19h。宫口开全30min，胎心监护如图6-1-11所示，对应的产时电子胎心监护评估见表6-1-9。

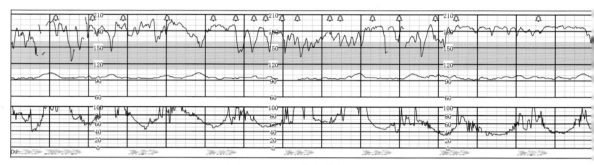

图6-1-11　胎心监护图11

表6-1-9　产时电子胎心监护评估（对应图6-1-11）

| 风险评估 | 产程中使用缩宫素，分娩镇痛 |
|---|---|
| 宫缩 | 10min7次，宫缩过频 |
| 基线 | 180次/min |
| 变异 | 微小变异 |
| 加速 | 无 |
| 减速 | 频发变异减速 |
| 评估及处理 | Ⅱ类胎心监护（胎心过速，基线微小变异伴频发变异减速）。<br>● 停滴缩宫素；启动吸氧、静脉补液、改变体位等宫内复苏措施。<br>● 评估氧输送途径：体温38.7℃，血压126/86mmHg，心率99次/min，SpO$_2$ 99%。阴道检查：宫口开10cm，ROP，S+1，羊水清。<br>● 复查血常规，补液并物理降温，对乙酰基酚600mg口服降温，并给予抗生素治疗；严密监测胎心变化，重新评估分娩方式，做好紧急剖宫产或阴道助产准备 |

30min后复测体温37.8℃，血压120/84mmHg，心率88次/min，胎心监护如图6-1-12所示，对应的产时电子胎心监护评估见表6-1-10。

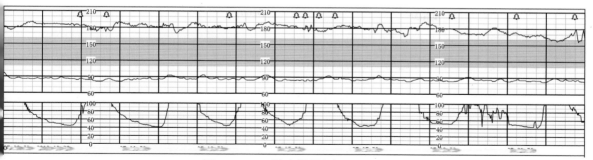

图6-1-12　胎心监护图12

表6-1-10　产时电子胎心监护评估（对应图6-1-12）

| 风险评估 | 产时发热，分娩镇痛 |
|---|---|
| 宫缩 | 10min6次，宫缩过频 |
| 基线 | 180次/min |
| 变异 | 微小变异 |
| 加速 | 无 |
| 减速 | 偶发变异减速 |
| 评估及处理 | Ⅱ类胎心监护（胎心过速，基线微小变异伴偶发变异减速）。<br>● 评估胎儿氧输送途径：母体发热，心率89次/min，宫缩过频。阴道检查：宫口开10cm，ROP，S+1，羊水清；宫缩时用力，胎头下降不明显。<br>● 启动干预措施：吸氧，静脉补液等宫内复苏措施。<br>● 持续Ⅱ类胎心监护，胎儿已存在供氧中断，可能发展为酸中毒，应尽早终止妊娠。考虑短期内经阴道分娩困难，阴道助产难度较大，建议患者及家属行剖宫产终止妊娠。做术前准备 |

　　因孕妇及家属要求继续试产，持续胎心监护，20min后胎心监护如图6-1-13所示（Ⅱ类胎心监护：微小变异伴频发重度变异减速）；再次交代病情，孕妇及家属签字同意手术。

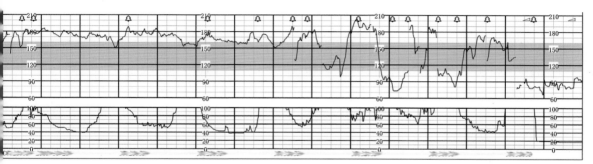

图6-1-13　胎心监护图13

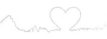
妊娠结局：在"硬膜外麻醉"下行剖宫产，娩出一活女婴，体重3 520g。Apgar评分：1min 6分，5min 9分，10min 10分。羊水Ⅱ度污染，胎盘、胎膜自然娩出。脐血血气分析：pH 7.013，剩余碱−5.9mmol/L，阴离子间隙19.2mmol/L，血红蛋白145g/L，乳酸4.8mmol/L。

新生儿因轻度窒息转新生儿科治疗；新生儿复苏后一直气促、呻吟、吐沫、口周青紫。辅助检查血常规：中性粒细胞百分比80%，血小板$224 \times 10^9$/L，血红蛋白149g/L，白细胞$32.7 \times 10^9$/L，C反应蛋白8.0mg/L。胸片：两肺纹理增多，肺实质未见浸润。考虑新生儿肺炎，抗炎支持对症治疗，但患儿逐渐出现三凹征、呻吟气促明显、中心性发绀、呼吸暂停等临床表现，给予气管插管，转NICU进一步治疗。住院20天，各项指标无异常出院。母体产后无发热。胎盘病理：胎盘重600g，大小为$20cm \times 15cm \times 3cm$，急性绒毛膜羊膜炎，考虑宫内感染。

本例胎心监护提示胎心过速，可能的原因为宫内感染、药物影响、母体甲状腺功能亢进症、胎盘早剥、胎儿缺氧、母体应激导致儿茶酚胺水平增高等，结合病史，考虑胎心过速与母体发热有关。母体发热时耗氧量增加，酸性代谢产物增多，胎儿的血氧含量下降，二氧化碳结合率增高，胎心增快。母体发热原因较多：①分娩镇痛麻醉状态；②第一产程19h，产程长存在体力消耗、脱水状态可能；③初产妇产程时间较长，多次阴道检查等人工干预，存在宫内感染可能；④周围环境温度过热。给予宫内复苏后，胎心监护无改善，出现频发重度变异减速，积极处理后母儿结局良好，胎盘病理提示急性绒毛膜羊膜炎。

## 知识点回顾

- 产时发热的诊断标准目前尚无共识。临床普遍将体温＞38℃视为产时发热。产时发热导致产妇乏力、脱水、心率增快、耗氧增加及产程延长，引起胎儿心率异常甚至酸中毒。产时发热可由非感染性和感染性因素（呼吸系统、泌尿系统、宫内感染等）所致。

- 发热患者的治疗应包括：对乙酰氨基酚药物降温、抗生素预防感染、降低室温、减少衣物和按需补液。

- 椎管内麻醉分娩镇痛是非感染性产时发热的最常见因素，30%的产妇因硬膜外镇痛出现体温＞37.5℃。具体机制不详，可能与产妇体温调节功能改变、胎盘或硬膜外隙内发生的原发性无菌性炎症反应、局部麻醉药物作用、硬膜外导管创伤、热量损失减少相关。

- 宫内感染即绒毛膜羊膜炎，是指羊水、胎盘、胎儿、胎膜或蜕膜等部位中任意一个或多个部位共同发生的感染；可导致急性新生儿发病，包括新生儿肺炎、脑膜炎、败血症、脑瘫和死亡等；可导致母体产后出血、子宫内膜炎、腹膜炎、败血症、成人呼吸窘迫综合征等。

- 因产时绒毛膜羊膜炎的确诊需要细菌或病理学支持，根据临床需要将其分为3个不同类别。①孤立性母体发热：指单次口腔温度≥39℃；或者口腔温度在38~38.9℃，30min后重新测量，口腔温度仍维持在38~39℃，但不存在其他高危因素。②疑似宫内感染：依靠临床症状，包括产妇产时发热，并且合并产妇白细胞增多、宫颈脓性分泌物、胎儿心动过速中的至少一项。③确诊宫内感染：主要依靠羊水检查阳性结果（革兰染色、血糖、培养结果与感染一致），或者胎盘病理组织学证明胎盘炎症或感染。

- 当高度可疑羊膜腔内感染，或产时存在其他提示可能发生早发新生儿败血症的高危因素（如母体发热、破膜时间长或早产等）时，应及时联系新生儿科团队，为新生儿提供最佳的评估和处理。

189

## ◎ 剖宫产后阴道试产

**病例1**　×××，31岁，G4P1，4年前孕35周早产臀位外院剖宫产。因"停经36⁺³周，下腹阵痛伴阴道流液3⁺h"入院。本孕定期产检，无特殊。近期门诊超声提示胎儿大小如孕周，羊水量及脐血流均在正常范围，子宫下段瘢痕处子宫肌层连续，厚约3.2mm。入院查体：血压122/78mmHg，心率87次/min，宫缩4～5min1次，查宫口未开，宫颈管消退80%，头先露。入院充分知情同意后，行TOLAC，并建立静脉通道，交叉备血，留置尿管，持续胎心监护。产房待产，评估为Ⅰ类胎心监护，如图6-1-14所示。

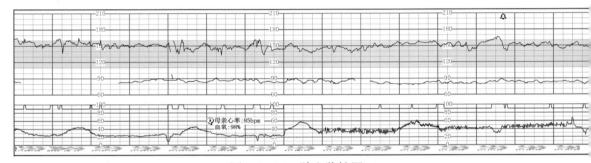

图6-1-14　胎心监护图14

1h后宫口开2cm，行分娩镇痛。5⁺h后胎心监护如图6-1-15所示，所对应的产时电子胎心监护评估见表6-1-11。

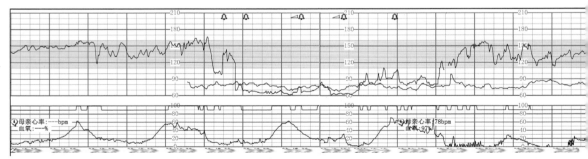

图6-1-15　胎心监护图15

表6-1-11　产时电子胎心监护评估（对应图6-1-15）

| 风险评估 | 瘢痕子宫、先兆早产、胎膜早破、分娩镇痛 |
| --- | --- |
| 宫缩 | 10min4～5次 |

（续表）

| 基线 | 150次/min |
|---|---|
| 变异 | 中等变异 |
| 加速 | 无 |
| 减速 | 变异减速伴延长减速 |
| 评估及处理 | Ⅱ类胎心监护（中等变异伴变异减速、延长减速）。<br>● 评估氧输送途径：母体无低血压、低血氧，腹部瘢痕处无压痛，无异常阴道出血，尿色清亮。阴道检查：宫口开3cm，S-2，LOA，羊水清。排除灾难性事件即子宫破裂、脐带脱垂。<br>● 启动改变体位、吸氧、静脉补液等宫内复苏措施。<br>● 考虑瘢痕子宫、胎儿窘迫，做好紧急剖宫产准备。30min后复评胎心监护如图6-1-16所示，所对应的产时电子胎心监护评估见表6-1-12 |

191

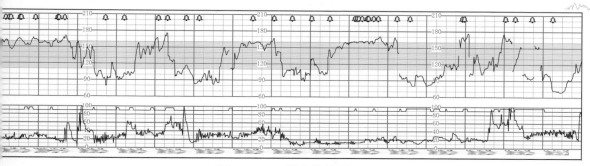

图6-1-16　胎心监护图16

表6-1-12　产时电子胎心监护评估（对应图6-1-16）

| 风险评估 | 瘢痕子宫临产、早产、胎膜早破 |
|---|---|
| 宫缩 | 监护不到位，无法判断 |
| 基线 | 160次/min |
| 变异 | 显著变异伴微小变异 |
| 加速 | 无 |
| 减速 | 频发变异减速 |
| 评估及处理 | Ⅱ类胎心监护。<br>● 再次评估：母体无低血压、低血氧，腹部瘢痕处压痛，阴道少许出血，尿色清亮。阴道检查：宫口开3cm，S-2，LOA，羊水血性。<br>● 考虑子宫破裂、胎儿窘迫，立即手术终止妊娠 |

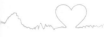

妊娠结局：在"硬膜外麻醉"下行紧急剖宫产术，术中见子宫浆膜层尚完整，右侧原子宫切口处肌层连续性中断约4cm，胎膜下胎儿毛发清晰可见。新生儿体重3 020g，Apgar评分：1min 7分，5min 8分，10min 9分。胎盘自然娩出，母面未见血块压迹。产后出血约850mL。脐血血气分析：pH 7.21，乳酸7.9mmol/L，剩余碱−9.7mmol/L。新生儿住院7天后出院。胎盘病理：胎膜未见明显病变；胎盘末梢绒毛毛细血管丰富，血管合体细胞膜形成良好。

本例为隐匿的子宫破裂，不完全性子宫破裂。子宫破裂存在脐带受压或胎盘早剥的风险，导致胎心减速。本例术前胎心监护提示频发变异减速，虽然体格检查未发现子宫破裂的明显阳性体征，但高度警惕，积极处理，术中证实了子宫不完全破裂，迅速有效处理灾难性事件，母儿结局良好。

病例2　×××，33岁，G3P1，7年前自然流产1次，5年前于当地医院行子宫下段剖宫产术，术后恢复好。因"停经38$^{+5}$周，见红伴下腹痛7h"入院。

孕期定期产检，无特殊。近期超声提示胎儿大小如孕周，羊水暗区42mm，指数199mm，脐动脉S/D 2.43，子宫下段前壁肌层最薄处厚约2.6mm，肌层连续性存在。停经38$^{+5}$周，下腹阵痛间隔3～4min，少许阴道流血。入院查体：体温36.4℃，脉搏77次/min，呼吸20次/min，血压101/76mmHg，腹部可触及规律宫缩，无压痛，阴道检查：宫口开3cm，S-2，先露头，胎膜自破，羊水清，知情同意后要求TOLAC，评估胎心监护Ⅰ类，如图6-1-17所示。

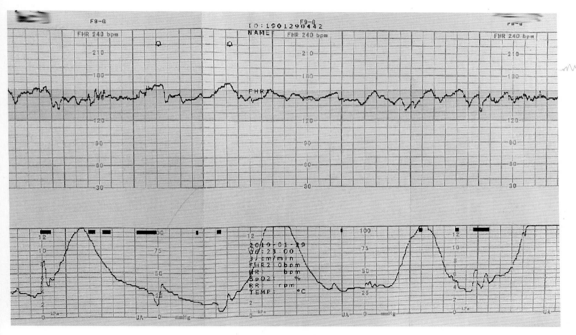

图6-1-17　胎心监护图17

入院后行分娩镇痛，胎心监护如图6-1-18所示，所对应的产时电子胎心监护评估见表6-1-13。

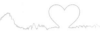
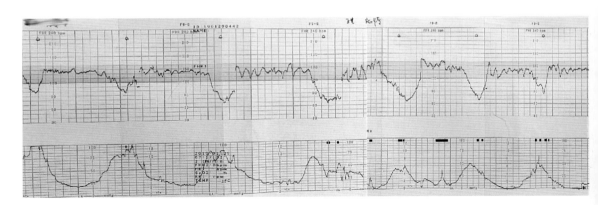

图6-1-18　胎心监护图18

表6-1-13　产时电子胎心监护评估（对应图6-1-18）

| | |
|---|---|
| 风险评估 | 瘢痕子宫阴道试产、硬膜外麻醉分娩镇痛 |
| 宫缩 | 10min6次，宫缩过频 |
| 基线 | 150次/min |
| 变异 | 中等变异 |
| 加速 | 无 |
| 减速 | 频发变异减速 |
| 评估及处理 | Ⅱ类胎心监护（中等变异伴频发变异减速）。<br>● 评估氧输送途径：母体无低血压、低血氧，腹部无压痛，宫缩过频，无异常阴道出血。阴道检查：宫口开5cm，S-0，LOA，羊水清。<br>● 启动干预措施：改变体位、吸氧、静脉补液等宫内复苏措施，予宫缩抑制剂抑制子宫收缩。<br>● 考虑瘢痕子宫、胎心异常，做好紧急剖宫产准备 |

10min后拟行剖宫产术，胎心监护如图6-1-19所示（Ⅱ类胎心监护，中等变异伴反复重度变异减速）。阴道检查：宫口开10cm，先露S+2，宫缩时胎头下降明显，羊水清。经评估可阴道助产娩出胎儿，经知情同意，钳产终止妊娠。

妊娠结局：经产钳助产娩出一活男婴，体重3 000g。Apgar评分：1min 10分，5min 10分，10min 10分。羊水清，产后出血约600mL，胎盘自然娩出，母面无血块压迹。脐动脉血气分析：pH 7.247，$PCO_2$ 8.81kPa，剩余碱1.6mmol/L。胎盘病理：无异常提示。因产后出血行超声检查，超声提示宫肌回声不均匀，宫腔回声稍杂乱，宫腔下段分离约7mm，子宫峡部见一楔形无回声，约35mm×22mm×9mm，

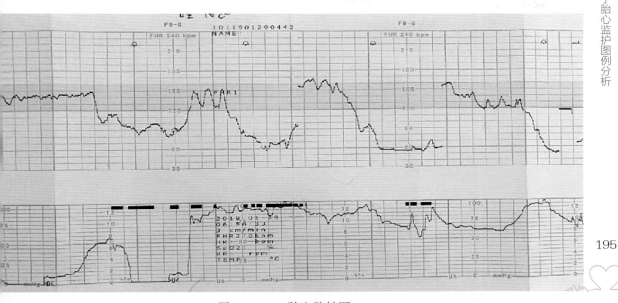

图6-1-19　胎心监护图19

尖端指向子宫前壁，与宫腔相通。峡部无回声顶端距离子宫前壁浆膜层约4mm。盆腹腔积液，双侧髂窝见游离液性暗区，深分别为40mm（R）、35mm（L），肝肾隐窝、脾肾隐窝未见游离液性暗区。母体监测生命体征平稳，予加强宫缩、扩容等治疗后出院。

　　本病例胎心减速可能与子宫瘢痕破裂导致胎儿胎盘脐带循环受损有关，及时阴道助产娩出胎儿，产后通过监测生命体征、积极加强宫缩、输血等措施，母儿结局良好。

### 知识点回顾

**剖宫产后阴道试产（trial of labor after cesarean, TOLAC）催引产方式的选择及产程管理：**

● TOLAC 催引产方式的选择：根据具体情况单独或联合应用宫颈球囊、人工破膜、缩宫素静滴等方法都是安全可行的；禁止使用前列腺素类制剂（包括米索前列醇和地诺前列酮栓在内的药物）促宫颈成熟。

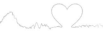

- 催引产中注意事项：①应由专人监护和观察。②建议持续电子胎心监护，及时发现胎心率异常。③有条件者应对孕妇持续心电监护，观察孕妇的生命体征；注意孕妇的主诉及一般状况。④密切注意产程进展、胎头下降情况；尽量缩短第二产程。如引产≥8h仍未临产应再次评估是否适合阴道分娩，并再次与家属交代病情，必要时中转剖宫产。⑤发现胎心异常、先兆子宫破裂或子宫破裂等征象应实施紧急剖宫产，尽快娩出胎儿，并做好新生儿复苏的准备。

- 自然临产TOLAC管理：①备血、留置导尿管，开放静脉通路，做好紧急剖宫产的术前准备。②建议行持续电子胎心监护，观察胎心率变化，判断胎儿宫内状态。③注意产妇主诉，监测生命体征变化、子宫下段是否存在压痛、血尿等情况。④产程进展缓慢，需要缩宫素静脉点滴加强宫缩时，尽量使用小剂量。⑤当产程停滞或胎头下降停滞时，可放宽剖宫产指征。⑥第二产程时间不宜过长，应适当缩短，必要时可行阴道助产，助产前需排除先兆子宫破裂。⑦发现胎心异常、先兆子宫破裂或子宫破裂等征象时应实施紧急剖宫产，尽快娩出胎儿，手术中请新生儿科医师到场协助抢救新生儿。

- 分娩镇痛：建议对进行TOLAC的孕妇早期采用椎管内麻醉以减轻孕妇疼痛，或满足急诊手术的需求；硬膜外麻醉镇痛能显著提高剖宫产后阴道分娩的成功率。

- 产程中予以持续电子胎心监护：主要目的是监测随时可能发生的子宫破裂，及时发现及处理灾难性事件。

- 产程中子宫破裂征象：①胎心监护异常，特别是出现胎儿心动过缓、变异减速或晚期减速等。②严重的腹痛，尤其在宫缩间歇期持续存在的腹痛。③子宫瘢痕部位的压痛和反跳痛。④孕妇心动过速、低血压、昏厥或休克。⑤产程中胎先露升高。⑥先前存在的有效宫缩突然停止。⑦血尿。⑧产前或产后阴道异常出血。⑨腹部轮廓改变，在以往的位置不能探及胎心。

（潘秀玉　林宝华　郑　峥）

## 第二节
# 胎盘及脐带因素

◎ 脐带脱垂

**病例**　×××，29岁，G1P0。因"停经38$^{+5}$周，阴道流液4$^+$h"入院。

孕期规律产检，无特殊。入院查体：生命体征稳定，腹软，无压痛，未触及明显宫缩，宫口未开，先露头，S-3，羊水清亮。超声提示：胎儿大小如孕周，脐血流正常，羊水暗区35mm，指数92mm。入院后1h自发宫缩，自然临产，血压106/71mmHg，心率64次/min，胎心监护如图6-2-1所示，产时电子胎心监护评估见表6-2-1。

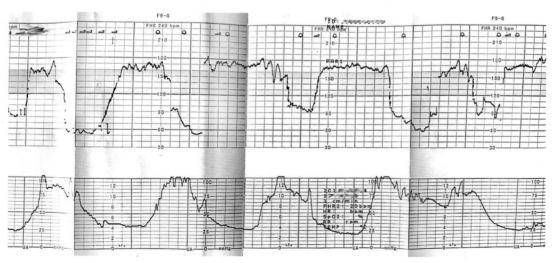

图6-2-1　胎心监护图1

表6-2-1　产时电子胎心监护评估（对应图6-2-1）

| 风险评估 | 胎膜早破 |
|---|---|
| 宫缩 | 10min4~5次，无宫缩过频 |
| 基线 | 150次/min |

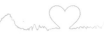

（续表）

| 变异 | 中等变异 |
|---|---|
| 加速 | 无 |
| 减速 | 频发变异减速 |
| 评估及处理 | Ⅱ类胎心监护（中等变异伴反复变异减速）。<br>● 评估胎儿氧合通路：无低血压、低血氧，无宫缩过频。阴道检查：宫口开3cm，S-2，羊水清，触及条索样组织物，有搏动感。<br>● 考虑脐带脱垂。立即实施宫内复苏（吸氧，改变体位，膀胱充盈，并硝苯地平10mg口服抑制子宫收缩），同时启动5min紧急剖宫产 |

妊娠结局：在"静吸复合全麻"下行紧急剖宫产，以LOT位娩出一活女婴，体重2 760g。Apgar评分：1min 7分，5min 8分，10min 8分。脐带长约80cm，绕颈1周；羊水清，约600mL；胎盘、胎膜娩出完整，胎盘母面无血块压迹。脐血血气分析：pH 7.26，乳酸4.7μmol/L，剩余碱1.6mmol/L。胎盘病理未提示明显异常。

本例为临产脐带脱垂，宫缩时脐带在先露与盆壁之间受挤压导致脐带血压循环受阻，引起胎儿缺氧。采取改变体位、充盈膀胱、抑制子宫收缩等宫内复苏方式，缓解脐带受压，积极剖宫产终止妊娠，新生儿结局良好。

### 知识点回顾

● 脐带脱垂在胎心监护上的首发表现为时间较长且严重的胎心过缓，或是在原本正常的胎心监护图形后出现中度到重度变异减速。

● 脐带脱垂的标准产科处理是缓解脐带受压并立即行剖宫产。对分娩在即的患者，阴道分娩可能也是一种合理的选择。在准备分娩时，采用脐带减压、膀胱充盈等方法进行宫内复苏以减轻脐带受压。从脐带脱垂发生到分娩的间隔时间是决定新生儿即时结局和围产期死亡率的重要因素，但不是唯一因素。

## ◎ 前置血管破裂

**病例** ×××，37岁，G2P1，既往顺产1次。因"孕38周，下腹痛伴阴道流液1⁺h"入院。

孕期外院规律产检，孕中期结构筛查提示胎盘位置正常，帆状胎盘，未提示血管前置。后多次超声未提示血管前置。入院查体：生命体征稳定，腹软，无压痛，可扪及不规则宫缩，查宫口未开，羊水清，胎心正常，胎心监护Ⅰ类。待产2h后开始自觉宫缩渐密，间隔2～3min1次，突然阴道鲜红色出血如月经量，血压122/64mmHg，心率77次/min，胎心监护如图6-2-2所示，产时电子胎心监护评估见表6-2-2。

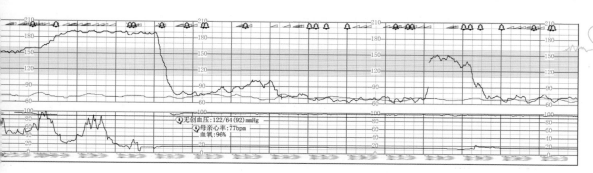

图6-2-2　胎心监护图2

表6-2-2　产时电子胎心监护评估（对应图6-2-2）

| 风险评估 | 高龄、帆状胎盘、胎膜早破、产前出血 |
| --- | --- |
| 宫缩 | 延长减速后监测不到位，之前2～3min1次 |
| 基线 | 入院胎心基线150次/min，延长减速前基线190次/min |
| 变异 | 微小变异 |
| 加速 | 无 |
| 减速 | 延长减速7min左右胎心恢复，1min后再次出现延长减速 |
| 评估及处理 | Ⅱ类胎心监护（中等变异伴反复延长减速）。<br>• 宫内复苏。同时评估母儿状况：母体无低血压、低血氧，无宫缩过频。阴道检查：宫口未开，先露S-3，阴道内见鲜红色凝血块，约50mL，羊水呈血性，未扪及条索样组织物。<br>• 考虑胎儿窘迫，产前出血：前置血管破裂？胎盘早剥？启动5min紧急剖宫产 |

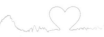

妊娠结局：在"静吸复合全麻"下行紧急剖宫产娩出一活女婴，体重2 880g。Apgar评分：1min 1分，3min 3分，5min 4分，10min 6分，15min 7分。新生儿全身皮肤苍白。胎盘、胎膜娩出完整，检查胎盘母面无明显血块压迹，脐带插入点位于胎膜上，沿胎膜走行约15mm沿胎盘边缘进入胎盘，脐带与胎盘之间胎膜上有扇形血管分布，检查近胎盘缘处血管可见血管破口。新生儿转NCIU：查血红蛋白93g/L，扩容、输血对症支持治疗，无新生儿缺氧缺血性脑病，住院14天各项指标无特殊，予出院。

本例为帆状胎盘前置血管产前漏诊，临产破膜后突发阴道出血，胎心基线增快持续约3min后反复延长减速，紧急剖宫产终止妊娠，新生儿苍白窒息，术后证实为帆状胎盘前置血管破裂出血。临产后，宫缩引起胎先露对前置血管的压迫及对附着胎膜的撕裂，造成脐血管断裂、胎儿失血，起初可引起胎儿代偿性心率增快，随即失血增多、胎儿氧供中断，胎心减速，须紧急分娩。在产前超声未确诊的情况下，术前难以将前置血管和胎盘早剥相鉴别。

## 知识点回顾

- 导致原本正常的胎心监护图形突然出现胎心减速的原因包括母体低血压、胎盘早剥、子宫破裂及前置血管等；在缺少产前超声诊断时，如果胎膜破裂伴随阴道流血，同时伴有胎心率异常，特别是出现正弦波形或心动过缓，应临床怀疑为前置血管，可在数分钟内发生胎儿致命失血。
- 本例为前置血管漏诊，孕23⁺周超声提示帆状胎盘，应进一步行阴道超声检查排除前置血管（临床管理流程详见第五章第一节"产前出血"之知识点回顾）。

## ◎ 胎盘早剥

**病例1**　×××，33岁，G2P0。因"停经38周，阴道流液1⁺h"入院。孕期规律产检，无特殊。自然临产，宫口开2cm予分娩镇痛；产程进展顺利，1h前宫口开8cm，血压116/70mmHg，心率54次/min，胎心监护如图6-2-3所示，产时电子胎心监护评估见表6-2-3。

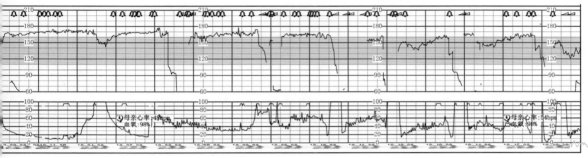

图6-2-3　胎心监护图3

表6-2-3　产时电子胎心监护评估（对应图6-2-3）

| 风险评估 | 胎膜早破、硬膜外麻醉分娩镇痛 |
|---|---|
| 宫缩 | 10min4次 |
| 基线 | 170次/min |
| 变异 | 微小变异 |
| 加速 | 无 |
| 减速 | 频发变异减速 |
| 评估及处理 | Ⅱ类胎心监护（微小变异伴频发变异减速）。<br>• 宫内复苏。评估母儿状况：母体无低血压、低血氧，无宫缩过频。阴道检查：宫口开全，先露S+3，羊水暗红色，未扪及条索样组织物。<br>• 考虑胎儿窘迫，胎盘早剥，立即终止妊娠 |

**妊娠结局**：低位产钳助产娩出一活男婴，体重3 720g。Apgar评分：1min 8分，5min 10分，10min 10分。羊水血性，胎盘、胎膜自然娩出完整，胎盘边缘见7cm×5cm压迹。

本例出现血性羊水、胎心减速，产后证实为胎盘早剥。胎盘早剥可明显影响血供，影响胎儿氧合，从而引起胎心频发减速，及时娩出胎儿是最佳选择。

201

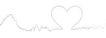

病例2　×××，35岁，G2P1。既往足月顺产一次。因"停经39$^{+2}$周，下腹痛半天"入院。孕期规律产检，无特殊。入院查体：血压112/75mmHg，心率70次/min，可扪及规律宫缩，4～6min1次，持续40～50s；宫缩间期腹软，无压痛，胎心监护如图6-2-4所示，所对应的产时电子胎心监护评估见表6-2-4。

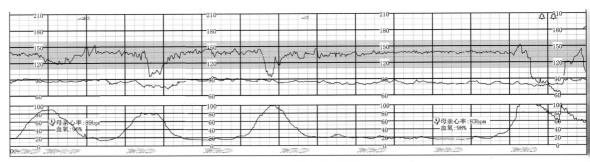

图6-2-4　胎心监护图4

表6-2-4　产时电子胎心监护评估（对应图6-2-4）

| 风险评估 | 低风险 |
| --- | --- |
| 宫缩 | 无宫缩过频 |
| 基线 | 140次/min |
| 变异 | 中等变异 |
| 加速 | 有 |
| 减速 | 频发变异减速 |
| 评估及处理 | Ⅱ类胎心监护（中等变异伴频发变异减速）。<br>● 宫内复苏。评估母儿状况：母体无低血压、低血氧，无宫缩过频。阴道检查：宫口开4cm，S-2，胎膜未破，水囊胀。<br>● 30min后复评胎心监护如图6-2-5所示，对应的电子胎心监护评估见表6-2-5 |

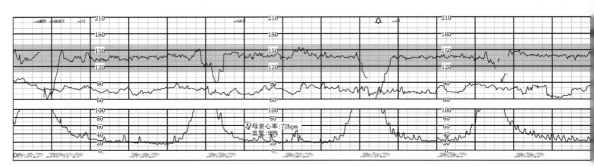

图6-2-5　胎心监护图5

表6-2-5　产时电子胎心监护评估（对应图6-2-5）

| 风险评估 | 产时Ⅱ类胎心监护 |
|---|---|
| 宫缩 | 10min3次 |
| 基线 | 140次/min左右 |
| 变异 | 中等变异 |
| 加速 | 有 |
| 减速 | 频发变异减速 |
| 评估及处理 | Ⅱ类胎心监护。<br>● 宫内复苏。评估母儿状况：母体无低血压、低血氧，无宫缩过频。行阴道检查：胎膜自破，血性羊水，宫口开4cm，S-1，面先露，颏后位。<br>● 考虑胎盘早剥、相对头盆不称，启动5min紧急剖宫产 |

妊娠结局：在"静吸复合全麻"下行紧急剖宫产，娩出一活女婴，体重3 700g，无脐带绕颈。Apgar评分：1min 9分，5min 10分，10min 10分。羊水血性，胎盘剥离面积1/2，宫腔积血约300mL。

本例为产时面先露，颏后位，经阴道分娩困难，同时出现了范围较大的胎盘早剥，明显影响胎儿氧供、血供，胎心监护表现为频发变异减速，及时剖宫产终止妊娠是改善母儿结局的正确选择。

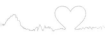

病例3　×××，32岁，G1P0。因"停经38$^{+2}$周，下腹痛伴阴道少许出血4$^+$h"入院。IVF-ET受孕，孕期规律产检，无特殊。近期超声提示胎儿大小如孕周，羊水量及脐血流均在正常范围。入院查体：血压110/83mmHg，心率86次/min，可扪及规律宫缩，间隔3～5min1次，持续40s；宫缩间期腹软，无压痛，胎心监护如图6-2-6所示，产时电子胎心监护评估见表6-2-6。

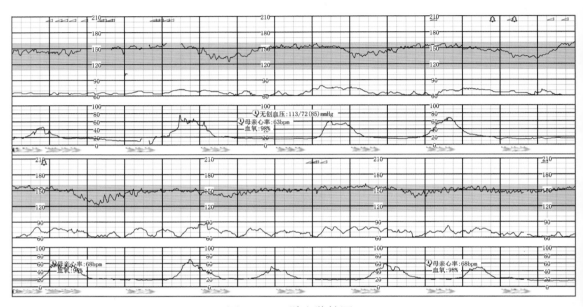

图6-2-6　胎心监护图6

表6-2-6　产时电子胎心监护评估（对应图6-2-6）

| 风险评估 | IVF-ET |
|---|---|
| 宫缩 | 10min3次 |
| 基线 | 150次/min |
| 变异 | 中等变异 |
| 加速 | 无 |
| 减速 | 频发晚期减速 |
| 评估及处理 | Ⅱ类胎心监护（频发晚期减速）。<br>● 宫内复苏。评估母儿状况：母体无低血压、低血氧，无宫缩过频。行阴道检查：宫口未开、S-3，羊水未见。<br>● 考虑胎盘灌注不良，知情告知，再次征求分娩方式。<br>● 予行紧急剖宫产 |

　　妊娠结局：在"腰硬联合麻醉"下行紧急剖宫产术，术中见羊水血性，新生儿体重2 900g。Apgar评分：1min 9分，5min 9分，10min 10分。胎儿娩出后胎盘立即娩出，宫腔暗红色凝血块约300mL，胎盘母面可见1/3压迹。探查子宫前壁暗红色，考虑子宫胎盘卒中，子宫收缩欠佳，予以行子宫动脉上行支结扎。术后宫缩可，阴道出血不多，术后复查血常规、凝血功能、脏器功能无明显异常。

　　　本例产前无明显胎盘早剥的高危因素，术中发现胎盘1/3剥离，同时出现子宫胎盘卒中，胎心监护出现频发晚期减速，属于胎盘早剥胎心监护表现之一，临床中需仔细观察，及时终止妊娠，以免造成不良的母儿结局。

205

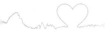
## ◎ 前置胎盘

**病例** ×××，31岁，G1P0。因"停经37⁺⁴周，超声提示羊水少"入院。孕期规律产检，无特殊。入院当日超声提示：胎儿大小如孕周，羊水暗区25mm，指数50mm，脐血流正常，胎盘位于后壁，未提示胎盘位置异常。入院查体：各项生命体征平稳，胎心监护反应型。孕妇有阴道试产意愿，宫颈Bishop评分6分，予行人工破膜，破水时未扪及海绵样组织，羊水清，缩宫素引产。规律宫缩时胎心监护如图6-2-7所示。

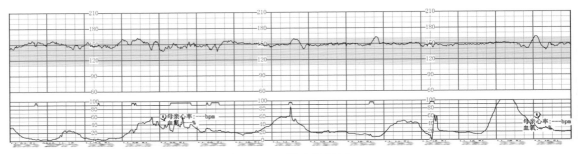

图6-2-7　胎心监护图7

继续观察产程进展。OCT 2⁺h突然阴道出鲜红色血约100mL，血压98/67mmHg，心率88次/min，胎心监护如图6-2-8所示，对应的电子胎心监护评估见表6-2-7。

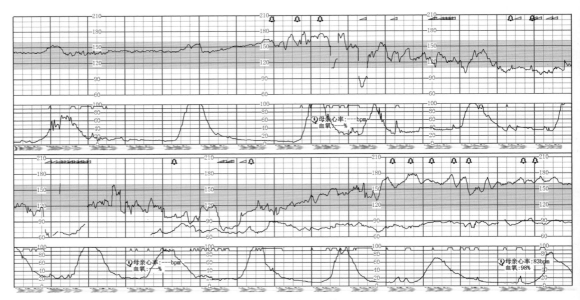

图6-2-8　胎心监护图8

表6-2-7　产时电子胎心监护评估（对应图6-2-8）

| 风险评估 | 羊水过少，人工破膜，缩宫素引产，产前出血 |
| --- | --- |
| 宫缩 | 10min5次 |
| 基线 | 140次/min |
| 变异 | 微小变异 |
| 加速 | 无 |
| 减速 | 变异减速、延长减速 |
| 评估及处理 | Ⅱ类胎心监护（微小变异伴变异减速、延长减速）。<br>● 立即停滴缩宫素并开始宫内复苏。评估母儿状态：孕妇生命体征平稳。阴道检查：宫口未开，先露高浮，未扪及条索样组织物。<br>● 因"产前出血：胎盘早剥？胎儿窘迫"，行紧急剖宫产术 |

　　**妊娠结局**：在"静吸复合全麻"下行紧急剖宫产术，娩出一活女婴，体重2 970g。Apgar评分：1min 8分，5min 8分，10min 9分。胎盘主体位于子宫后壁，胎膜破口位于胎盘边缘，考虑边缘性前置胎盘。新生儿因反应欠佳、皮肤苍白转新生儿科，血常规示血红蛋白92g/L，予补液、输血治疗，9天后出院。

　　本例为后壁边缘性前置胎盘，妊娠晚期B超有漏诊可能。分娩期随着宫口扩张，因前置胎盘部分剥离时，胎盘绒毛中胎儿血管破坏引起胎儿宫内失血，产时胎心监护出现延长减速，胎心监护减速面积大，且缺乏时间恢复，胎儿缺氧时间长、程度重，及时剖宫产终止妊娠是十分必要的。同时将前置胎盘出血和前置血管破裂、子宫破裂以及胎盘早剥等灾难性事件相鉴别，全方位思考临床的可能性，做好充分的应急处理准备，对于母儿结局的改善非常必要。

**知识点回顾**

● 通常认为前置胎盘伴出血为母体血液丢失，值得警惕的是，前置胎盘出血发生胎盘部分剥离时，胎盘绒毛中胎儿血管破坏，可导致不同程度的胎儿失血及新生儿贫血。本例产前为无症状低置胎盘，产程中出现阴道出血，新生儿也出现贫血。

（郑　峥　潘秀玉）

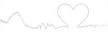

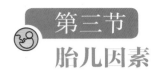

## 第三节
## 胎儿因素

◎ 免疫性胎儿水肿（MNS溶血性水肿）

**病例**　×××，33岁，G5P2，人工流产2次，第三次妊娠为孕晚期死胎史，第四次顺产（新生儿重度溶血性贫血输血治疗，具体溶血原因不详）。因"停经35周，进行性腹胀2周，伴规律下腹痛3h"入院。

外院定期产检，早期唐氏筛查21三体临界风险，未行进一步产前诊断。孕妇血型O型Rh阳性，其配偶血型A型Rh阳性，双方血常规提示MCV、MCH未见异常。中期结构筛查正常，未行OGTT。2周前自觉下腹胀进行性加重，无腹痛，无阴道流血，无心慌、胸闷、气促，伴有下腹规律腹痛3h。入院体检：血压120/83mmHg，心率92次/min，腹部膨隆明显大于孕周；超声提示：胎儿心胸比例增大，胎儿腹腔积液，胎儿大脑中动脉PSV值增高，胎盘增厚——胎儿贫血？羊水过多（AFI 30cm），BPS 4分（胎动0分，呼吸运动0分）。阴道检查：宫口开3cm，胎膜未破，先露头，S-3。宫缩3min1次，持续30s。胎心监护如图6-3-1所示，产时电子胎心监护评估见表6-3-1。

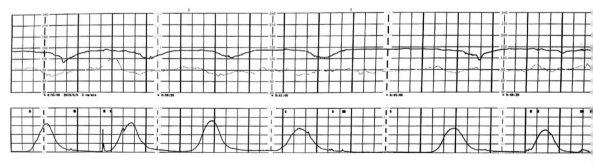

图6-3-1　胎心监护图1

表6-3-1　产时电子胎心监护评估（对应图6-3-1）

| | |
|---|---|
| 风险评估 | 不良孕产史（死胎病史），胎儿水肿、早产临产 |
| 宫缩 | 10min约3次 |
| 基线 | 145次/min |
| 变异 | 缺失 |
| 加速 | 无 |
| 减速 | 频发晚期减速 |
| 评估及处理 | Ⅲ类胎心监护（基线变异缺失伴频发晚期减速）。<br>● 宫内复苏：改变体位，吸氧，静脉补液等。<br>● 评估胎儿氧合通路：母体无低血压、低血氧，无宫缩过频，无异常阴道出血。阴道检查：宫口开3cm，先露浮，未触及脐带条索样组织物。<br>● 组织多学科会诊。<br>● 考虑胎儿水肿、胎儿窘迫，交代病情及新生儿预后，建议行紧急剖宫产，孕妇及其家属拒绝，坚决要求阴道试产 |

　　妊娠结局：孕妇持续胎心监护，宫内复苏后仍为Ⅲ类胎心监护，考虑胎儿宫内窘迫，多次建议剖宫产终止妊娠，孕妇均拒绝。总产程6h，胎儿自然分娩，新生儿全身苍白，典型贫血貌，腹胀，Apgar评分：1min 8分，5min 8分，10min 8分。脐血血气分析：pH 7.14，$PCO_2$ 7.1kPa，乳酸2.50mmol/L，剩余碱−8.4mmol/L，血红蛋白37g/L。胎盘25cm×28cm×5cm，胎盘明显水肿增厚，未见明显胎盘早剥，产妇产后宫缩好。

　　新生儿转CICU继续观察治疗。胎盘病理：胎盘轻度水肿，胎盘功能明显低下的病理学改变。上述病理改变可能影响胎盘供血、供氧功能。

　　新生儿结局追踪：新生儿血红蛋白37g/L，血型为A型Rh阳性，Coombs试验阴性。完善检查后考虑为新生儿MNS溶血症（图6-3-2），予以输O型洗涤红细胞、AB型Rh阳性血浆，予以白蛋白及利尿减轻水肿。住院26天，各项指标稳定后出院，出院时血红蛋白136g/L。

　　本例既往有死胎史，前次分娩新生儿重度溶血性贫血，均未行系统溶血性贫血相关检查。本次妊娠应在第一次产检时（妊娠早期）进行红细胞抗体及ABO抗体的常规筛查，包括筛查抗Rh（D）、kell血型系统、Duffy血

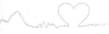

型系统、MNS血型系统等的相关抗体筛查。而本病例中新生儿MNS溶血症极为罕见，胎儿宫内溶血一方面引起胎盘水肿，胎盘氧供明显受限，另一方面引起胎儿本身氧合能力下降，这些因素综合使得胎儿宫内出现缺氧表现，呈现了典型的Ⅲ类胎心监护表现，积极终止妊娠是唯一选择。

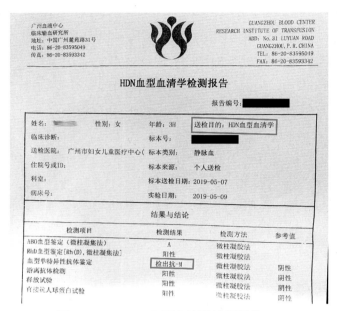

图6-3-2　HDN血型血清学检测报告

### ◎ 非免疫性胎儿水肿

**病例** ×××，30岁，G1P0。因"孕38$^{+5}$周胎儿水肿，下腹痛伴见红8$^+$h"由外院转入。

孕期外院产检，夫妻双方血常规MCV、MCH均在正常范围，血红蛋白电泳筛查阴性，中期胎儿结构筛查无异常。因"停经38$^{+5}$周，下腹痛伴见红"于外院就诊，超声提示胎儿水肿（胎儿心胸比例异常，胸腔、腹腔积液，皮下组织肿胀，脐动脉血流频谱及大脑中动脉血流测值正常），羊水AFI 15cm。遂转我院。入院体检：血压138/85mmHg，心率98次/min，腹部可触及宫缩2~3min1次，有间歇。阴道检查：宫口未开，先露头，S-3。胎心监护如图6-3-3所示，产时电子胎心监护评估见表6-3-2。

211

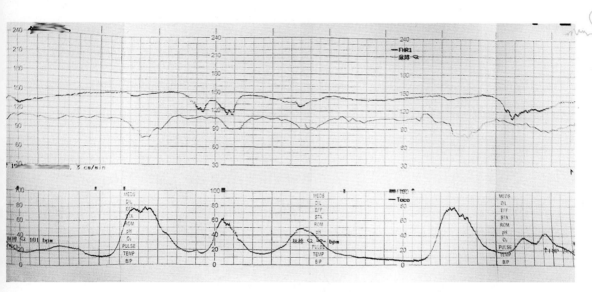

图6-3-3　胎心监护图2

表6-3-2　产时电子胎心监护评估（对应图6-3-3）

| 风险评估 | 胎儿水肿 |
|---|---|
| 宫缩 | 10min 4次 |
| 基线 | 140次/min |
| 变异 | 缺失 |
| 加速 | 无 |
| 减速 | 频发变异减速 |

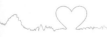

（续表）

| 评估及处理 | Ⅲ类胎心监护。<br>• 评估胎儿氧合通路：母体无低血压、低血氧，无宫缩过频，腹部无压痛。阴道检查：宫颈管未消退，宫口未开，先露浮。考虑为胎儿水肿所致。<br>• 宫内复苏：改变体位，吸氧，补液等。<br>• 宫内复苏后胎心监护无改善，做好紧急剖宫产准备 |
|---|---|

妊娠结局：在"腰硬联合麻醉"下行紧急剖宫产术，术中见羊水Ⅲ度浑浊，新生儿体重2 980g。Apgar评分：1min 7分，5min 8分，10min 8分。脐带水肿，绕颈1周，绕足1周，扭转35圈，伴淤血。新生儿出生后腹部明显膨隆，转新生儿外科监护室，查胸腹腔积液，皮下水肿，血红蛋白113g/L，心电图及心脏超声均正常，低蛋白血症予支持对症治疗住院20天，新生儿病愈出院。

本病例中，胎儿水肿，氧合能力下降，同时胎儿宫内脐带缠绕，伴有扭转及淤血，脐带因素导致胎儿携氧能力进一步下降，可能使得胎心基线变异缺失伴变异减速。临床处理中，紧急剖宫产终止妊娠，出生后经新生儿内科及新生儿外科联合积极治疗，预后良好。

### 知识点回顾

- 胎儿同种免疫性溶血性疾病（hemolytic disease of the fetus and newborn，HDFN）是由于母体存在抗胎儿红细胞抗原的同种抗体，导致胎儿红细胞溶血。HDFN最严重的表现是胎儿水肿，呈重度的贫血和肝、脾骨髓外造血，导致胎儿心力衰竭和全身性水肿。发生HDFN的必要条件是母体红细胞不表达的抗原进入母体并刺激母体产生同种异体抗体，且可通过胎盘引起胎儿期溶血性贫血（母体抗体可在胎儿血浆中持续存在数周）。潜在的途径包括输血、胎母输血等。
- 红细胞表面有多种抗原。Rh血型系统-D是常见的导致HDFN的同种免疫性抗体，而MNS血型系统是红细胞表面的罕见抗原。对于严重的

HDFN胎儿，最重要的是治疗贫血，以防止胎儿水肿和死亡。MCA-PSV持续＞1.5MOM表明可能需要进行宫内输血。

● Ⅲ类胎心监护与胎儿缺氧性酸血症的风险增加有关，而缺氧性酸血症可导致脑瘫以及新生儿缺氧缺血性脑病。若可以发现潜在的胎儿失代偿状态，并且在酸中毒变得严重之前采取及时有效的干预措施，则能够防止围产期/新生儿期的并发症或死亡。因此，当发现Ⅲ类胎心监护图形时，应当在实施改善子宫胎盘灌注和氧气输送的复苏措施的同时做好分娩准备。如果通过宫内复苏措施使Ⅲ类胎心监护图形得到缓解，就可以避免剖宫产。在临床实践中一般将变异缺失和微小变异合并为一类进行处理。

◎ 胎儿水肿（Bart's水肿）

**病例** ×××，26岁，G2P1。2年前顺产一次。因"停经33$^{+5}$周，发现胎儿异常2$^{+}$月，下腹痛伴见红1天"入院。

孕期外院不定期产检，未行唐氏筛查、75g糖耐量试验等常规检查。地中海贫血基因检查提示α α/--$^{SEA}$，配偶拒绝筛查。外院孕中期结构筛查提示：胎儿腹腔少量积液（深约0.5cm），胎儿心包积液（深约0.4cm）。未进一步就诊。孕28周外院B超：胎儿心包积液，胎儿腹水，胎儿腹腔肠管回声增高。胎儿心脏彩超：胎儿心胸比增大，心包积液，胎儿处高心排出量状态。未进一步就诊。

5天前外院B超示：①双顶径81mm，头围299mm，腹围379mm，股骨长55mm，胎儿股骨长偏小4周。S/D：3.4，羊水暗区90mm，指数260mm。②胎儿腹腔内探及大量游离性液性暗区，范围约93mm×84mm，腹腔脏器、双肺受压明显。③胎儿心脏增大，心胸比例增大，弥漫性室壁增厚，少量心包积液。现孕33$^{+5}$周，晨5时出现下腹痛，间隔约20min，持续10~15s，少量阴道流血，无阴道流液，晚上自觉下腹阵痛，间隔5~6min，遂来我院急诊就诊。入院查体：血压130/86mmHg，心率102次/min，宫缩间隔3~4min，查宫口开2cm，头先露，胎心监护如图6-3-4所示，所对应的产时电子胎心监护评估见表6-3-3。

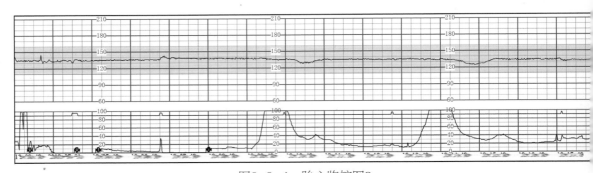

图6-3-4　胎心监护图3

表6-3-3　产时电子胎心监护评估（对应图6-3-4）

| 风险评估 | 孕妇α地中海贫血、早产临产、胎儿水肿 |
| --- | --- |
| 宫缩 | 10min3次 |
| 基线 | 130次/min |
| 变异 | 变异缺失 |

（续表）

| 加速 | 无 |
|---|---|
| 减速 | 频发晚期减速 |
| 评估及处理 | Ⅲ类胎心监护（基线变异缺失伴频发晚期减速）。<br>● 宫内复苏：吸氧，改变体位，快速静脉补液等，在母体腹部给予声振刺激。<br>● 评估母儿状况：母体无低血压、低血氧；母体血型A型Rh阳性，血红蛋白90g/L；α地中海贫血，配偶是否地中海贫血不详；胎儿水肿，不排除Bart's水肿胎可能；腹部无压痛，无宫缩过频，宫缩有间歇。<br>● 充分知情告知，孕妇要求阴道试产；15min后复评胎心监护如图6-3-5所示，所对应的产时电子胎心监护评估见表6-3-4 |

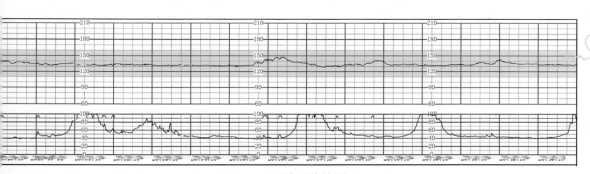

图6-3-5　胎心监护图4

表6-3-4　产时电子胎心监护评估（对应图6-3-5）

| 风险评估 | 孕妇α地中海贫血、早产临产、胎儿水肿 |
|---|---|
| 宫缩 | 10min3次 |
| 基线 | 130次/min |
| 变异 | 微小变异 |
| 加速 | 有 |
| 减速 | 无 |
| 评估及处理 | Ⅱ类胎心监护（基线变异微小）。<br>● 持续吸氧，做好母胎心监护护。<br>● 再次征求分娩方式，孕妇要求阴道试产；4h后宫口开全，胎心监护如图6-3-6所示 |

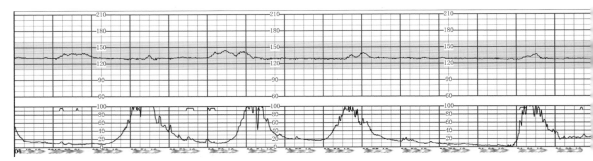

图6-3-6　胎心监护图5

　　妊娠结局：宫口开全16min自然娩出一活婴，Apgar评分：1min 4分，5min 5分，10min 6分。胎儿水肿，予气管插管接复苏囊加压给氧。胎盘自然娩出，大小为30cm×28cm×5cm，胎盘母面呈明显水肿状态。产后宫缩乏力，经加强宫缩积极处理，产后出血800mL。新生儿转SNICU，血气分析提示：pH 6.80，乳酸15mmol/L，剩余碱-16mmol/L，血糖11.3mmol/L，血钾8.5mmol/L。心脏彩超提示左室壁增厚，左室收缩功能低，动脉导管未闭6.3mm，右向左分流。后因严重代谢性酸中毒、高钾血症、高血糖，反复心搏骤停，复苏无效，生后23h死亡。脐血地中海贫血筛查结果提示Hb Bart's。胎盘病理：脐带华通氏胶水肿；胎盘绒毛弥漫性呈不同程度水肿；胎膜水肿。

　　本例为明显Hb Bart's水肿胎，胎盘、胎儿等整体氧合系统异常，Hb Bart's胎儿水肿产时电子胎心监护的典型表现为反复的胎心基线微小变异或变异缺失，与胎儿重度贫血慢性缺氧、代谢性酸中毒、已存在的神经损伤密切相关。

### 知识点回顾

- 重型α地中海贫血（Hb Bart's胎儿水肿）产时电子胎心监护的典型表现为反复的胎心基线微小变异或变异缺失，与胎儿重度贫血慢性缺氧、代谢性酸中毒、已存在的神经损伤等相关。本例为产前漏诊Bart's胎儿水肿，产程中胎心监护演绎了基线变异缺失和微小变异。
- 10%～27%的胎儿水肿与重度胎儿贫血有关。贫血可由多种原因导致，包括出血、溶血、红细胞生成障碍以及异常血红蛋白生成。水肿的产生机制被认为是高输出量性心力衰竭。筛查母体是否存在抗红细胞抗原的抗体，若得到阴性结果，可排除同种异体免疫为胎儿贫血病因。重型 α 地中海贫血是发生NIHF的最常见原因。这是一种常染色体隐性遗传病，特征是血红蛋白 α 基因突变或缺失。血红蛋白电泳超过80%的血红蛋白为Hb Bart's。中期妊娠初始阶段可出现严重的酸中毒、缺氧及水肿，继而出现胎死宫内。

- 多普勒评估显示胎儿大脑中动脉（middle cerebral artery，MCA）收缩期峰值血流速度（peak systolic velocity，PSV）≥中位数的1.5倍可推定诊断为胎儿贫血（对重度贫血的敏感性和特异性分别为75.5%和90.8%），可通过脐带穿刺证实。根据胎龄和贫血的病因决定是否行脐带穿刺、连续评估MCA-PSV、宫内输血或分娩胎儿。

217

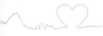
## ◎ 胎儿大动脉转位

**病例** ×××，32岁，G2P1，顺产1次。因"停经38⁺⁴周，阵发性下腹痛3⁺h"入院。

孕期定期产检，孕中期胎儿结构筛查及胎儿超声心动图提示：胎儿心脏畸形，完全性大动脉转位（室间隔完整）。行胎儿羊水穿刺染色体核型及CMA分析均未见异常。行胎儿医学多学科会诊。入院查体：血压118/73mmHg，心率78次/min，下腹阵痛4~6min1次，无阴道流血、流液。阴道检查：宫口未开，可容2指。胎心监护如图6-3-7所示，所对应的产时电子胎心监护评估见表6-3-5。

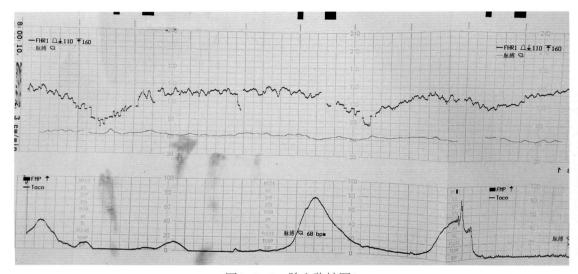

图6-3-7　胎心监护图6

表6-3-5　产时电子胎心监护评估（对应图6-3-7）

| 风险评估 | 胎儿心脏畸形，完全性大动脉转位（室间隔完整型） |
|---|---|
| 宫缩 | 10min3次 |
| 基线 | 145次/min |
| 变异 | 中等变异 |
| 加速 | 无 |
| 减速 | 有，频发晚期减速 |
| 评估及处理 | Ⅱ类胎心监护（基线中等变异伴频发晚期减速）。<br>● 立即宫内复苏，做好母胎心监护护；征求分娩方式，孕妇要求阴道试产；宫内复苏后，产程中胎心监护如图6-3-8所示，所对应的产时电子胎心监护评估见表6-3-6 |

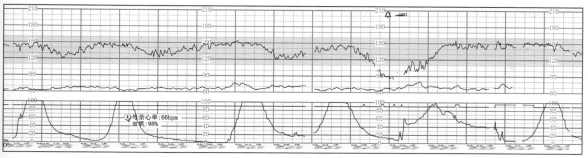

图6-3-8　胎心监护图7

**表6-3-6　产时电子胎心监护评估（对应图6-3-8）**

| 风险评估 | 胎儿心脏畸形，完全性大动脉转位（室间隔完整型） |
|---|---|
| 宫缩 | 10min4次 |
| 基线 | 145次/min |
| 变异 | 中等变异 |
| 加速 | 有 |
| 减速 | 有，频发晚期减速及重度变异减速 |
| 评估及处理 | Ⅱ类胎心监护（基线中等变异伴频发晚期减速及重度变异减速）。<br>● 持续宫内复苏。评估母体状况：无低血压、低血氧；无宫缩过频，宫缩间期腹部无明显松弛。阴道检查：宫口开2cm，先露S-2，羊水血性。<br>● 经宫内复苏胎心监护无改善，再次征求分娩方式，启动紧急剖宫产 |

妊娠结局：在"静吸复合全麻"下行紧急剖宫产，羊水血性，新生儿体重2 770g。Apgar评分：1min 8分，5min 9分，10min 9分。检查胎盘，见8cm×5cm新鲜凝血块压迹，位于胎盘边缘。子宫见左侧宫角至宫底部呈蓝紫色改变，考虑子宫胎盘卒中。产后检测血常规及凝血功能无明显异常，脏器功能指标无异常，产后宫缩好，阴道出血不多。新生儿转心脏重症监护中心。

　　本病例中，胎儿存在着先天性心脏异常，其与胎心监护异常并无直接关系。但是在产程中出现了产前出血伴胎心变化、血性羊水，证实为胎盘早剥影响了胎盘这一重要的母胎血运及氧合交流通道。在胎心监护上出现了基线中等变异伴频发晚期减速及重度变异减速，及时的剖宫产使得母胎结局尚可。这里值得警惕的是，即使胎儿存在先天性心脏疾病，通过胎心监护的判读判断胎儿宫内状态，及时决定剖宫产能有效改善母胎结局。

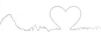
**知识点回顾**

- 胎儿完全性大动脉转位孕期管理：孕中期胎儿超声心动图诊断胎儿心脏畸形，完全性大动脉转位，属于发绀型先天性心脏病，应重视分娩期的管理：①分娩应该安排在具备Ⅲ级新生儿重症监护病房和儿童心脏病学专家的医院。如果不具备这样的条件，应该在分娩前确定转院。②出生之前应该请小儿心脏科和新生儿科会诊，以确保出生后转运期间给予最佳内科治疗。出生后早期治疗的重点包括稳定心肺功能和确保体循环氧合充足。③分娩方式根据产科指征而定。需有标准产科指征才可进行剖宫产，因为没有证据表明分娩的途径会影响先天性心脏病胎儿的预后。

- 不推荐在母儿健康状况良好的情况下，于妊娠39周前进行引产或计划剖宫产。

◎ 胎儿心动过缓

**病例** ×××，27岁，G1P0。因"停经39⁺²周，下腹阵痛2⁺h"入院。孕期规律产检，无特殊，产检期间多次胎心监护胎心基线约130次/min。入院时血压108/71mmHg，心率80次/min，胎心监护如图6-3-9所示，所对应的产时电子胎心监护评估见表6-3-7。

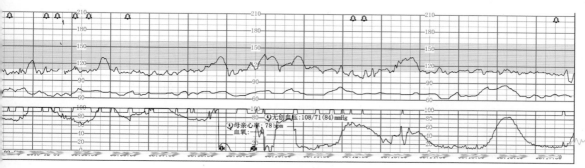

图6-3-9　胎心监护图8

表6-3-7　产时电子胎心监护评估（对应图6-3-9）

| 风险评估 | 低危 |
| --- | --- |
| 宫缩 | 10min6次 |
| 基线 | 105次/min |
| 变异 | 中等变异 |
| 加速 | 有 |
| 减速 | 无 |
| 评估及处理 | Ⅱ类胎心监护（基线中等变异伴胎儿心动过缓）。<br>● 予吸氧、快速补液、调整体位等积极宫内复苏措施。<br>● 评估母体状况：无低血压、低血氧；宫缩有间歇，考虑宫缩过频，予宫缩抑制剂抑制宫缩。阴道检查：宫口开2cm，S-0，羊水清，未触及条索样组织物。<br>● 征求分娩方式，孕妇要求阴道试产 |

1⁺h后孕妇血压107/62mmHg，心率92次/min，胎心监护如图6-3-10所示，所对应的产时电子胎心监护评估见表6-3-8。

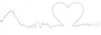

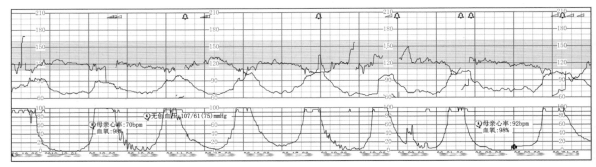

图6-3-10　胎心监护图9

表6-3-8　产时电子胎心监护评估（对应图6-3-10）

| 风险评估 | 宫缩过频 |
|---|---|
| 宫缩 | 10min6次 |
| 基线 | 120次/min |
| 变异 | 中等变异 |
| 加速 | 无 |
| 减速 | 频发变异减速 |
| 评估及处理 | Ⅱ类胎心监护（基线中等变异伴频发变异减速）。<br>● 积极宫内复苏。评估母体状况：无低血压、低血氧，宫缩过频。阴道检查：宫口开全，S+3，羊水清，未触及条索样组织物 |

妊娠结局：20min后自然分娩（总产程3⁺h），新生儿体重3 390g。Apgar评分：1min 9分，5min 10分，10min 10分。新生儿心率约130次/min，律齐，常规母婴同室。

　　本病例中，患者产程中出现子宫收缩过频，导致子宫胎盘循环减少，从而出现胎儿心率异常，胎心监护显示胎儿心率过缓。通过宫内复苏以及调整宫缩，胎儿胎心基线明显上升。进入第二产程后，虽伴有频发变异减速，但减速幅度小，持续时间短，同时有中等变异及加速，可见胎儿宫内储备良好，适时娩出胎儿，新生儿结局良好。

## 知识点回顾

- 胎儿心动过缓（<110次/min）的常见原因：宫缩过频、胎头下降过快、脐带脱垂、胎盘早剥、母体低血压、子宫破裂等。

- 胎儿心动过缓应针对病因对症治疗；临床评估应该包括母体血压、宫缩频率和强度，以及进行体格检查寻找胎头下降过快、脐带脱垂、胎盘早剥或子宫破裂的证据。

- 当FHR恢复到正常基线心率时，如果存在中等变异和加速，不太可能出现胎儿酸血症。如果无法纠正基础病因或无法缓解胎儿心动过缓，则需要尽早分娩。本例初产妇，持续宫缩过频，总产程3⁺h，考虑产程快、胎头下降过快所致的胎儿心动过缓，产程中基线中等变异伴有加速，预后良好。

223

（郑　峥　潘秀玉）

# 第四节
# 双胎经阴道分娩

**病例** ×××，32岁，G2P1，顺产1次。因"停经37$^{+5}$周，下腹阵痛半天"入院。孕妇自然受孕，孕早期超声提示双绒毛膜双羊膜囊双胎妊娠。定期产检，无特殊。孕37$^{+5}$周，不规律下腹痛，无阴道流血、流液，胎动如常，门诊遂拟"双胎妊娠"收入院待产。入院体检：血压123/82mmHg，心率86次/min，宫缩6~7min1次，宫颈管消退80%，宫口未开，胎心监护如图6-4-1所示。

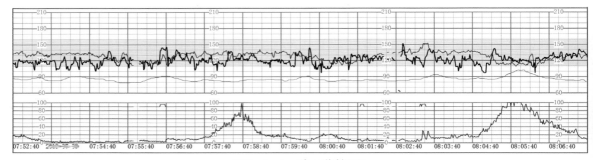

图6-4-1　胎心监护图1

床边超声提示：双胎头先露。胎心监护Ⅰ类（图6-4-1）。孕妇及家属要求阴道试产。监测产程进展，4h后胎膜自破，胎心监护如图6-4-2所示，对应的产时电子胎心监护评估见表6-4-1。

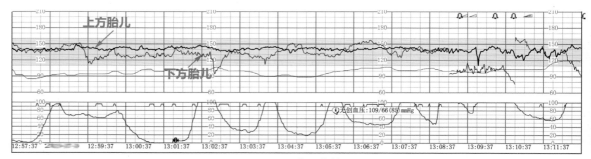

图6-4-2　胎心监护图2

表6-4-1　产时电子胎心监护评估（对应图6-4-2）

| 风险评估 | 双胎妊娠 |
|---|---|
| 宫缩 | 10min7次，考虑宫缩过频 |
| 基线 | 130次/min；140次/min |
| 变异 | 中等变异 |
| 加速 | 未见明显加速 |
| 减速 | 双胎之上方胎儿无减速，下方胎儿频发变异减速 |
| 评估及处理 | 上方胎儿Ⅰ类胎心监护，下方胎儿Ⅱ类胎心监护（频发变异减速）。<br>● 评估胎儿氧合通路：母体血压120/79mmHg，心率92次/min；宫缩过频，予宫缩抑制剂。阴道检查：宫口开6cm，先露S+2，羊水清，未触及条索样组织物。<br>● 宫内复苏：吸氧，改变体位等；继续监测，15min后下方胎儿评估为Ⅰ类胎心监护 |

225

1h后两胎儿胎心监护如图6-4-3所示，所对应的产时电子胎心监护评估见表6-4-2。

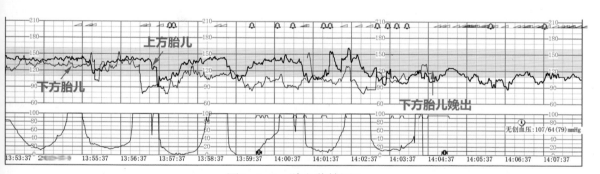

图6-4-3　胎心监护图3

表6-4-2　产时电子胎心监护评估（对应图6-4-3）

| 风险评估 | 双胎妊娠 |
|---|---|
| 宫缩 | 10min6次，考虑宫缩过频 |
| 基线 | 130次/min；140次/min |
| 变异 | 中等变异 |
| 加速 | 有，加速时变异幅度≥15次/min，持续时间>15s |
| 减速 | 双胎频发变异减速 |

（续表）

| | |
|---|---|
| 评估及处理 | 均为Ⅱ类胎心监护（基线中等变异伴频发变异减速）。<br>● 评估胎儿氧合通路：母体血压128/87mmHg，心率96次/min；宫缩过频。继续宫内复苏。阴道检查：宫口开10cm，先露S+3，羊水清，未触及条索样组织物。<br>● 经评估短期内第一胎符合可阴道分娩条件，做好阴道助产及新生儿复苏准备，同时做好第二胎紧急剖宫产准备。<br>● 会阴侧切后，双胎之一自然分娩，体重3 050g，Apgar评分：1min 10分，5min 10分，10min 10分 |

第一胎分娩后保持第二胎纵产式，床边超声提示头先露；第二胎出现延长减速，胎心监护如图6-4-4所示，对应的产时电子胎心监护评估见表6-4-3。

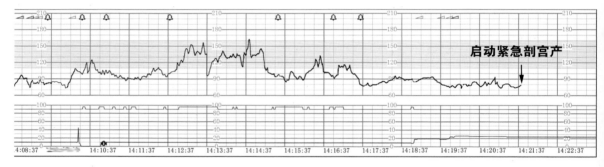

图6-4-4　胎心监护图4

表6-4-3　产时电子胎心监护评估（对应图6-4-4）

| 风险评估 | 双胎妊娠 |
|---|---|
| 宫缩 | 监测不到位 |
| 基线 | 无法识别 |
| 变异 | 无法识别 |
| 加速 | 无法识别 |
| 减速 | 延长减速，反复变异减速 |
| 评估及处理 | Ⅱ类胎心监护，有向Ⅲ类胎心监护发展趋势。<br>● 评估胎儿氧合通路：母体血压128/85mmHg，心率90次/min；手触宫底监测宫缩，探头监测宫缩3min左右1次，持续40～50s，强度中等。<br>● 阴道检查：宫颈回缩，宫口开5cm，头先露，浮，水囊胀，其上可触及条索样组织物，有搏动感。床边超声：胎头下方见脐带声影及血流信号。考虑脐带先露，反复变异减速，延长减速，启动紧急剖宫产 |

妊娠结局：因"脐带先露、胎儿窘迫"启动紧急剖宫产，手术过程顺利，新生儿体重2 630g，Apgar评分：1min 8分，5min 9分，10min 9分。脐带长约75cm，胎盘自然娩出，母面无压迹。

本例为双胎尝试阴道分娩，考虑患者孕37周，双绒毛膜双羊膜囊双胎妊娠，双头位，胎心监护Ⅰ类，自然临产，具备阴道分娩的条件。此后产程中宫缩过频，影响子宫胎盘循环，下方胎儿出现变异减速。经抑制宫缩，宫内复苏后，转为Ⅰ类胎心监护。进入第二产程，下方胎儿娩出后，第二胎儿因脐带先露，胎头下降过程中压迫脐带，影响了脐带的血流与氧供，胎心出现反复变异减速及延长减速。有效地启动紧急剖宫产，解除脐带受压，对于胎儿安全至关重要。

227

### 知识点回顾

- 双胎阴道试产成功率为77%～86.9%（同时期单胎阴道试产成功率约为85%），双胎阴道试产约20%转为剖宫产，约3%为第二胎剖宫产分娩；若既往有阴道分娩史，阴道试产成功率可达93.3%。

- 单绒毛膜单羊膜囊双胎妊娠建议剖宫产终止妊娠；在胎位许可的情况下，无合并症的单绒毛膜双羊膜囊和双绒毛膜双羊膜囊双胎妊娠均可考虑阴道试产。

- 双胎头位是阴道分娩的最佳适应证；仅Twin1（先露胎儿）为头位，Twin2为非头位，其分娩方式存在争议；Twin1为非头位建议剖宫产终止妊娠。

- 双胎经阴道试产应有能够同时监测双胎胎心的电子监护仪，以严密观察胎心率的变化。另外，产房应具备床旁超声设备，临产后用超声评估胎产式和先露，产程中由于胎儿窘迫、脐带脱垂、未衔接改剖宫产终止妊娠的概率约为10%。

- 在双胎分娩过程中，第二胎胎位发生变化的概率约为20%。因此，如果计划阴道试产，无论何种胎方位，均需做好第二胎中位产钳助产及剖宫产术的准备。

（郑　峥　潘秀玉）

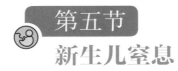

## 第五节
## 新生儿窒息

◎ 新生儿轻度窒息

**病例1** ×××，32岁，G2P1，顺产一次。因"停经39周，阴道流液3⁺h"入院。孕期定期产检，无特殊。入院查体：生命体征稳定，腹软，无压痛，未扪及宫缩。阴道检查：宫口未开，先露头，羊水清。破膜5h后自然临产，胎心监护如图6-5-1所示，产时电子胎心监护评估见表6-5-1。

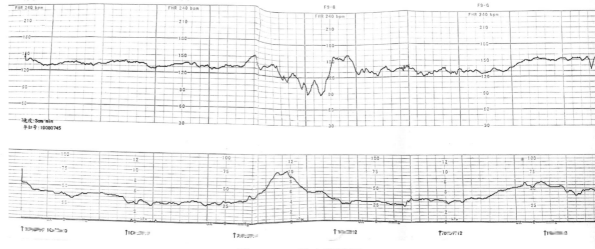

图6-5-1　胎心监护图1

表6-5-1　产时电子胎心监护评估（对应图6-5-1）

| 风险评估 | 胎膜早破 |
|---|---|
| 宫缩 | 10min2次 |
| 基线 | 130次/min |
| 变异 | 中等变异 |
| 加速 | 有 |

（续表）

| 减速 | 偶发性变异减速 |
|---|---|
| 评估及处理 | Ⅱ类胎心监护。<br>● 评估胎儿氧合通路：母体无低血压、低血氧，无宫缩过频，无异常阴道流血。阴道检查：宫口开3cm，LOA，S-2，羊水清，未触及脐带样条索样组织物。<br>● 宫内复苏：吸氧，补液，改变体位等。<br>● 持续胎心监护，30min后复评胎心监护如图6-5-2所示 |

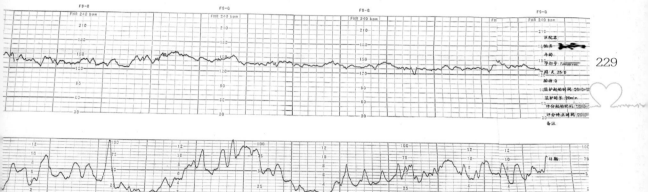

图6-5-2　胎心监护图2

　　30min后产时电子胎心监护评估为Ⅰ类胎心监护（对应图6-5-2）。继续监测胎心及产程进展。90min后胎心监护如图6-5-3所示，所对应的产时电子胎心监护评估见表6-5-2。

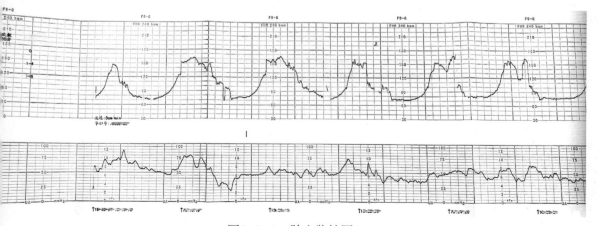

图6-5-3　胎心监护图3

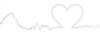

表6-5-2　产时电子胎心监护评估（对应图6-5-3）

| 风险评估 | 胎膜早破 |
|---|---|
| 宫缩 | 10min4～5次 |
| 基线 | 160次/min |
| 变异 | 缺失 |
| 加速 | 无 |
| 减速 | 频发变异减速 |
| 评估及处理 | Ⅲ类胎心监护（基线变异缺失伴频发变异减速）。<br>● 评估胎儿氧合通路：母体无低血压、低血氧，腹部无压痛，无宫缩过频，无异常阴道流血。阴道检查：宫口开10cm，LOT，S+3，羊水清，未触及脐带样条索样组织物。<br>● 立即阴道助产终止妊娠，新生儿复苏准备 |

妊娠结局：胎吸助产分娩，新生儿体重2 990g。Apgar评分：1min 7分，5min 8分，10min 9分。羊水清；脐带长约60cm，绕颈2周；胎盘、胎膜自然娩出，无异常。脐动脉血气分析：pH 7.16，$PCO_2$ 6.8kPa，碱剩余4.4mmol/L，乳酸4.1mmol/L，血红蛋白155g/L。

本例胎膜早破自然临产出现变异减速，进行"吸氧、补液、侧卧"等宫内复苏措施，并进行阴道检查排除脐带脱垂可能，了解产程进展及羊水性状，考虑脐带受压可能。第二产程中，基线变异缺失伴反复晚期减速，提示胎儿代谢性酸中毒，应果断终止妊娠。

病例2 ×××，32岁，G2P0。因"停经39⁺⁶周，下腹痛1天"入院。孕期规律产检，妊娠期糖尿病，经饮食及运动控制血糖满意。入院查体：生命体征平稳。阴道检查：查宫口开1cm，先露头，S-3，综合评估有阴道试产条件。宫口开3cm，4h无进展，宫缩欠佳，予人工破膜，羊水清，ROP位，使用缩宫素加强宫缩。临产后22h宫口开全；产程中检测血糖均无异常，宫口开全1h，孕妇血压127/84mmHg，心率100次/min，胎心监护如图6-5-4所示，产时电子胎心监护评估见表6-5-3。

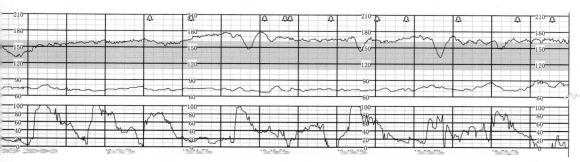

图6-5-4 胎心监护图4

表6-5-3 产时电子胎心监护评估（对应图6-5-4）

| 风险评估 | GDM、人工破膜、使用缩宫素 |
|---|---|
| 宫缩 | 10min6次（宫缩过频） |
| 基线 | 165次/min |
| 变异 | 中等变异 |
| 加速 | 无 |
| 减速 | 频发变异减速 |
| 评估及处理 | Ⅱ类胎心监护（基线＞160次/min、中等变异伴频发变异减速）。<br>● 评估胎儿氧合通路：母体无发热，无低血压、低血氧，腹部无压痛，宫缩过频。阴道检查：宫口开10cm，S+2，羊水Ⅲ度浑浊，ROP。<br>● 启动干预措施：停滴缩宫素，采用改变体位、吸氧、静脉补液等宫内复苏措施。<br>● 做好阴道助产准备或紧急剖宫产准备。30min后胎心监护如图6-5-5所示，所对应的产时电子胎心监护评估见表6-5-4 |

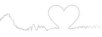
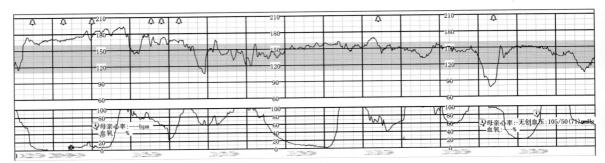

图6-5-5　胎心监护图5

表6-5-4　产时电子胎心监护评估（对应图6-5-5）

| 风险评估 | GDM、人工破膜 |
|---|---|
| 宫缩 | 10min 6次 |
| 基线 | 150次/min |
| 变异 | 中等变异 |
| 加速 | 有 |
| 减速 | 频发变异减速 |
| 评估及处理 | Ⅱ类胎心监护（中等变异伴频发变异减速）。<br>● 评估胎儿氧合通路：母体无低血压、低血氧，宫缩过频。阴道检查：宫口开全，S+3，羊水Ⅲ度浑浊，ROP。<br>● 继续宫内复苏：改变体位，吸氧，静脉补液等。<br>● 考虑持续Ⅱ类胎心监护，胎儿窘迫可能，拟低位产钳助产，做好新生儿复苏准备 |

妊娠结局：产钳助产（总产程近24h）娩出一活男婴，无脐带绕颈，体重3 240g。Apgar评分：1min 6分，5min 9分，10min 9分。脐动脉血血气分析：pH 7.18，$PCO_2$ 4.80kPa，乳酸2.20mmol/L，剩余碱–0.60mmol/L，血红蛋白152.0g/L。新生儿转新生儿内科住院7天，各项指标无异常后出院。

　　本例产程进展缓慢，第一产程22h，总产程近24h。患者为妊娠期糖尿病，产程过长易引起水、电解质紊乱，酮体蓄积，产程中需密切监测；在第二产程中宫缩过频，子宫胎盘供血、供氧中断频率及时间增加，加之患者频繁屏气用力，心率增快，均可以造成胎心监护出现胎心基线增快。经宫内复苏后，胎心基线仍有上升趋势，并伴有频发变异减速，有向Ⅲ类胎心监护发展的趋势。考虑胎儿缺氧状况进行性加重，加之枕后位产钳助娩较为困难，出现新生儿轻度窒息。

病例3　×××，29岁，G1P0。因"停经40$^{+5}$周，下腹痛10$^+$h"入院。孕期规律产检，无特殊。入院查体：生命体征稳定，宫缩持续40～50s，间隔3～4min1次。阴道检查：宫口开2cm，先露头，S-3，综合评估有阴道试产条件，观察产程进展。宫口开8cm时，血压114/76mmHg，心率85次/min，胎心监护如图6-5-6所示，所对应的产时电子胎心监护评估见表6-5-5。

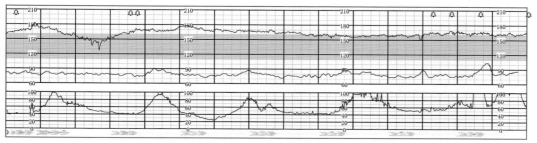

图6-5-6　胎心监护图6

表6-5-5　产时电子胎心监护评估（对应图6-5-6）

| 风险评估 | 低危 |
| --- | --- |
| 宫缩 | 10min 4次 |
| 基线 | 160次/min |
| 变异 | 中等变异 |
| 加速 | 有 |
| 减速 | 偶发晚期减速 |
| 评估及处理 | Ⅱ类胎心监护（中等变异伴偶发晚期减速）。<br>● 评估胎儿氧合通路：母体无低血压、低血氧，无宫缩过频。立即行阴道检查：宫口开8cm，S+1，羊水清。<br>● 宫内复苏：改变体位，吸氧，静脉补液等。<br>● 15min后复评为Ⅰ类胎心监护。30min后胎心监护如图6-5-7所示，所对应的产时电子胎心监护评估见表6-5-6 |

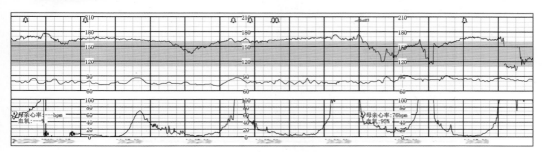

图6-5-7　胎心监护图7

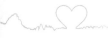

表6-5-6　产时电子胎心监护评估（对应图6-5-7）

| 风险评估 | Ⅱ类胎心监护经宫内复苏 |
|---|---|
| 宫缩 | 10min5次 |
| 基线 | 165次/min |
| 变异 | 中等变异 |
| 加速 | 有 |
| 减速 | 频发晚期减速及变异减速 |
| 评估及处理 | Ⅱ类胎心监护（中等变异伴频发晚期减速、变异减速）。<br>● 评估胎儿氧合通路：母体无低血压、低血氧，腹部无压痛，无宫缩过频。阴道检查：宫口开10cm，S+2，羊水清。<br>● 继续干预措施：改变体位，吸氧，静脉补液等宫内复苏措施。<br>● 胎心监护最后10min开始频发晚期减速及延长减速（图6-5-8），考虑胎儿窘迫，拟阴道助产终止妊娠 |

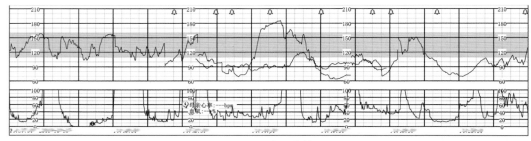

图6-5-8　胎心监护图8

妊娠结局：低位产钳助产，羊水Ⅱ度浑浊，新生儿体重3 040g，Apgar评分：1min 6分，5min 8分，10min 10分。脐带长60cm，绕颈1周，胎盘、胎膜完整，胎盘母面无血块压迹。脐动脉血气分析：pH 7.124，剩余碱-7.3mmol/L，乳酸7.9mmol/L。胎盘病理：胎盘末梢绒毛毛细血管充血、扩张，血管合体细胞膜形成增多（40%～60%），部分绒毛间隙狭窄，合体细胞结节增多，部分绒毛膜血管病，上述改变可能影响胎盘供氧。

　　本例产前无高危因素，产后证实为脐带绕颈1周，产程中活跃期出现胎心监护异常，可能为脐带因素所致，宫内复苏后胎心监护转为Ⅰ类。在第二产程中，出现了频发的变异减速，减速深度及时间增加，有向Ⅲ类胎心监护发展的趋势，此时应考虑及时娩出胎儿，而最后10min缺氧时间长且无法恢复，可能已发生代谢性酸中毒及缺氧损伤，导致新生儿轻度窒息。

◎ 新生儿重度窒息

**病例** ×××，35岁，G2P0，因"停经39⁺²周，临产"入院。孕期规律产检，诊断为妊娠期糖尿病（gestational diabetes mellitus，GDM）。孕期通过指导饮食、运动，监测血糖控制尚可；孕期查甲状腺功能正常。入院体检：体温36.7℃，血压102/74mmHg，心率86次/min，宫缩3~4min1次，无阴道流血，宫口开2cm，先露头，S-2，胎膜未破。胎心监护如图6-5-9所示，所对应的产时电子胎心监护评估见表6-5-7。

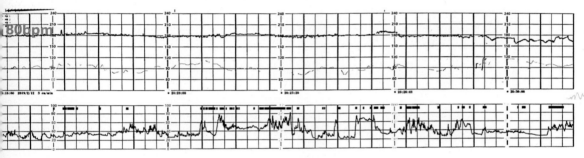

图6-5-9　胎心监护图9

表6-5-7　产时电子胎心监护评估（对应图6-5-9）

| | |
|---|---|
| 风险评估 | 高龄、GDM |
| 宫缩 | 10min 5次 |
| 基线 | 180次/min |
| 变异 | 微小变异 |
| 加速 | 无 |
| 减速 | 无 |
| 评估及处理 | Ⅱ类胎心监护（心动过速伴微小变异）。<br>● 胎儿心动过速，评估胎儿氧合通路：母体体温正常，无甲状腺功能亢进症及特殊药物使用所致心动过速，无宫缩过频。阴道检查：宫口开2cm，先露头，S-2，胎膜未破，未触及条索样组织物。<br>● 宫内复苏：吸氧，补液，改变体位等 |

30min后行人工破膜，羊水Ⅲ度浑浊，宫口开2cm，S-2。胎心监护如图6-5-10所示，所对应的产时电子胎心监护评估见表6-5-8。

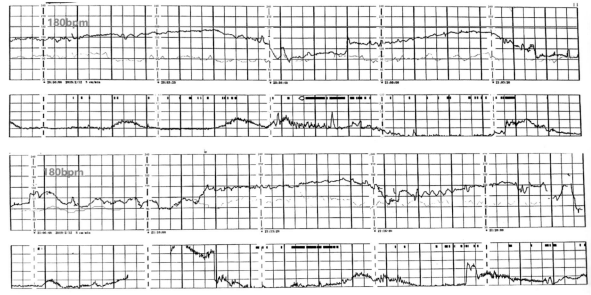

图6-5-10　胎心监护图10

表6-5-8　产时电子胎心监护评估（对应图6-5-10）

| | |
|---|---|
| 风险评估 | 高龄、GDM、羊水浑浊 |
| 宫缩 | 10min 3次 |
| 基线 | 150次/min左右 |
| 变异 | 微小变异 |
| 加速 | 无 |
| 减速 | 延长减速 |
| 评估及处理 | II类胎心监护（基线微小变异伴延长减速）。<br>● 评估胎儿氧合通路：母体血压正常，临产无宫缩过频。人工破膜后延长减速。再次阴道检查：宫口仍开2cm，未触及条索样组织物，羊水混浊。<br>● 产程处于潜伏期，短期内无法阴道分娩，做好紧急剖宫产及新生儿复苏准备 |

　　妊娠结局：术中娩出一活男婴，体重3 080g，脐长60cm，绕颈1周较紧。Apgar评分：1min 1分，5min 4分，10min 6分。脐动脉血气分析：pH 6.937，$PCO_2$ 7.8kPa，乳酸9.65mmol/L，剩余碱-12.1mmol/L。胎盘病理：胎盘绒毛大面积梗死灶伴钙盐沉积，符合胎盘功能低下病理学改变。新生儿考虑"新生儿缺氧缺血性脑病（中-重度），胎粪吸入综合征合并肺动脉高压"。在NICU住院16天，评估良好出院。

本例入院时出现不明原因的胎儿心动过速伴基线微小变异近乎缺失，考虑胎儿已存在慢性宫内缺氧可能，此时应高度警惕，宫内复苏无效时应将此类胎心监护等同Ⅲ类胎心监护处理，果断终止妊娠。结合胎儿预后及胎盘病理，考虑胎盘因素所致的胎儿慢性缺氧，临产后宫缩导致胎儿缺血缺氧进一步加重，出现频发的变异减速及延长减速，结合Ⅲ度羊水污染，应考虑及时剖宫产终止妊娠，而非一味地进行宫内复苏。

本例提醒临床医生，当出现不明原因的胎心基线增高伴基线变异异常时，应警醒此类胎心监护有向Ⅲ类胎心监护发展的趋势。

237

## 知识点回顾

- 2016年中华医学会围产医学分会新生儿复苏学组组织相关专家讨论，提出关于结合Apgar评分及脐动脉血气pH诊断新生儿窒息的具体方案如下：新生儿生后仍做Apgar评分，在二级及以上或有条件的医院生后应即刻做脐动脉血气分析，Apgar评分要结合脐动脉血气结果作出窒息的诊断。①轻度窒息：Apgar评分1min≤7分，或5min≤7分，伴脐动脉血pH<7.2；②重度窒息：Apgar评分1min≤3分，或5min≤5分，伴脐动脉血pH<7.0。

- 围产期窒息由胎盘或肺部气体交换障碍导致。该异常可导致胎儿缺氧（氧气缺乏）和高碳酸血症（二氧化碳水平升高）。严重的缺氧可导致无氧糖酵解并产生乳酸，周围组织（肌肉和心脏）首先出现缺氧症状，然后是大脑。缺血（到某个器官的全部或部分组织的血流量不足）既是缺氧的原因，也是缺氧的结果。

- 应重视围产期影响胎儿氧供的高危因素，当胎心监护呈现不同程度减慢、变异减速、晚期减速、变异消失等胎心率异常现象，可作为新生儿窒息的辅助诊断标准，尤其是对于没有条件做脐动脉血气分析的单位，这些胎心率异常现象可作为诊断的辅助条件。

（郑　峥　潘秀玉）

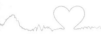
 ## 第六节
## 产前及产时不良妊娠结局病例*
## 回顾与临床反思

◎ 前置血管（漏诊）

**病例** ×××，34岁，G2P1，足月顺产1次。因"停经39周，下腹痛伴阴道流液2⁺h"入院，孕期产检无特殊。入院时生命体征稳定，宫口开1cm，羊水清，6h后阴道流血10mL。阴道检查：宫口开2cm，头先露，S-2，上推胎头未见羊水，阴道流血约20mL；胎心即由130次/min降至70次/min左右，母体血压112/77mmHg，心率82次/min。胎心监护如图6-6-1所示。

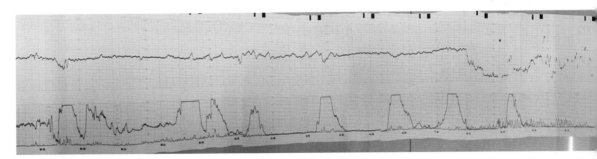

图6-6-1 胎心监护图1

临床处理及妊娠结局：立即予以阴道检查，见活动性流血，宫口开2cm，S-2，同时进行吸氧、改变体位、补液等宫内复苏处理。胎心减慢8min未恢复，转手术室行"腰硬联合麻醉下"紧急剖宫产术。术前多普勒听诊胎心微弱，节律慢，未显示胎心数值。自胎心减慢至胎儿娩出用时29min，新生儿体重2 900g。Apgar评分：1min 0分，5min 1分，10min 1分。新生儿入住NICU，诊断严重代谢

---

*本节部分病例由协作医院提供。

性酸中毒、重度贫血、严重缺血缺氧性脑病，2天后因多脏器功能衰竭死亡。

胎盘病理：①胎膜血管撕裂出血并断离（肉眼见脐带附着处与胎盘边缘之间一血管断离，离断血管距脐带附着处1.5cm；镜下见离断处厚壁大血管内壁部分缺损，肌层水肿并撕裂出血，血管内红细胞空虚）。②帆状胎盘（脐带附着处距离胎盘边缘5.5cm）。

## 反　思

- 2018年加拿大妇产科医生协会（SOGC）建议在孕中期胎儿结构筛查时常规对胎盘位置、胎盘与宫颈内口关系进行评估，记录脐带胎盘入口的位置，经腹和经阴道彩色多普勒超声联合检查，以提高诊断准确性。建议对帆状胎盘、分叶状胎盘进行经阴道的彩色多普勒超声检查以排除前置血管。
- 前置血管的临床管理及终止妊娠时机详见第五章。
- 当产程中出现阴道出血伴发胎心正弦波或突然延长减速等胎心减慢时，需要考虑前置血管破裂可能，同时需与前置胎盘、胎盘早剥相鉴别，应果断启动紧急剖宫产术。本例自胎心减慢至胎儿娩出用时29min，导致胎儿持续失血，预后不良。

239

## ◎ 死胎（基线显著变异）

**病例** ×××，30岁，G1P0。孕期定期产检，诊断妊娠期糖尿病，通过指导饮食及运动控制血糖，自我监测血糖控制尚可。孕38$^{+6}$周常规产检，无下腹痛，无阴道流血，自觉胎动如常，胎心监护如图6-6-2所示。

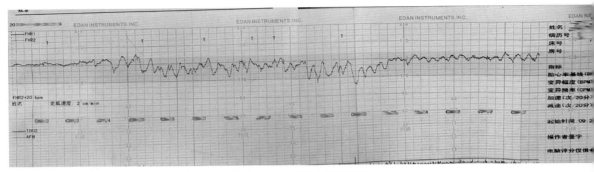

图6-6-2　胎心监护图2

**临床处理及妊娠结局**：孕妇自觉胎心监护正常，未将监测结果交医生评估。2天后（39$^{+2}$周），孕妇自觉胎动减少，因不规则下腹痛伴少许阴道血性分泌物，遂往妇产科急诊就诊，多普勒听诊无胎心，行急诊超声提示死胎。阴道检查：宫口未开，宫颈管展平，胎膜存。可扪及不规则宫缩，宫缩5~7min1次，持续10~20s。

入院当晚顺娩一死婴，外观无异常，体重3 786g，身长51cm。羊水黄绿色，黏稠；脐带、胎盘及胎膜组织黄染。脐带无扭转，近胎盘根部狭窄。

### 反 思

- 本例胎心监护出现显著变异，其临床意义不明确，可能是正常情况，也可能是胎儿自主神经系统对氧合短暂中断的反应，需复查后加以鉴别。
- 本例为妊娠期糖尿病患者，孕38$^{+6}$周，孕妇自觉胎心监护正常，未找产检医生评估，如果能够加强产前健康宣教，医生及时进行全面母儿评估，复查胎心监护和超声检查，必要时收入院监测，妊娠结局可能改变。

## ◎ 死胎（胎动减少：基线变异缺失）

**病例**　×××，31岁，G4P1，4年前因"胎儿窘迫"于外院行剖宫产。因"孕28⁺⁵周，自觉胎动减少3天"就诊。外院定期产检无特殊。2天前曾因"胎动减少"在外院就诊，超声提示胎儿如孕26⁺周，脐动脉血流频谱：S/D 3.77，PI 1.50，RI 0.73；胎盘下缘距离宫颈内口约9mm；胎儿生物物理评分5分（呼吸样运动1分、胎动1分、肌张力1分、羊水2分），查胎心监护欠佳（孕妇自诉，未提供）。我院门诊测血压113/68mmHg，心率92次/min，胎心监护如图6-6-3所示。

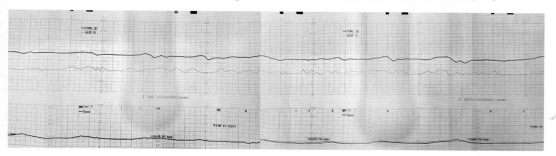

图6-6-3　胎心监护图3

　　**临床处理及妊娠结局**：立即开通绿色通道办理入院，到达病房10min后多普勒听诊未探及胎心。急诊超声提示：胎儿如孕28周，死胎，中央型前置胎盘。死婴娩出体重1 150g，身长34cm，脐带扭转40圈，脐带近胎盘根部狭窄。胎盘病理：胎盘末梢绒毛毛细血管欠丰富，间质纤维增生，血管壁增厚，管腔狭窄（血管闭塞性内膜炎）。

### 反　思

- 当孕妇出现胎动减少时，应尽快（最好2h内）进行孕妇和胎儿状况的评估，详见本书第五章第三节"胎动减少"之临床处理流程。
- 本例患者孕28⁺周，胎动减少，胎心监护无反应，应充分评估胎儿宫内窘迫风险，同时综合胎心监护、胎龄和近期超声检查进行个体化管理。患者外院胎心监护已有异常，来我院就诊时可能已错过围产儿抢救时机，导致胎死宫内。
- 此外，孕32周前的NST需谨慎分析。孕32周前的胎动异常及NST异常，因胎儿本身胎龄较小，紧急分娩胎儿预后不确定，在临床处理中存在较大的争议。

## ◎ 死胎（胎动减少：可疑正弦波）

**病例** ×××，29岁，G1P0。因"孕38$^{+5}$周，自觉胎动减少1$^{+}$天"于门诊就诊。孕期定期产检，妊娠合并甲状腺功能减退，口服优甲乐25μg/d，定期监测甲状腺功能正常。余产检无特殊。当天门诊血压118/73mmHg，心率96次/min，超声提示：双顶径94mm，头围330mm，腹围330mm，股骨长67mm。胎心搏动144次/min。羊水暗区68mm，指数147mm。脐动脉血流频谱：S/D2.43。生物物理评分6分（胎动0分）。门诊胎心监护如图6-6-4所示。

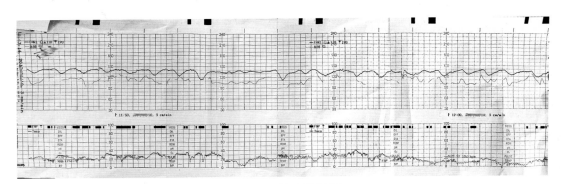

图6-6-4　胎心监护图4

临床处理及妊娠结局：NST异常予入院，入院后护士听诊胎心130次/min，1$^{+}$h后行胎心监护时未探及胎心。急诊超声提示：胎死宫内。次日引产一死婴，体重3 180g，外观未见明显异常；羊水黏稠，Ⅲ度浑浊，胎盘、胎膜自然娩出，检查完整，无脐带绕颈，脐带扭转36圈。

胎儿尸体解剖报告：①正常出生体重儿。②双肺羊水胎粪吸入。③脐带：脐血管三根，脐带水肿，局部坏死。

胎盘病理：胎盘重500g，大小为16cm×15cm×3cm，胎膜完整，母面暗红，散在钙盐沉积，子面紫蓝，脐带直径约1cm，近边附着。①脐带及胎膜：未见明显病变。②胎盘：末梢绒毛细小，绒毛毛细血管数量明显减少，血管合体细胞膜形成明显减少，绒毛纤维素性坏死明显增多，合体细胞结节明显增多，可见"出芽、搭桥"现象，绒毛间隙普遍狭窄并缺氧结节形成，干绒毛内多量血管内皮细胞、平滑肌及胶原纤维增生并呈闭塞性内膜炎改变，绒毛间隙多量纤维蛋白沉积，散在钙盐沉积。符合胎盘功能明显低下病理学改变，上述病理改变可能影响胎盘供血、供氧功能。

- 本例患者足月妊娠，因"胎动减少"来门诊就诊，胎心监护NST为异常（正弦波可能），因"超声结果正常"（当天超声提示胎儿大小如孕周，羊水量正常，脐血流S/D正常）临床医生未足够重视，入院后未及时监护及处理，最终发生不良围产结局。

- 目前证据认为，对于高危妊娠，脐动脉多普勒超声监测可降低围产儿病死率。但是，脐动脉受胎动、母儿心率、呼吸及母体体温等较多因素干扰，影响脐动脉血流参数的测量，从而影响了其对胎儿宫内缺氧评估的准确性和可靠性。故临床中不能单纯依靠脐动脉血流参数评判胎儿宫内安危，特别是存在急性胎儿窘迫时。

- 在评估宫内胎儿状况、预测死胎上，彩色多普勒超声没有单一的血流动力学指标能够客观、真实地反映胎儿宫内状况。将孕妇的子宫动脉血流、胎儿动脉和静脉血流频谱联合并进行动态分析是有意义的。当发生胎儿宫内缺氧时，脐动脉指数升高，大脑中动脉指数降低。当动脉系统及静脉导管出现舒张末期缺失或反向、脐静脉血流发生搏动性改变时，提示胎儿处于严重的缺血缺氧和酸中毒状态，多预示胎儿严重缺氧及可能存在不可逆转的脑损伤。此时临床应立即干预，以避免死胎的发生。

243

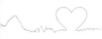

## ◎ 死产（Ⅲ类胎心监护）

**病例** ×××，27岁，G1P0，因"停经39⁺⁵周，下腹胀痛2⁺h"入院。孕期定期产检。中期胎儿结构筛查无异常，球拍状胎盘。75g糖耐量试验诊断为妊娠期糖尿病，门诊指导饮食、运动以控制血糖。监测随机血糖：空腹血糖波动于5.3～5.8mmol/L，餐后2h血糖波动于5.9～7.8mmol/L，糖化蛋白5.8%。孕39周B超提示胎儿腹围332mm，估计胎儿大小约3 000g，羊水暗区34mm，羊水指数95mm，脐动脉血流在正常范围。

入院后完善相关检查，监测餐前血糖波动在5.6～10.2mmol/L，餐后2h血糖波动在7.2～8.5mmol/L，NST反应型。随后宫缩逐渐规律。阴道检查：宫口开2cm，胎膜自破，羊水清；电子胎心监护为Ⅰ类胎心监护；予硬膜外麻醉分娩镇痛。8h后胎心监护如图6-6-5所示。

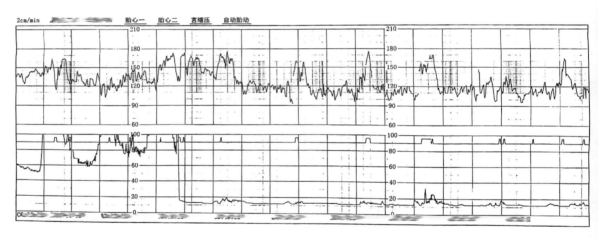

图6-6-5　胎心监护图5

立即予以宫内复苏，同时评估母儿状态：孕妇血压116/74mmHg，心率86次/min。阴道检查：宫口开7cm，先露S+1，羊水未见。30min后胎心监护如图6-6-6所示。

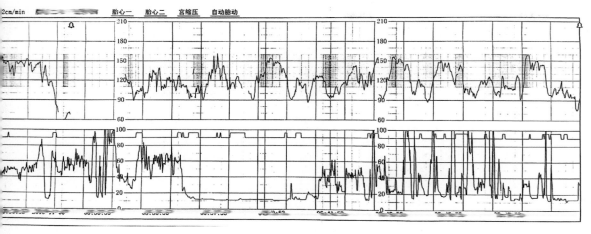

图6-6-6　胎心监护图6

　　经积极宫内复苏后胎心基线异常伴频发变异减速，建议孕妇及家属手术终止妊娠，孕妇及家属拒绝。30min后胎心监护如图6-6-7所示。

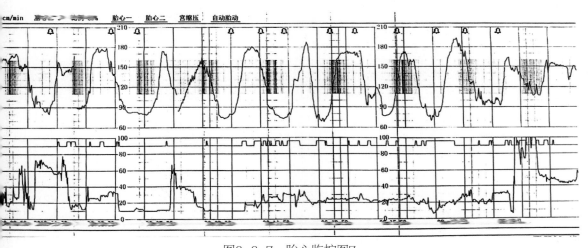

图6-6-7　胎心监护图7

　　**临床处理及妊娠结局：** 胎心监护进展为Ⅲ类胎心监护，1⁺h后行紧急剖宫产术，术中见羊水清，量约200mL，娩出一死婴，体重3 100g。Apgar评分：1min 0分，5min 0分，10min 0分。脐带长约28cm，无脐带绕颈。新生儿复苏30min抢救失败。协作医院未能提供胎盘病理报告及胎儿尸检报告。

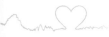
## 反 思

- 本例出现Ⅱ类胎心监护（图6-6-5）后经积极的宫内复苏及母儿评估后胎心监护没有改善且有向Ⅲ类胎心监护发展的趋势（图6-6-6），经评估短期内不能经阴道分娩，此时应果断采取剖宫产终止妊娠。因患者拒绝手术，要求继续阴道试产，最终发展为典型的Ⅲ类胎心监护（图6-6-7）：胎心监护基线变异缺失伴频发的变异减速或晚期减速。此时评估如不能短期内阴道分娩，应果断启动紧急剖宫产终止妊娠。临床中因各种主观因素和客观因素的存在，致使1+h后才行剖宫产娩出胎儿。对产时异常胎心监护的识别及处理不及时，对紧急剖宫产分级及启动流程不清晰，是本例不良围产结局发生的根本原因。

- 典型的Ⅲ类胎心监护提示潜在的胎儿宫内缺氧失代偿状态，在酸中毒变得严重之前采取及时有效的干预措施，则能够防止围产期/新生儿期并发症或死亡。本例剖宫产分类属于I类，决定手术至胎儿娩出时间（DDI）应该控制在30min以内，努力缩短DDI有利于改善新生儿预后。

- 紧急剖宫产是快速终止妊娠、挽救孕产妇和胎儿生命的有效手段，常用于羊水栓塞、脐带脱垂、子宫破裂和前置血管破裂等情况。紧急剖宫产常与手术中的周围脏器损伤、胎儿损伤、产后出血和麻醉并发症等相关。目前DDI 30min的界限并非来源于临床循证医学证据，而是来源于专家共识。美国妇产科医师学会（ACOG）、美国儿科学会（AAP）和英国皇家妇产科医师学会（RCOG）一致同意采纳30min的节点。缩短DDI可明显改善新生儿预后并提高新生儿的生存能力。

- 所有接产机构都应该具备进行紧急剖宫产的能力，在保证安全的前提下，竭尽所能地做到缩短时间，最快娩出新生儿。此目标达成与否，取决于设备设施、团队人员、胎儿的宫内状况和决定手术的时机等。此外，联合麻醉科、新生儿科定期举行紧急剖宫产的多学科演练，对达成此目标极为重要。

- 本书第四章第三节对紧急剖宫产有详细讲述。

## ◎ 剖宫产术后阴道试产（TOLAC）子宫破裂

**病例** ×××，30岁，G2P1，3年前因"胎儿窘迫"行剖宫产，术后伤口恢复好。因"停经39$^{+2}$周，阵发性下腹痛5$^+$h"入院。本孕定期产检，无特殊。入院时孕妇生命体征稳定，自觉下腹阵痛间隔4~5min1次，腹软，无压痛，查宫口开2cm，先露S-3，可及水囊。胎心监护Ⅰ类。充分知情同意后，孕妇要求阴道试产。给予完善相关检查，交叉备血，开放静脉通道，留置尿管，持续胎心监护。因宫缩乏力，入院待产8h后予人工破膜，羊水清，此时宫口开2cm，并使用缩宫素静滴调整宫缩。使用缩宫素1h后胎心监护如图6-6-8所示。

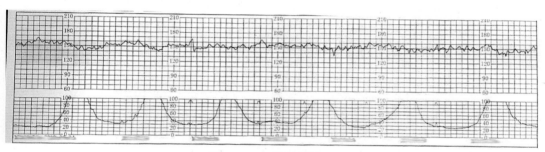

图6-6-8　胎心监护图8

使用缩宫素约3h后孕妇出现头晕，呕吐胃内容物1次，母体血压110/62mmHg，心率92次/min，胎心无法探及。调整胎心监护探头，探及胎心波动于60~90次/min。胎心监护如图6-6-9所示。

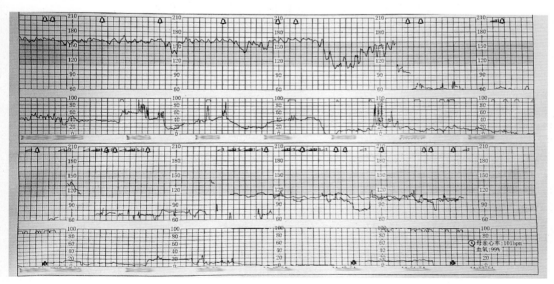

图6-6-9　胎心监护图9

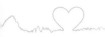
　　临床处理及妊娠结局：停滴缩宫素，吸氧，静脉补液。生命体征：血压100/60mmHg，心率110次/min，呼吸28次/min。腹部未扪及明显宫缩。阴道检查：宫口开2cm，先露高浮无法触及，阴道少量出血，羊水未见，未扪及条索状组织物。尿管引流通畅，尿色清。考虑子宫破裂，启动紧急剖宫产，术中见腹腔内血性腹水，量约1 000mL，胎儿位于腹腔内。娩出胎儿后检查子宫全层沿原切口裂开，长约10cm，无延裂，胎盘完全剥离，位于宫腔内。新生儿体重3 170g，Apgar评分：1min 0分，5min 0分，10min 1分。转NICU，诊断为重度新生儿缺氧缺血性脑病。

## 反　思

- TOLAC产程管理不足：本例从临产至发生子宫破裂，宫口开2cm持续约12h，期间给予人工破膜，缩宫素静滴加强宫缩仍无进展，应及时重新评估孕妇阴道试产的可能性及风险。

- 本例对识别子宫破裂征象的警惕性不足：胎心监护提示延长减速，胎儿先露较前上升，反复难以探及胎心，20min后才确认子宫破裂启动紧急剖宫产。产程中胎心减慢或无法探及应首先考虑产科灾难性事件的发生，而不是考虑探头接触不良等因素，同时立即做好紧急剖宫产的准备。

- 对于子宫破裂等灾难性事件，应努力缩短DDI，甚至尽可能向心搏骤停等围死亡期孕产妇剖宫产的5min标准靠近，这对改善新生儿预后、减少严重产后出血、保留生育功能有积极的临床意义。

## ◎ 急产-新生儿重度窒息

**病例**　×××，28岁，G1P0。因"停经38⁺³周，下腹坠胀伴见红半天"入院。
孕期规律产检，多次超声提示胎盘低置。入院后超声提示：胎盘下缘距宫内口
18mm。孕妇要求阴道试产。予缩宫素引产，规律宫缩12h后无进展，停滴缩宫素。
第二天早晨孕妇宫缩不规则，阴道检查：宫口未开，宫颈管消退80%，羊水清，先
露S-3。胎心监测反应型。继续予缩宫素引产，静滴缩宫素1⁺h后宫缩2~3min1次，
阴道出血约50mL，胎心减慢最低至60次/min，胎心监护如图6-6-10所示。

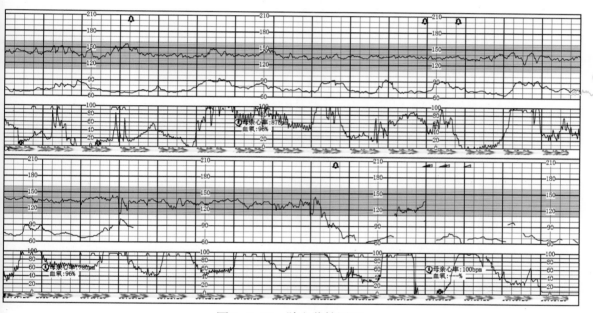

图6-6-10　胎心监护图10

　　**临床处理及妊娠结局**：母体血压102/66mmHg，心率80次/min。查体：腹部
无压痛，子宫质硬，宫缩频密，考虑宫缩过频，立即停滴缩宫素。阴道检查：
宫口开8cm，S+2，羊水清，阴道见暗红色积血块量约80mL。转至分娩间后再
次阴道检查：宫口开全，先露S+3，立即阴道产钳助产终止妊娠。新生儿体重
2 780g，Apgar评分：1min 0分，5min 0分，10min 1分（心率1分）。第一产程
125min，第二产程7min，第三产程2min。胎盘、胎膜完整，检查胎盘母体面未见
压迹，未见破裂血管，脐带近中附着，胎盘娩出后阴道流血400mL。

　　新生儿血气分析：pH 7.07，$PCO_2$ 2.9kpa，$PO_2$ 277.6kpa ，乳酸>15mmol/L，

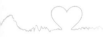
剩余碱−21.9mmol/L。血常规：HCT 21%，血红蛋白80g/L。转NICU，考虑新生儿缺氧缺血性脑病、弥漫性血管内凝血、贫血，予输血、全身亚低温脑保护等对症治疗，24天后出院门诊随访。

本例考虑为急产和低置胎盘出血，导致胎儿失血性贫血、胎儿缺氧、新生儿酸中毒、重度窒息。

## 反　思

- 产程中子宫收缩过强、过频，总产程<3h称为急产。急产对母儿均会产生不良影响：胎儿窘迫、新生儿重度窒息、母体软产道裂伤。
- 本例产前具有多种高危因素，本身胎儿及胎盘氧储备功能不足，产时缩宫素引产宫缩过频，导致胎盘脐带受压，加重胎儿缺血缺氧的状态。
- 对于B超诊断为前置胎盘和低置胎盘的患者，均建议行剖宫产终止妊娠。胎盘边缘距离宫颈内口越远，则剖宫产和分娩前出血的发生率就越低，胎盘边缘距离宫颈内口<20mm时，剖宫产率为40%～90%。低置胎盘经阴道试产时需做好紧急剖宫产和输血准备。
- 值得关注的是，前置胎盘出血发生胎盘部分剥离时，胎盘绒毛中胎儿血管破坏，可导致不同程度的胎儿失血及新生儿贫血。本例产前为无症状低置胎盘，产程中出现阴道出血，新生儿也出现贫血。

## ◎ 脐带溃疡

**病例** ×××，31岁，G1P0。因"停经33<sup>+1</sup>周，胎膜早破"入院。孕期规律产检，孕中期胎儿结构筛查提示：胎儿上消化道梗阻、羊水过多。羊水穿刺胎儿染色体核型分析无异常。入院查体无特殊；持续胎心监护，入院第二天胎心监护如图6-6-11所示。

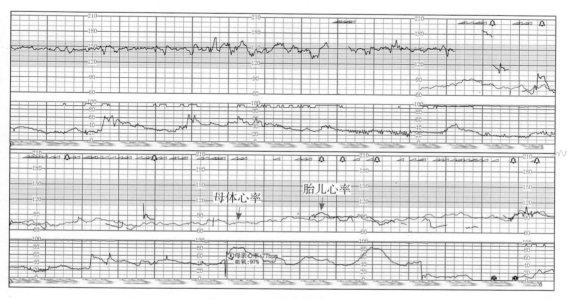

图6-6-11　胎心监护图11

妊娠结局：在"静吸复合全麻"下行紧急剖宫产术。新生儿体重1 880g，Apgar评分：1min 0分，5min 0分，10min 5分。脐带见华通氏胶及脐血管破裂，如图6-6-12黑色箭头所示。脐动脉血气分析：pH6.765，Hb50g/L。转NICU积极救治无效，出生后第二天死亡。

胎盘病理：（脐带破溃处）华通氏胶退化、缺如，周边细胞浆见大量巨噬细胞；脐动脉肌层坏死、连续性中断。以上考虑脐带溃疡。

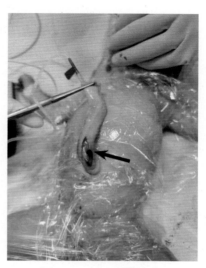

图6-6-12　脐带溃疡

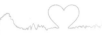
**知识点回顾**

● 脐带溃疡指脐带华通氏胶及其上覆盖的羊膜变薄或缺如，脐带血管裸露，进而可发生脐带血管破裂及出血，导致胎儿大量失血至宫内死胎或新生儿死亡，是产科罕见且难以预测的灾难性事件。

● 原因不明，有限的病例报道提示15%~20%的脐带溃疡合并胎儿消化道梗阻。目前暂无相关的孕期监护及临床管理方案。

● 结合文献报道，其典型胎心监护表现是突发的延长减速或心动过缓。

（郑　峥　潘秀玉）

## 第七节
## 产前及产时医源性干预所致的
## 异常胎心监护回顾

◎ 硫酸镁

**病例** ×××，35岁，G2P1。6年前因妊娠期高血压孕39周行剖宫产，产后监测血压恢复至正常范围。因"停经33$^{+5}$周，发现血压升高2$^+$月"入院待产。本孕定期产检，孕早期血压正常。孕32周产检时发现血压升高，波动在107～143/70～93mmHg，无头晕、眼花，随机尿蛋白阴性。1周后复诊时血压140/92mmHg，孕妇自觉眼花，无头晕、头痛等不适，胎动如常。入院查体：血压160/97mmHg，心率86次/min，未扪及宫缩。入院完善相关检查，血常规、肝肾功能无异常，随机尿蛋白++，胎心监护如图6-7-1所示。

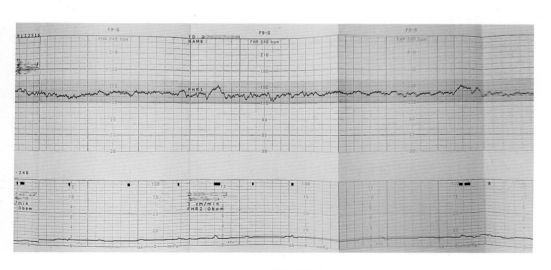

图6-7-1　胎心监护图1

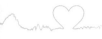

　　结合患者病史、体征及辅助检查，考虑重度子痫前期，予拉贝洛尔降压、地塞米松促胎肺成熟，硫酸镁解痉预防子痫抽搐，静滴硫酸镁期间，胎心监护如图6-7-2所示，所对应的产前电子胎心监护评估见表6-7-1。

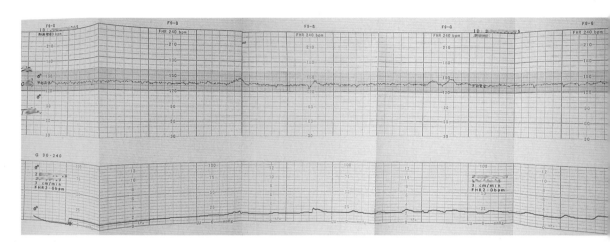

图6-7-2　胎心监护图2

表6-7-1　产前电子胎心监护评估（对应图6-7-2）

| 风险评估 | 孕33+周子痫前期，使用硫酸镁 |
| --- | --- |
| 基线 | 130次/min左右 |
| 变异 | 微小变异 |
| 加速 | 加速时幅度<15次/min，持续时间<15s |
| 减速 | 无 |
| 评估及处理 | 不典型NST。<br>● 全面评估母儿状况：口服拉贝洛尔，血压控制满意，波动于（132～143）/（78～87）mmHg，血氧饱和度99%～100%。腹部无压痛，无宫缩，无异常阴道流血。复查B超提示：胎儿大小基本如孕周，羊水量及脐血流均在正常范围，BPS8分。眼科会诊评估眼底未见明显病理性改变。<br>● 患者眼花症状未见明显好转，自觉胎动较前稍有减少，自数胎动5～6次/h。考虑硫酸镁所致胎心基线变异减少。予改变体位、吸氧、补液等宫内复苏处理，停滴硫酸镁后复查，胎心监护基线中等变异，如图6-7-3所示 |

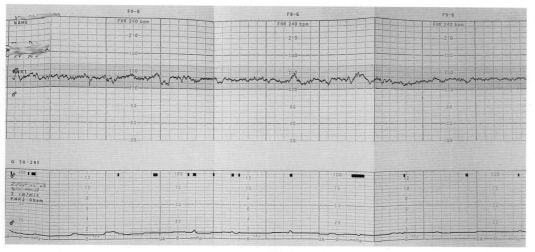

图6-7-3　胎心监护图3

　　妊娠结局：动态监测病情进展，患者眼花症状加重，并出现头晕不适，血压142/92mmHg，考虑重度子痫前期，经积极处理后，病情进展，予行紧急剖宫产术终止妊娠。新生儿体重1 900g，Apgar评分：1min 9分，5min 10分，10min 10分。转新生儿科。

　　本例为子痫前期病情进展，存在胎盘灌注不足可能，出现胎心监护无反应型或可疑时，应考虑胎儿缺氧的可能。本例结合患者主诉及胎心监护，考虑胎儿睡眠周期或药物所致可能性大。这两种原因均可观察，给予宫内复苏，停用硫酸镁后胎心监护反应型，综合考虑为硫酸镁对胎儿中枢神经系统的抑制可能。

### 知识点回顾

- 静脉使用硫酸镁，胎心监护NST常表现为无反应型：胎心无加速、基线微小变异或变异缺失。
- 镁离子易通过胎盘屏障到达胎儿体内，随着母亲血镁浓度的增高，胎儿血镁浓度也逐渐增高，可引起胎儿中枢神经系统抑制、神经肌肉兴奋性降低。停药3～4h后，胎心基线变异振幅、胎心变异频率和胎心加速大多数都可以恢复到用药前水平。

## ◎ 引产（球囊促宫颈成熟）

**病例**　×××，23岁，G1P0。因"停经41周"入院。孕妇规律产检，无特殊。B超提示胎儿大小如孕周，羊水暗区36mm，指数96mm，脐血流正常。入院完善相关检查，综合评估有阴道试产条件，宫颈Bishop评分3分，拟使用宫颈球囊促宫颈成熟，放置球囊前胎心监护如图6-7-4所示。

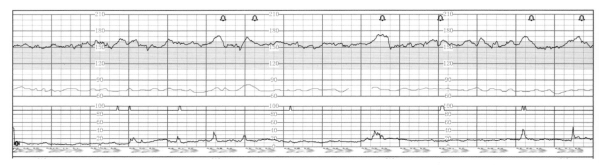

图6-7-4　胎心监护图4

正常NST，于完善引产前评估后放置宫颈球囊。10h后规律宫缩转产房，后球囊自行脱落，胎心监护如图6-7-5所示，所对应的产时电子胎心监护评估见表6-7-2。

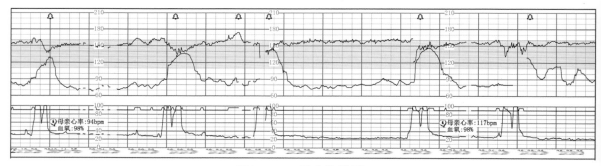

图6-7-5　胎心监护图5

表6-7-2　产时电子胎心监护评估（对应图6-7-5）

| 风险评估 | 宫颈球囊促宫颈成熟 |
|---|---|
| 宫缩 | 10min4次 |
| 基线 | 150次/min |

（续表）

| 变异 | 中等变异 |
|---|---|
| 加速 | 有 |
| 减速 | 频发变异减速 |
| 评估及处理 | Ⅱ类胎心监护（中等变异伴频发变异减速）。<br>● 评估胎儿氧合通路：母体血压110/70mmHg，心率100次/min，无宫缩过频，腹部无压痛。<br>● 阴道检查：宫口开3cm，先露S-1，胎膜未破。<br>● 宫内复苏：吸氧、改变体位、静脉补液等处理。30min后评估胎心监护呈Ⅰ类，继续待产 |

**妊娠结局**：持续胎心监护，产程进展顺利，自然分娩，新生儿体重3 150g。Apgar评分：1min 9分，5min 10分，10min 10分。

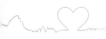 
## ◎ 引产（地诺前列酮栓促宫颈成熟）

**病例1** ×××，30岁，G1P0。因"孕40周，发现血糖升高3⁺月"入院待产。

孕期规律产检，诊断为妊娠期糖尿病，血糖控制尚可。入院后超声提示胎儿大小如孕周，羊水量及脐血流均在正常范围。Bishop评分2分。综合评估有阴道试产条件。知情同意后放置地诺前列酮栓促宫颈成熟，放置6h后胎心监护如图6-7-6所示，对应的电子胎心监护评估见表6-7-3。

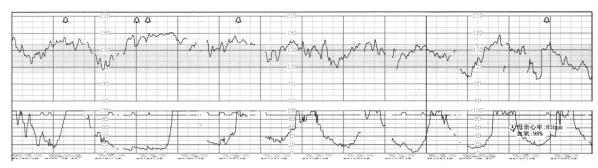

图6-7-6 胎心监护图6

表6-7-3 产时电子胎心监护评估（对应图6-7-6）

| 风险评估 | 妊娠期糖尿病、地诺前列酮栓促宫颈成熟 |
| --- | --- |
| 宫缩 | 10min6次 |
| 基线 | 150次/min |
| 变异 | 中等变异 |
| 加速 | 无 |
| 减速 | 频发变异减速 |
| 评估及处理 | Ⅱ类胎心监护（中等变异伴频发变异减速）。<br>● 评估胎儿氧合通路：血压128/73mmHg，心率72次/min，地诺前列酮栓使用后宫缩过频，腹部无强直宫缩，无压痛。取出地诺前列酮栓，阴道检查：宫颈质地软，宫口未开，可容一指，宫颈管消退80%，先露S-3。<br>● 宫内复苏：吸氧，改变体位，补液等。<br>● 持续胎心监护；取出地诺前列酮栓30min后复评胎心监护如图6-7-7所示，所对应的电子胎心监护评估见表6-7-4 |

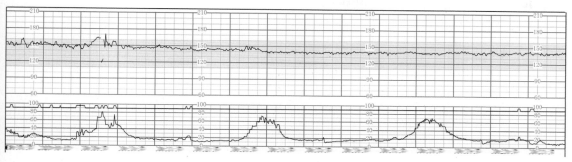

图6-7-7　胎心监护图7

表6-7-4　产时电子胎心监护评估（对应图6-7-7）

| 风险评估 | 妊娠期糖尿病 |
|---|---|
| 宫缩 | 10min3次 |
| 基线 | 140次/min |
| 变异 | 微小变异 |
| 加速 | 无 |
| 减速 | 无 |
| 评估及处理 | Ⅱ类胎心监护（基线微小变异）。<br>• 评估胎儿氧合通路：考虑胎儿睡眠周期？胎儿缺氧？<br>• 继续宫内复苏，给予声刺激。<br>• 持续胎心监护。取出地诺前列酮栓后50min胎心监护转Ⅰ类，如图6-7-8所示 |

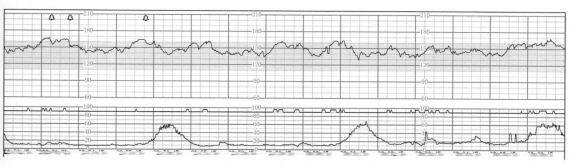

图6-7-8　胎心监护图8

　　妊娠结局：予人工破膜，羊水Ⅱ度浑浊，自发宫缩，持续胎心监测下阴道试产，8h后自然分娩，新生儿体重3 100g。Apgar评分：1min 9分，5min 10分，10min 10分。脐血血气分析及胎盘病理无异常。

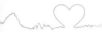

本例使用地诺前列酮栓后，胎心出现反复变异减速，经综合评估后考虑药物引起宫缩过频所致胎心异常，给予宫内复苏的同时，取出地诺前列酮栓，后胎心监护逐渐正常，严密监护下自然分娩，母儿结局良好。

**病例2**　×××，32岁，G1P0，因"停经41周"入院待产。

孕期定期产检，无妊娠合并症和并发症。孕期查生殖道GBS阴性。入院查体：生命体征稳定，腹软，未触及宫缩，胎心监护反应型，基线约150次/min。超声提示胎儿大小如孕周，羊水量及脐血流均在正常范围。Bishop评分4分。评估有阴道试产条件，使用地诺前列酮栓促宫颈成熟。地诺前列酮栓使用近6h后胎心监护如图6-7-9所示，产时电子胎心监护评估见表6-7-5。

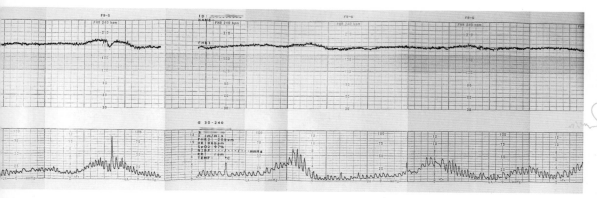

图6-7-9　胎心监护图9

表6-7-5　产时电子胎心监护评估（对应图6-7-9）

| 风险评估 | 地诺前列酮栓促宫颈成熟 |
|---|---|
| 宫缩 | 10min4次 |
| 基线 | 175次/min |
| 变异 | 微小变异 |
| 加速 | 无 |
| 减速 | 无 |
| 评估及处理 | Ⅱ类胎心监护（胎儿心动过速伴基线微小变异）。<br>● 评估胎儿氧合通路：母体体温36.3℃，血压102/70mmHg，心率94次/min，无宫缩过频，无阴道出血。阴道检查：宫口开1cm，先露S-3，胎膜未破。<br>● 宫内复苏：取出地诺前列酮栓，予吸氧、改变体位、补液等处理。<br>● 1h后胎心监护无改善，知情同意后，行子宫下段剖宫产术终止妊娠 |

**妊娠结局**：在"腰硬联合麻醉"下行紧急剖宫产术，术中见羊水Ⅲ度浑浊，量约600mL，新生儿体重3 290g。Apgar评分：1min 9分，5min 10分，10min 10分。

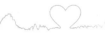
脐血血气：pH 7.02，剩余碱-9.9mmol/L，乳酸7.21mmol/L。胎盘病理：末梢绒毛毛细血管充血、扩展，血管合体细胞膜形成增多（40%~60%），部分绒毛间隙狭窄，合体细胞结节增多，上述改变可能影响胎盘供氧。

本例胎心过速，全面评估母体体温正常，无低血压、低血氧的临床表现，无宫缩过频，无异常阴道出血，给予宫内复苏无改善，积极行剖宫产术终止妊娠，新生儿结局良好。结合胎盘病理，本例考虑孕41周存在胎盘储备相对不足的可能，使用地诺前列酮栓出现宫缩后，胎儿短暂缺氧效应可能被放大，导致出现产时胎儿宫内缺氧的胎心表现。

## 知识点回顾

**地诺前列酮栓促宫颈成熟的注意事项：**

- 置药后最初6h应加强监护，采用电子胎心监护的宫腔压力探头监测宫内压或医生用手感知孕妇的宫缩情况，遇有宫缩过频或过强及时取出地诺前列酮栓。告知值班主管医生进行胎心监护。

- 置药后如孕妇阴道流血增多，应随时采用超声检查排除胎盘早剥并行持续电子胎心监护，尽快取出地诺前列酮栓。

- 置药后一旦出现规律宫缩且宫颈条件已成熟或自然破膜应立即取出，不可为加速产程而延长放置时间，以免发生强直宫缩。

- 置药期间不同宫缩的处理

  细小宫缩：属于药物性宫缩，放置后4h内常见，若胎心正常，继续放置，加强胎心监护和观察。

  宫缩过频、宫缩过强或过度刺激：告知上级医生，持续电子胎心监护，左侧卧位，取出地诺前列酮栓，如可疑CTG或持续过度刺激5~10min内不能自行恢复，使用宫缩抑制剂（如特布他林），移至产房，备血，准备手术。

图6-7-10为笔者所在医院促宫颈成熟的管理流程。

- 适应证
  - □ 宫颈不成熟（宫颈评分≤6分）
  - □ 球囊促宫颈成熟失败
- 禁忌证
  - □ 已知过敏
  - □ 胎膜已破
  - □ 产次≥5次
  - □ 前次剖宫产或子宫手术史
  - □ 胎位异常/胎头高浮
  - □ 未明确诊断的阴道出血
  - □ 胎心监护异常/胎儿窘迫
- 注意
  - □ 多胎妊娠
  - □ 哮喘、慢性阻塞性肺疾病：可能引起支气管痉挛
  - □ 癫痫
  - □ 心血管疾病
  - □ 眼内压升高、青光眼
  - □ 避免同时应用缩宫素

用药前：
- □ 完善引产前评估
- □ 鼓励孕妇排空膀胱

地诺前列酮栓阴道栓：
1. 10mg，经阴道横行放置于后穹隆
2. 置入至少12h后再次行宫颈评分
操作者：_____
放置时间：_____

不论宫颈评分如何，建议行人工破膜

人工破膜成功？/自然破膜？

否 → 考虑放置宫颈球囊促进宫颈成熟

是 → 建议取出至少30min后应用缩宫素引产

用药后监护：
- □ 监测体温、脉搏、呼吸、血压、胎儿心率、宫缩、阴道出血等，1h1次，持续4h
- □ 持续胎心监护至少30min
- □ 如果监测正常，无宫缩及其他指征，则继续同第一产程潜伏期监护
- □ 当宫缩在10min内≥3次时，予持续胎心监护
- □ 宣教
  置入药物后，嘱孕妇卧床休息30min以上；开始宫缩立即通知医护人员

取出指征：
- □ 出现规律的3min1次的伴有下腹部阵痛的宫缩（无论宫颈管消退与否）
- □ 胎膜破裂
- □ 胎儿窘迫
- □ 子宫过度刺激或强直性宫缩
- □ 母体全身副反应，如恶心、呕吐、低血压、心动过速等
操作者：_____
取出时间：_____

263

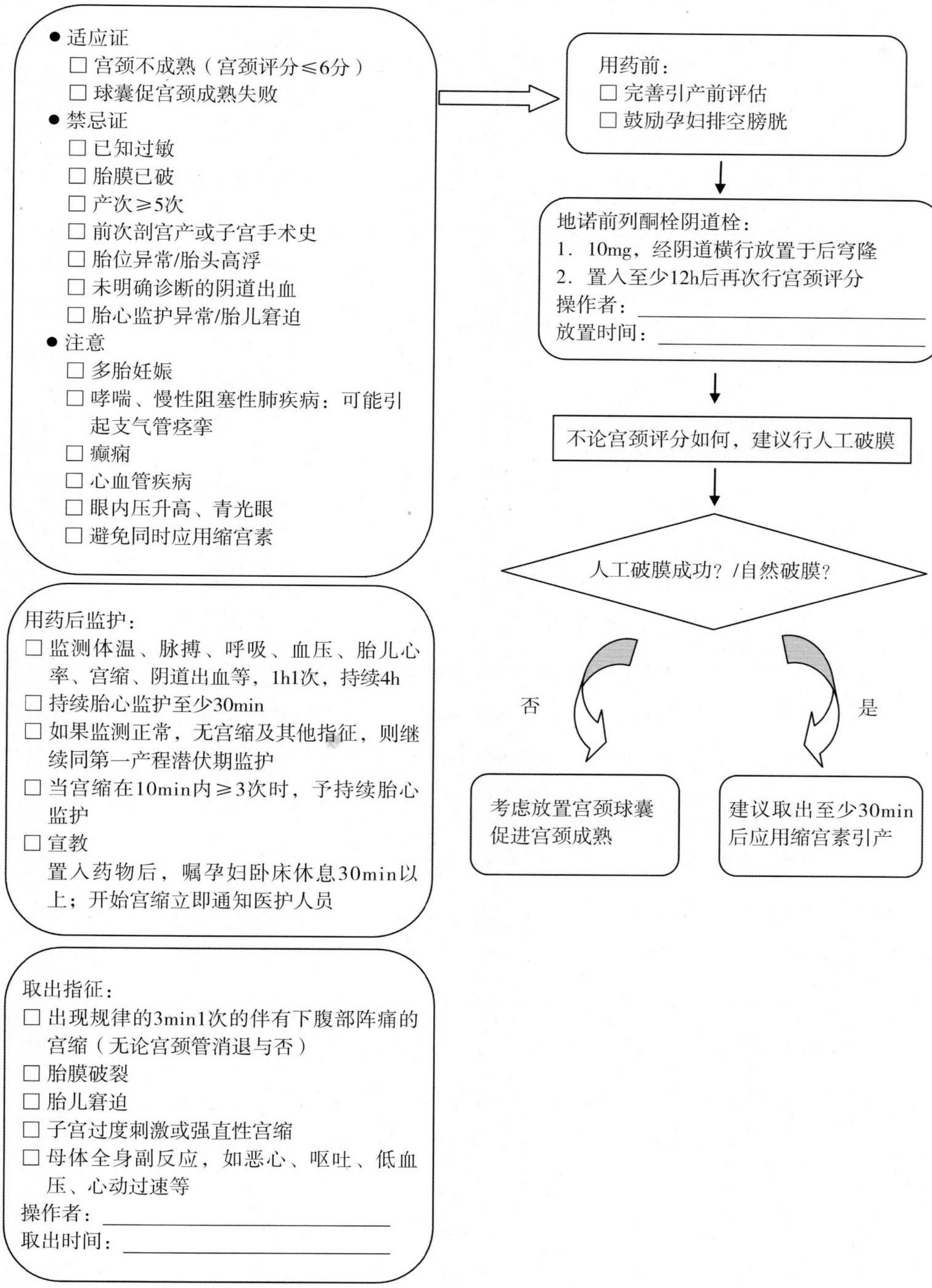

图6-7-10 地诺前列酮栓促宫颈成熟的管理流程

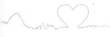

◎ 人工破膜后脐带脱垂

**病例** ×××，G1P0，32岁。因"41<sup>+1</sup>周"入院。孕期规律产检，无合并症及并发症。入院血压113/75mmHg，心率72次/min，无宫缩。Bishop评分7分。综合评估有阴道试产条件。予计划分娩人工破膜，羊水清。破膜后30min出现自发宫缩，无阴道流血，2h后胎心监护如下图6-7-11所示，产时电子胎心监护评估见表6-7-6。

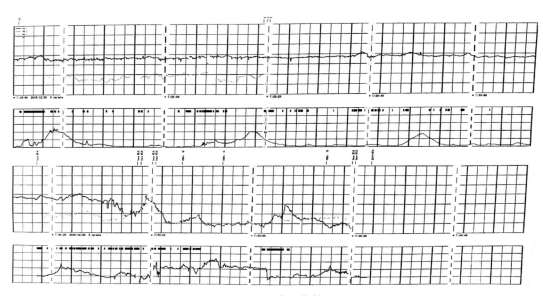

图6-7-11　胎心监护图10

表6-7-6　产时电子胎心监护评估（对应图6-7-11）

| | |
|---|---|
| 风险评估 | 孕41<sup>+</sup>周、人工破膜 |
| 宫缩 | 10min2次 |
| 基线 | 150次/min |
| 变异 | 微小变异 |
| 加速 | 无 |
| 减速 | 延长减速 |
| 评估及处理 | Ⅱ类胎心监护（微小变异伴延长减速）。<br>● 全面评估母儿状况：母体无低血压、低血氧，无宫缩过频，人工破膜后胎心延长减速，需警惕脐带脱垂及胎盘早剥。 |

（续表）

| 评估及处理 | ● 立即行阴道检查：阴道内触及条索样组织物，有搏动感，宫口开2cm，脐带自宫口左侧脱落，羊水清，考虑脐带脱垂。<br>● 宫内复苏：检查者手指保持在阴道内，并向右上方上推胎先露，缓解脐带受压，患者头低臀高位，充盈膀胱，留置尿管并夹闭，予吸氧、补液、抑制宫缩等处理。<br>● 启动紧急剖宫产 |
|---|---|

**妊娠结局**：在"静吸复合全麻"下行紧急剖宫产术，7min后娩出一活女婴，体重3 860g。Apgar评分：1min 8分，5min 9分，10min 9分。

本例人工破膜后出现延长减速，阴道检查证实为脐带脱垂，脐带受压导致胎儿供氧途径中断，予宫内复苏同时紧急剖宫产，新生儿结局良好。

## 知识点回顾

● 人工破膜后胎心延长减速首先评估可能的原因：母体低血压、脐带受压或脱垂、胎盘早剥、前置血管破裂出血等。

● 脐带脱垂的危险因素包括：①导致胎儿入盆不当的母胎因素；②医源性产科干预。但许多脐带脱垂发生之前并没有危险因素。对于高危患者，通过避免不必要的产科干预、控制性的人工破膜及避免使胎头脱离衔接状态，可以降低脐带脱垂的风险。

● 脐带脱垂处理流程详见本章第二节的"脐带脱垂"之知识点回顾。

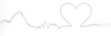
## ◎ 缩宫素引产致宫缩过频

**病例** ×××，28岁，G1P0。因"停经39⁺³周，阴道流液3⁺h"入院。孕期规律产检，无特殊。入院查体：生命体征稳定，腹软，未触及宫缩，宫口未开，羊水清。按常规予缩宫素引产，2h后胎心监护如图6-7-12所示，所对应的产时电子胎心监护评估见表6-7-7。

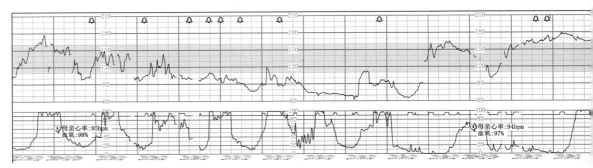

图6-7-12　胎心监护图11

表6-7-7　产时电子胎心监护评估（对应图6-7-12）

| | |
|---|---|
| 风险评估 | 胎膜早破、缩宫素引产 |
| 宫缩 | 10min7次，宫缩过频 |
| 基线 | 该图无法判断，此前基线为150次/min |
| 变异 | 无法判断 |
| 加速 | 无 |
| 减速 | 频发变异减速伴延长减速 |
| 评估及处理 | Ⅱ类胎心监护。<br>• 立即停滴缩宫素；评估母体血压123/79mmHg，心率82次/min，宫缩过频。阴道检查：宫口开2cm，S-2，羊水清；未触及条索样组织物。<br>• 口服硝苯地平10mg抑制子宫收缩；启动改变体位、吸氧、静脉补液等宫内复苏措施。<br>• 做好紧急剖宫产准备；20min后复评胎心监护Ⅱ类，如图6-7-13所示 |

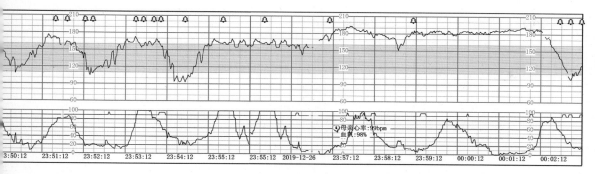

图6-7-13 胎心监护图12

妊娠结局：在"腰硬联合麻醉"下行紧急剖宫产娩出一活男婴，体重2 640g。Apgar评分：1min9分，5min10分，10min10分。羊水清，胎盘母面无血块压迹，血气及胎盘病理无异常。

本例为宫缩过频下出现频发的变异减速。正常状态下，子宫节律性收缩使胎盘血流灌注减少，母胎界面气体交换间歇性减少，胎儿的酸碱度和氧浓度下降，从而出现间断性胎儿氧合短暂中断，但宫缩间歇期子宫恢复供血供氧，母胎界面气体交换恢复。胎盘储备功能正常的胎儿是可耐受这种间歇宫缩的。但宫缩过频则会严重影响子宫-胎盘血液循环，导致胎儿氧合明显下降，从而出现延长减速、变异减速甚至晚期减速等胎心异常。同时出现宫缩过频时也需警惕胎盘早剥、子宫破裂等情况。

### 知识点回顾

- 缩宫素引产过程中可出现宫缩过频、胎儿窘迫、先兆子宫破裂、羊水栓塞等情况，需规范缩宫素使用及监测。
- 缩宫素引产致宫缩过频的处理流程：①立即停止使用引产药物，必要时给予子宫松弛剂，如特布他林、硝苯地平或硫酸镁等；②予左侧卧位、吸氧、静脉输液等宫内复苏处理；③阴道检查，了解产程进展。可疑胎儿窘迫未破膜者给予人工破膜，观察羊水有无胎粪污染及其程度。经上述综合处理，尚不能消除危险因素，短期内无阴道分娩的可能或病情危重者，应迅速选用剖宫产术终止妊娠。

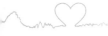 
◎ 盐酸哌替啶

**病例**　×××，30岁，G1P0。因"孕39周，下腹阵痛伴阴道流液6⁺h"入院。孕期定期产检，无妊娠合并症和并发症。入院后完善相关检查，生命体征稳定，规律宫缩，间歇3～5min1次，持续30～40s。阴道检查：宫口未开，先露S-3，胎膜已破，羊水清。评估有阴道试产条件，胎心监护Ⅰ类如图6-7-14所示。

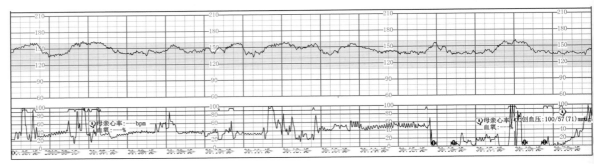

图6-7-14　胎心监护图13

规律宫缩8h宫口未开，予以盐酸哌替啶100mg肌内注射。15min后复评胎心监护如图6-7-15所示，对应的产时电子胎心监护评估见表6-7-8。

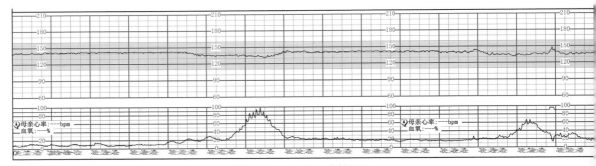

图6-7-15　胎心监护图14

表6-7-8　产时电子胎心监护评估（对应图6-7-15）

| 风险评估 | 胎膜早破、盐酸哌替啶镇痛 |
| --- | --- |
| 宫缩 | 10min2次 |
| 基线 | 140次/min |
| 变异 | 微小变异 |
| 加速 | 无 |

（续表）

| 减速 | 可疑减速 |
|---|---|
| 评估及处理 | Ⅱ类胎心监护（基线微小变异伴可疑减速）。<br>• 评估胎儿氧合通路：母体无低血压、低血氧，无宫缩过频，无阴道出血。<br>• 阴道检查：宫口未开，先露S-3，羊水清。<br>• 宫内复苏：吸氧，改变体位，静脉补液等。持续胎心监护，1⁺h后胎心监护转Ⅰ类，如图6-7-16所示 |

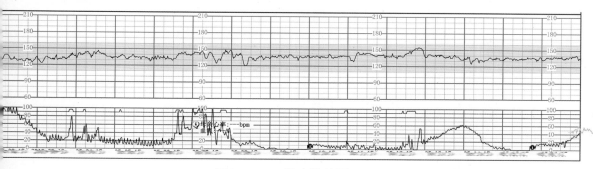

图6-7-16　胎心监护图15

269

妊娠结局：产程顺利，自然分娩，羊水清，新生儿体重3 100g。Apgar评分：1min 9分，5min 9分，10min 10分。

本例基线微小变异，产前未发现与子宫-胎盘功能不全的妊娠并发症，综合考虑可能为胎儿睡眠周期或近期使用药物所致。给予宫内复苏，持续胎心监护后胎心监护恢复正常，考虑与使用盐酸哌替啶有关。

### 知识点回顾

● 阿片类和硫酸镁是最常见的引起胎心基线变异性减小的药物。母体使用阿片类药物对胎心基线变异的作用一般不超过2h。对于新发的胎心变异减少不伴减速，应对胎儿睡眠周期和母体近期用药进行评估。这两种原因均可期待治疗。也可以尝试通过头皮刺激诱发加速，出现加速可强有力地证明此时不存在胎儿酸血症。如同时存在与子宫-胎盘功能不全相关的妊娠并发症，给母体快速输液、变化体位和/或母体辅助供氧都是恰当的辅助治疗措施，因为此时的变异减少不一定是良性病因所致。

## ◎ 硬膜外麻醉分娩镇痛

**病例** ×××，30岁，G1P0。因"停经39⁺¹周，下腹阵痛半天"入院。孕期定期产检，无特殊。入院体检：血压115/76mmHg，心率62次/min，宫缩间歇3~4min 1次，宫口开2cm，先露头，S-2，胎膜未破，胎心监护Ⅰ类。予以硬膜外麻醉分娩镇痛，20min后胎心监护如图6-7-17所示，所对应的产时电子胎心监护评估见表6-7-9。

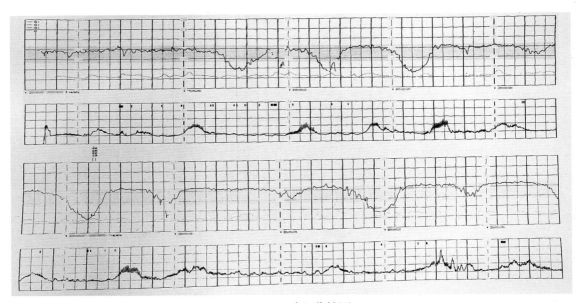

图6-7-17　胎心监护图16

表6-7-9　产时电子胎心监护评估（对应图6-7-17）

| 风险评估 | 分娩镇痛 |
|---|---|
| 宫缩 | 10min 4次 |
| 基线 | 160次/min |
| 变异 | 中等变异 |
| 加速 | 无 |
| 减速 | 频发变异减速 |
| 评估及处理 | Ⅱ类胎心监护（中等变异伴频发变异减速）。<br>● 产妇血压86/51mmHg，心率82次/min。阴道检查：宫口开2cm，S-2，胎膜未破，未触及条索样组织物。<br>● 行吸氧、改变体位、快速静脉补液1 000mL等宫内复苏措施；30min后胎心监护复评为Ⅰ类，复测血压106/68mmHg，胎心监护如图6-7-18所示 |

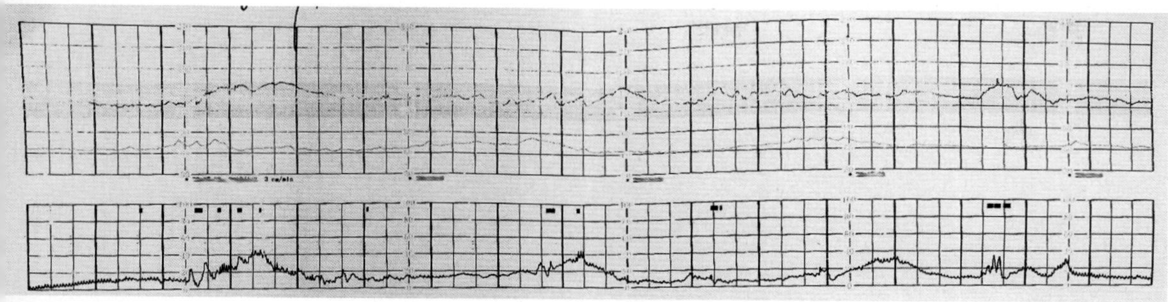

图6-7-18　胎心监护图17

　　妊娠结局：宫内复苏后胎心监护转为Ⅰ类，产程进展顺利，自然分娩一活女婴，体重2 820g，身长49cm。Apgar评分：1min 8分，5min 8分，10min 10分。

271

　　分娩镇痛后可出现母体血管扩张及体位性低血压引起子宫-胎盘血流灌注不足，进而引起胎心变异减速或延长减速。本例予宫内复苏，特别是快速扩容后，胎心监护恢复Ⅰ类。继续阴道试产，最终经阴道分娩，新生儿结局良好。

### 知识点回顾

● 母体硬膜外麻醉后可出现胎心变异减速、延长减速或心动过缓，提示为仰卧位低血压并发麻醉后母体血管扩张，引起子宫-胎盘血流灌注不足，此时通过改变体位及静脉补液治疗有效：单次快速500～1 000mL乳酸林格液1h滴完，或者500mL0.9%氯化钠注射液20～30min滴完。

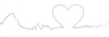
◎ 臀位外倒转

**病例**　×××，30岁，G1P0。因"孕37⁺¹周，胎位异常"入院行外倒术。孕期规律产检，未发现合并症及并发症，胎儿筛查无异常，多次超声提示臀位。入院后完善相关评估，充分知情同意，做好术前准备后行外倒转，经两次尝试外倒转成功，B超监测下见胎心率变慢，并行电子胎心监护如图6-7-19所示，所对应的产前电子胎心监护评估见表6-7-10。

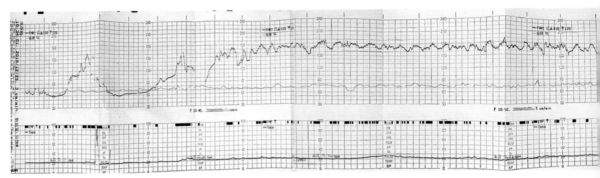

图6-7-19　胎心监护图18

表6-7-10　产前电子胎心监护评估（对应图6-7-19）

| 风险评估 | 胎位异常外倒转术后 |
| --- | --- |
| 基线 | 延长减速后基线为170次/min左右 |
| 变异 | 中等变异 |
| 加速 | 有，加速时变异幅度≥15次/min，持续时间>15s |
| 减速 | 延长减速 |
| 评估及处理 | 异常NST。<br>● 产妇血压70/43mmHg，心率86次/min。阴道检查：宫口未开，S-3，先露头，胎膜未破，未触及条索样组织物。<br>● 吸氧，改变体位，持续胎心监护20min后NST反应型，转产前病区 |

妊娠结局：外倒转术后第二日B超检查提示胎儿大小如孕周，LOA，羊水及脐血流未见异常。胎心监护NST反应型，未见明显宫缩，予以出院。孕39⁺⁵周，自然临产，产程顺利，新生儿体重3 160g。Apgar评分：1min 9分，5min 10分，10min 10分。

外倒转过程中出现延长减速的原因可能为：①胎盘早剥；②外倒转时为仰卧位，易引起仰卧位低血压综合征，外倒转时需关注孕妇低血压症状（恶心、呕吐等）；③脐带因素；④外倒转本身的操作可能会引起子宫胎盘血流减少从而导致胎心异常。在操作过程中超声查看胎心情况，若发生胎心减慢，需停止操作，予侧卧位、低流量吸氧，并排除胎盘早剥。此类情况通过胎心宫缩监护评估胎儿的健康状况，可继续观察。

## 知识点回顾

273

- 外倒转的时机：建议在妊娠36周及之后进行外倒转。在外倒转术前给予β肾上腺素能受体激动剂松弛子宫（如皮下注射特布他林0.25mg）。
- 外倒转术前准备：①需在随时能进行剖宫产的医疗机构进行；②术前应与孕妇签署知情同意书，告知相关风险；③建议使用麻醉或宫缩抑制剂；④空腹、排空膀胱，建立静脉通道；⑤术前胎心监测NST反应型，并记录胎心率；⑥超声评估，确定胎儿及胎盘的位置，排除其他一些影响阴道分娩的因素（如前置胎盘）；⑦麻醉师做好紧急剖宫产的所有准备，新生儿科医师做好新生儿窒息复苏准备。
- 外倒转术后管理：需进行持续母儿监护至少30min。监测胎心率，直至胎心率稳定且呈反应型。在外倒转术后20～40min，胎心率描记呈无反应型很常见。不建议外倒转术后立即进行择期引产。对于存在再次出现非纵产式（如斜产式、横产式）的趋势，在非纵产式成功进行外倒转术后，可予人工破膜以固定胎位并进行引产。

（潘秀玉　郑　峥）

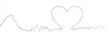
## 第六章参考文献

[1] GABBE, NIEBYL, SIMPSON, 等. 产科学: 正常和异常妊娠[M]. 郑勤田, 杨慧霞, 译. 7版. 北京: 人民卫生出版社, 2018: 662-664.

[2] 中华医学会妇产科学分会产科学组. 妊娠期肝内胆汁淤积症诊疗指南(2015)[J]. 中华妇产科杂志, 2015(7): 481-485.

[3] 中国系统性红斑狼疮研究协作组专家组, 国家风湿病数据中心. 中国系统性红斑狼疮患者围产期管理建议[J]. 中华医学杂志, 2015, 95(14): 1056-1060.

[4] 中华医学会妇产科学分会产科学组. 剖宫产术后再次妊娠阴道分娩管理的专家共识(2016)[J]. 中华妇产科杂志, 2016, 51(8): 561-564.

[5] 中华医学会围产医学分会. 电子胎心监护应用专家共识[J]. 中华围产医学杂志, 2015(7): 486-490.

[6] 中华医学会围产医学分会胎儿医学学组, 中华医学会妇产科学分会产科学组. 非免疫性胎儿水肿临床指南[J]. 中华妇产科杂志, 2017, 52(11): 721-727.

[7] 中华医学会围产医学分会胎儿医学学组, 中华医学会妇产科学分会产科学组. 双胎妊娠临床处理指南(第一部分): 双胎妊娠的孕期监护及处理[J]. 中华围产医学杂志, 2015, 18(8): 561-567.

[8] 中华医学会围产医学分会新生儿复苏学组. 新生儿窒息诊断的专家共识[J]. 中华围产医学杂志, 2016(1): 3-6.

[9] 戚红, 边旭明, 杨剑秋, 等. 引产对孕41周孕妇的母儿结局影响[J]. 中华妇产科杂志, 2008, 43(6): 401-404.

[10] 贾金平. 397例急产的临床分析[J]. 中国妇幼保健, 2005, 20(2): 234-235.

[11] 欣普贝生临床应用规范专家组. 欣普贝生临床应用规范专家共识[J]. 中国实用妇科与产科杂志, 2013, 29(12): 996-998.

[12] 中华医学会妇产科学分会产科学组. 妊娠晚期促子宫颈成熟与引产指南(2014)[J]. 中华妇产科杂志, 2014, 49(12): 881-885.

[13] SIBAI B M. Diagnosis, prevention, and management of eclampsia[J]. Obstet Gynecol, 2005, 105(2): 402-410.

[14] RAJASRI A G, SRESTHA R, MITCHELL J. Acute fatty liver of pregnancy (AFLP)—an overview[J]. J Obstet Gynaecol, 2007, 27(3): 237-240.

[15] NELSON D B, YOST N P, CUNNINGHAM F G. Acute fatty liver of pregnancy: clinical outcomes and expected duration of recovery [J]. Am J Obstet Gynecol, 2013, 209 (5): 456. e1−456.e7.

[16] VIGILL−DE. Acute fatty liver and HELLP syndrome: two distinct pregnancy disorders [J]. Int J Gynaecol Obstet, 2001, 73 (3): 215−220.

[17] COMMITTEE ON PRACTICE BULLETINS−OBSTETRICS. ACOG practice bulletin No. 190: Gestational diabetes mellitus [J]. Obstet Gynecol, 2018, 131 (2): e49−e64.

[18] RYAN EA, A L−AGHA R. Glucose control during labor and delivery [J]. Curr Diab Rep, 2014, 14 (1): 450.

[19] AMERICAN COLLEGE OF OBSTERICIANS AND GYNECOLOGISTS. Practice bulletin No. 146: management of newest−term and postterm pregnancies [J]. Obstet Gynecol, 2014, 124 (3 Pt 1): 390−396.

[20] AVIRAM A, SALZER L, HIERSCH L, et al. Association of isolated polyhydramnios at or beyond 34 weeks of gestation and pregnancy outcome [J]. Obstet Gynecol, 2015, 125 (4): 825−832.

[21] ACOG COMMITTEE ON OBSTETRIC PRACTILE. Committee opinion No. 712: Intrapartum management of intraamniotic infection [J]. Obstet Gynecol, 2017, 130 (2): e95−e101.

[22] AMERICAN COLLEGE OF OBSTETRICIANS AND GYNECOLOGISTS. ACOG practice bulletin No. 205: Vaginal birth after cesarean delivery [J]. Obstet Gynecol, 2019, 133 (2): e110−e127.

[23] UYGUR D, KIS S, TUNCER R F S, et al. Risk factors and infant outcomes associated with umbilical cord prolapsed [J]. Int J Gynaecol Obstet, 2002, 78 (2): 127−130.

[24] QURESHI N S, TAYLOR D J, TOMLINSON A J. Umbilical cord prolapsed [J]. Int J Gynaecol Obstet, 2004, 86 (1): 29−30.

[25] JAUNIAUX E, ALFIREVIC Z, BHIDEA G. Royal College of Obstetricians and Gynaecologists. Vasa praevia: Diagnosis and management: green−top guideline No. 27b [J]. BJOG, 2019, 126 (1): e49−e61.

275

[26] LAM C M, WONG S F, CHOW K M, et al. Women with placenta praevia and antepartum haemorrhage have a worse outcome than those who do not bleed before delivery [J]. J Obstet Gynaecol, 2000, 20 (1): 27–31.

[27] ONONEZE B O, ONONEZE V N, HOLOHAN M. Management of women with major placenta praevia without haemorrhage: a questionnaire-based survey of Irish obstetricians [J]. J Obstet Gynaecol, 2006, 26 (7): 620–623.

[28] AMERICAN COLLEGE OF OBSTETRICIANS AND GYNECOLOGISTS. ACOG practice bulletin No. 106: intrapartum fetal heart rate monitoring: nomenclature, interpretation, and general management principles [J]. Obstet Gynecol, 2009, 114 (1): 192–202.

[29] LISTON R, SAWCHUCK D, YOUNG D. Society of Obstetrics and Gynaecologists of Canada, British Columbia Perinatal Health Program. Fetal health surveillance: antepartum and intrapartum consensus guideline [J]. J Obstet Gynaecol Can, 2007, 29 (9 Suppl 4): 53–56.

[30] LISTON R, SAWCHUCK D, YOUNG D. No. 197b-Fetal health surveillance: intrapartum consensus guideline [J]. J Obstet Gynaecol Can, 2018, 40 (4): e298–e322.

[31] MILLER D A, MILLER L A. Electronic fetal heart rate monitoring: Applying all of patient safety [J]. Am J Obstet Gynecol, 2012, 206 (4): 278–283.

[32] CLARK S L, NAGEOTTE M P, GARITE T J, et al. Intrapartum management of category II fetal heart rate tracings: towards standardization of care [J]. Am J Obstet Gynecol, 2013, 209 (2): 89–97.

[33] AMERICAN COLLEGE OF OBSTETRICIANS AND GYNECOLOGISTS. ACOG practice bulletin No. 192: management of alloimmunization during pregnancy [J]. Obstet Gynecol, 2018, 131 (3): e82–e90.

[34] MARI G, DETER R L, CARPENTER R L, et al. Noninvasive diagnosis by Doppler ultrasonography of fetal anemia due to maternal red-cell alloimmunization. Collaborative Group for Doppler Assessment of the Blood Velocity in Anemic Fetuses [J]. N Engl J Med, 2000, 342 (1): 9–14.

[35] BRANDENBURG H, BARTELINGS M M, WISSE L J, et al. Increased

expression of vascular endothelial growth factor in cardiac structures of fetus with hydrops as compared to nonhydropic controls[J]. Fetal Diagn Ther, 2006, 21(1): 84-91.

[36] SOCIETY FOR MATERNAL-FETAL MEDICINE(SMFM), NORTO M E, CHAUHAN S P, et al. Society for maternal-fetal medicine(SMFM)clinical guideline #7: nonimmune hydrops fetalis[J]. Am J Obstet Gynecol, 2015, 212 (2): 127-139.

[37] DONOFRIO M T, MOON-GRADYAJ, HOMBERGER L K, et al. Diagnosis and treatment of fetal cardiac disease: a scientific statement from the American Heart Association[J]. Circulation, 2014, 129(21): 2183-2242.

[38] DIVANOVIC A, BOWERS K, MMICHELFELDER E, et al. Intrauterine fetal demise after prenatal diagnosis of congenital heart disease: assessment of risk[J]. Prenat Diagn, 2016, 36(2): 142-147.

[39] COSTELLO J M, POLITO A, BROWM D W, et al. Birth before 39 weeks' gestation is associated with worse outcomes in neonates with heart disease[J]. Pediatrics, 2010, 126(2): 277-284.

[40] MACONES G A, HANKINSGD, SPONGCY, et al. The 2008 National Institute of Child Health and Human Development workshop report on electronic fetal monitoring: update on definitions, interpretation, and research guidelines[J]. J Obstet Gynecol Neonatal Nurs, 2008, 37(5): 510-515.

[41] COMMITTEE ON OBSTETRIC PRACTICE, AMERICAN COLLEGE OF OBSTETRICIANS AND GYNECOLOGISTS. ACOG committee opinion. Inappropriate use of the terms fetal distress and birth asphyxia[J]. Obstet Gynecol, 2005, 106(6): 1469-1470.

[42] COMMITTEE ON PRACTICE BULLETINS-OBSTETRICS, SOCIETY FOR MATERNAL-FETAL MEDICINE. Practice bulletin No. 169: multifetal gestations: twin, triplet, and higher-order multifetal pregnancies[J]. Obstet Gynecol, 2016, 128(4): e131-e146.

[43] JAUNIAUX E, ALFIREVIC Z, BHIDE A G. Royal College of Obstetricians and Gynaecologists. Vasa praevia: diagnosis and management: green-top guideline No.

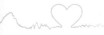
27b [J]. BJOG, 2019, 126 (1): e49-e61.

[44] MARY E D A, GARY D V H, RICHARD L B, et al. Executive summary: neonatal encephalopathy and neurologic outcome, second edition. Report of the American College of Obstetricians and Gynecologists' Task Force on Neonatal Encephalopathy [J]. Obstet Gynecol, 2014, 123 (4): 896-901.

[45] BAKALIS S, AKOLEKAR R, GALLO D M, et al. Umbilical and fetal middle cerebral artery Doppler at 30-34 weeks'gestation in the prediction of adverse perinatal outcome [J]. Ultrasound Obstet Gynecol, 2015, 45 (4): 409-420.

[46] MORALES-ROSELLO J, KHALIL A, SALVI S, et al. Abnormal middle cerebral artery Doppler associates with spontaneous preterm birth in normally grown fetuses [J]. Fetal Diagn Ther, 2016, 40 (3): 41-47.

[47] COPEL J A, BAHTIYAR M O. A practical approach to fetal growth restriction [J]. Obstet Gynecol, 2014, 123 (5): 1057-1069.

[48] FUHMANN L, PEDERSEN T H, ATKE A, et al. Multidisciplinary team training reduces the decision-to-delivery interval for emergency caesarean section [J]. Acta Anaesthesiol Scand, 2015, 59 (10): 1287-1295.

[49] COMMITTEE ON PATIENT SAFETY AND QUALITY IMPROVEMENT. Committee opinion No. 590: preparing for clinical emergencies in obstetrics and gynecology [J]. Obstet Gynecol, 2014, 123 (3): 722-725.

[50] ZWART J J, RICHTERS J M, ORY F, et al. Uterine rupture in the Netherlands: a nationwide population-based cohort study [J]. BJOG, 2009, 116 (8): 1069-1078.

[51] MHYRE J M. TSEN L C, EINAV S, et al. Cardiac arrest during hospitalization for delivery in the United States, 1998—2011 [J]. Anesthesiology, 2014, 120 (4): 810-818.

[52] SHEINER E, LEVY A, MAZOR M. Precipitate labor: higher rates of maternal complications [J]. Eur J Obstet Gynecol Reprod Biol, 2004, 116 (1): 43-47.

[53] VERONIKIS D K, O'GRADY J P, GIMOVSKY M L. Fetal heart rate monitoring casebook. Precipitate labor and fetal heart rate monitoring [J]. J Perinatol, 1993, 13 (3): 237-241.

[54] VERDUMEN K M J, HULSENBOOM A D J, VAN LAAR JOEH, et al. Effect of tocolytic drugs on fetal heart rate variability: a systematic review [J]. J Matern Fetal Neonatal Med, 2017, 30 (20) : 2387-2394.

[55] NENSI A, DE SILVA D A, VON DADELSZEN P. Effect of magnesium sulphate on fetal heart rate parameters: a systematic review [J]. J Obstet Gynaecol Can, 2014, 36 (12) : 1055-1064.

[56] GABBAY-BENZIV R, MAMAN M, WIZNITZER A, et al. Umbilical cord prolapse during delivery-risk factors and pregnancy outcome: a single center experience [J]. J Matern Fetal Neonatal Med, 2014, 27 (1) : 14-17.

[57] KOPECKY E A, RYAN M L, BARRETT J F, et al. Fetal response to maternally administered morphine [J]. Am J Obstet Gynecol, 2000, 183 (2) : 424-430.

[58] AMERICAN COLLEGE OF OBSTETRICIANS AND GYNECOLOGISTS. ACOG practice bulletin No. 106: intrapartum fetal heart rate monitoring: nomenclature, interpretation, and general management principles [J]. Obstet Gynecol, 2009, 114 (1) : 192-202.

[59] AMERICAN COLLEGE OF OBSTETRICIANS AND GYNECOLOGISTS. External cephalic version. Practice bulletin No. 161 [J]. Obstet Gynecol, 2016, 127: e54-e61.

[60] THE ROYAL COLLEGE OF OBSTETRICIANS AND GYNAECOLOGISTS. External cephalic version and reducing the incidence of term breech presentation: green-top guideline No. 20a [J]. BJOG, 2017, 124 (7) : e178-e192.

[61] BENDON R W, TYSON R W, BALDWIN, et al. Umbilical cord ulceration and intestinal atresia: a new association? [J]. Am J Obstet Gynecol, 1991, 164(2): 582-586.

[62] KIMURA T, USUI N, KAMATA S, et al. Umbilical cord ulcer associated with fetal jejunal atresia: report of 2 cases [J]. Fetal Diagn Ther, 2003, 18(3): 144-147.

# 中央监护系统与
# 远程胎心监护

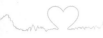
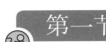

# 第一节
# 中央监护系统的临床应用

随着网络技术的发展，集中、高效、无纸化的管理理念使中央监护系统得到迅速、广泛的应用。目前，欧美发达地区和我国的部分医院已实现产时全程胎心监护及多床位中央监护。围产期保健监护模式也从单纯的胎儿监护，向母体和胎儿全产程监护以及中央监护的全新模式转变。

## ◎ 中央监护系统简介

中央监护系统是指单台或多台中央监护站通过独特的网络技术与分布在产房、待产室、监护室、门诊、病房等的床旁胎儿/母体监护仪进行联网，进行多床位信息集中监护管理，可进行产前、产时及产后的监护和诊断。所有的监护及诊断信息均可记录、存储及统一打印，并可随时调出回放分析、打印记录，同时可以方便快捷地检索、查询以往的病历记录，从而提高监护质量与效率，确保母儿平安。

中央监护系统可同时监护胎儿瞬时胎心率、宫缩压力、胎动、母体的血压（收缩压、舒张压、平均压）、血氧饱和度、脉搏、心率等（图7-1-1）。

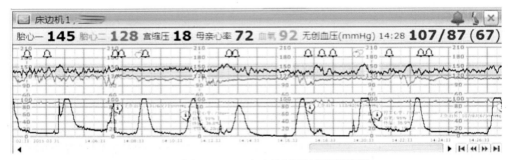

图7-1-1　中央监护系统监测参数

◎ 中央监护系统的分类及显示方式

目前中央监护系统包括两大类：有线中央监护系统和无线中央监护系统。前者适用于不同规模的医疗服务机构，主要利用标准工业网络结构连接中央监护工作站和各床边机，信息传输速度快、准确、稳定和可靠，功能完善，成本较低，最多可连接上百台床边监护仪。后者利用单片无线收发芯片或GPRS信号，不需要布线，实现自由移动使用位置，可临时增加床位，应用灵活。

中央监护系统主屏可以分屏显示和多屏显示。分屏显示是指医务人员可在同一界面上同时观察多个患者。多屏显示是指显示界面可分布在护士工作站、医生办公室、产房走廊，甚至值班室等，有利于医务人员第一时间掌握患者病情的变化。

随着医疗信息技术的不断深化和创新，智能化、便携化、家用化和互联网化的监护设备成为当前研究的大热点。图7-1-2所示为中央监护互联互通模式。

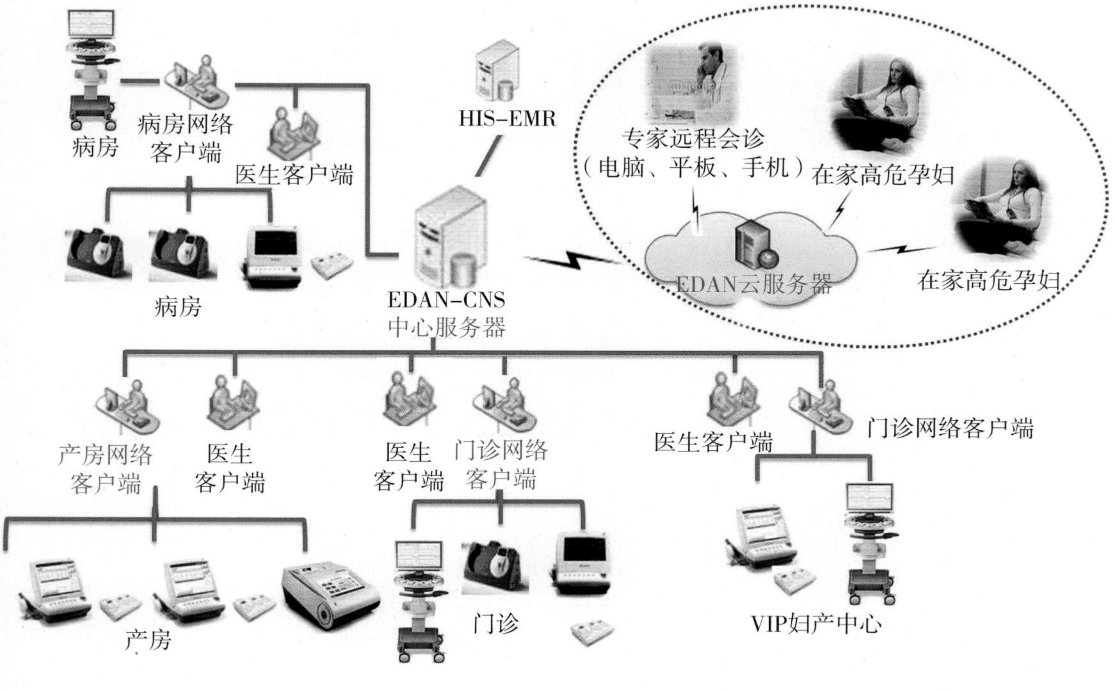

图7-1-2　中央监护互联互通模式

## ◎ 中央监护系统优点

中央胎心监护系统的产品具有技术精良、稳定性高、功能强大、效率高、操作方便、长期存储、无纸化等特点，解决了临床数据难以整理和积累的问题。中央监护系统将分布在产房、待产室、病房等的监护仪通过互联网连接，实现多床位信息集中管理、资源共享和全产程监护，扩展了单机胎心监护仪的功能，提高了产科医务人员的工作效率和质量。更重要的是，中央监护系统为及时发现胎心监护异常提供了保障，有利于医务人员第一时间掌握患者病情的变化，及时发现异常，积极干预，提高胎儿生产质量，降低围产儿死亡率。图7-1-3展示了笔者所在医院随处可见的胎心监护显示屏幕。

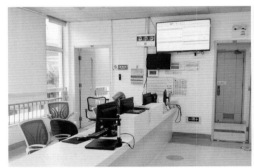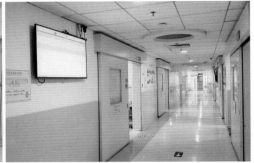

图7-1-3　笔者所在医院护士站及产房走廊的胎心监护显示屏

此外，中央监护系统可统一打印，可随时调出回放分析打印记录的功能大大降低了耗材成本；中央监护系统全产程监护数据可以长期储存，避免医疗事故及纠纷的发生，对医务人员起到很好的保护作用。因此，越来越多的国内外大中型医院采用中央监护系统进行产科多床位的集中监护。

（刘　磊　郑　峥）

## 第二节
# 远程胎心监护的临床应用

　　常规的胎心监护通常只能在医院内进行，对于一些高危妊娠孕妇而言，仅依靠产检时常规的胎心监测去发现胎儿宫内异常是件很随机的事情。因此，寻找一种方便、实时、可靠的胎儿监护方法，确保高危胎儿的宫内安全，实现院内定期产检服务向社区和家庭的延伸，成为医患双方的迫切需求。随着科技的不断革新，互联网飞速发展，远程医疗进入一个崭新的纪元，远程胎心监护应运而生。

　　远程胎心监护在传统胎心监护的基础上，通过现代互联网技术、超声多普勒技术和传统医学技术三者相结合，对28周后的孕妇进行连续胎心监测，并将监测结果绘制成图谱上传至医护人员的手持电子终端，通过后台专业人员及时解读、反馈、处理，实时监护胎儿宫内情况，及时发现胎儿宫内缺氧等危重状况，实现在孕期对胎儿的远程监护。

### ◎ 远程胎心监护的发展史

　　远程胎心监护的发展是近30年通信技术发展的缩影。对远程胎心监护的尝试始于20世纪90年代，由于有线电话的普及，研发人员将胎心监护仪器与电话线连接，将胎心的声音信号通过有线电话线传输至医院，医院安排专业人员同步收听胎心音频，对其进行监听、分析，实现对胎儿的远程管理。但是由于音频在传输过程中容易失真，临床判读经常出现误差，并且有线通信技术无法实现对宫缩压力的同步监测，因此当时的远程胎心监护在临床上的参考意义十分受限。

　　21世纪初期，通信技术进一步发展，程控数字电话开始普及，研发人员尝试利用数字信号传输技术改进远程胎心监护技术，将既往的音频信号转换成图形进行传输。但是由于数据带宽的限制，图形在传输过程中依然不可避免地出现失真，影响医生对胎心监护的分析。2006年，随着计算机应用的普及，技术人员将数字信号转换成胎心监护图谱利用以太网进行传输，很大程度上避免了图像传送

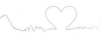 
的失真情况，提高了监护的准确性。但是受宽带速度及端口的影响，此种方法传输速度慢，数据无法长期保存，在实时分析、病案存档方面不具优势。

2013年后，随着智能手机、移动通信技术的发展及区域医疗信息系统的使用，互联网为医患提供了全方位的医疗信息平台。以此技术为依托，相关技术人员进一步完善了远程胎心监护技术，使其摆脱以往的技术制约，实现了及时、准确的图形传送，消除了因数据传输时差导致医生误判的可能性，提高了监护的准确率及安全性。此外，由于完善后的远程胎心监护技术具备便利、经济等优点，其开始普遍应用于临床，使得医院外及时、远程的胎儿监护成为可能。

近年来，随着大数据时代的到来，研发人员利用机器学习功能及大数据分析技术，建立了胎心监护数据模型，并使用人工智能对胎心监护进行实时初步分析，这意味着远程胎心监护技术进入人工智能时代。

## ◎ 远程胎心监护的适应证及临床应用

远程胎心监护可实现孕妇在院内、社区和家庭的胎儿及孕妇监护数据的连续性管理，更大程度保障母婴安全，适用于所有孕妇，尤其适用于有高危妊娠风险、需严密监护的孕妇。

远程胎心监护系统主要由监测设备、智能手机App等软件和医生接收系统组成，监测设备为配有蓝牙功能的多普勒超声探头，可将数字信号传输至智能手机App。孕妇将监测设备带回家后，可在家中进行胎儿监测（图7-2-1）。

**系统模型及使用流程**

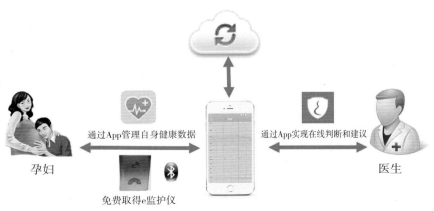

图7-2-1　服务平台架构

胎心及宫缩信息在智能手机App等软件界面进行点击采集，一般监测时间为30～40min，监测完毕后，通过无线网络（3G，4G，Wi-Fi）将数据上传到云平台。数据上传到云平台后，后台医生通过手机等移动接收端获得孕妇的图片数据，对数据进行及时判读，给予相应的处理意见，同时将判读报告及处理意见通过云数据平台发送到孕妇的手机移动端，孕妇能随时了解医生的建议或报告情况。

远程胎心监护可以随时在家中进行，增加胎心监护频次，延长监护时间，可及时发现异常NST图形，打破常规胎心监护的局限性，增加预判妊娠风险的成功率，更大程度保障母婴安全。

平台的服务流程如图7-2-2和图7-2-3所示。

287

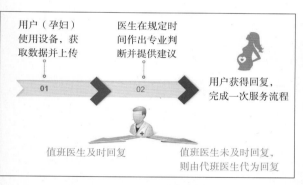

图7-2-2　平台服务流程1

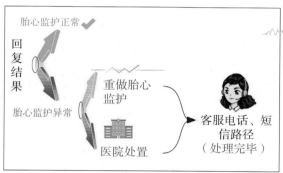

图7-2-3　平台服务流程2

## ◎ 远程胎心监护的临床问答

（1）远程胎心监护的潜在风险

Q：孕妇如何找到正确的胎心位置？

A：医疗机构可以提前进行操作培训，通过视频指导探头放置位置，并通过智能数据分析来判断孕妇是否找到胎心。

Q：是否存在医生的误判和漏判？

A：远程胎心监护平台通过三级医疗管理方法，将数据通过系统软件和人工智能进行初判，再通过后台医生进一步判读，机器再对判读过的图谱数据进行分类识别。因此，一般不会存在误判和漏判。

Q：图谱的描述和辨别度是否会失真？

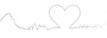 
A：图谱的像素越高，清晰度就越高，图谱上线条就越细，越能提高医生判断的正确性。一般来讲，像素能达到4K的分辨率，对于细微的减速或加速都能清晰地分辨。

（2）法律问题（医疗事故和纠纷）

Q：如何避免远程胎心监护的事故和纠纷?

A：首先，要征得使用者的知情同意权，使用远程胎心监护前，要和使用者签署相关的法律文件，比如知情同意书、租赁协议；其次，使用前必须按操作流程进行操作培训，并确保使用者掌握使用技能；最后，严格遵守规范的平台服务流程，确保平台服务闭环。

## ◎ 远程胎心监护案例分享

**病例1** 孕妇黄某，36岁，G2P0，孕37⁺⁶周。租借远程胎心监护机（倍护佳，型号：eFM-30）在家中监测。2020年2月3日，患者自觉胎动明显减少，行胎心监护，并上传胎心监护图片（图7-2-4）。

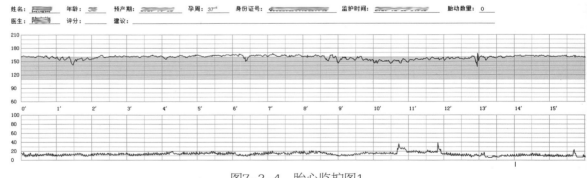

图7-2-4　胎心监护图1

后台医生判读胎心监护考虑不典型NST，微小变异，通知患者立即住院监护。住院后复测胎心监护无反应型，遂行急诊手术终止妊娠，术中发现羊水黏稠，Ⅲ度污染。因处理及时，母儿平安。新生儿Apgar评分：1min 9分，5min 9分，10min 10分。

**病例2** 孕妇江某，29岁，G1P0，孕36⁺²周，发现血压增高3天，近期产检血压142/82mmHg。租借远程胎心监护机（京柏：易家康；型号：JPD-300B）在家中监测。2020年4月13日，患者自觉下腹坠胀，行胎心监护并上传胎心监护图片（图7-2-5，图7-2-6）。

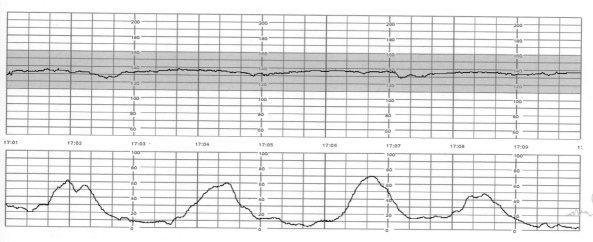

图7-2-5 胎心监护图2

289

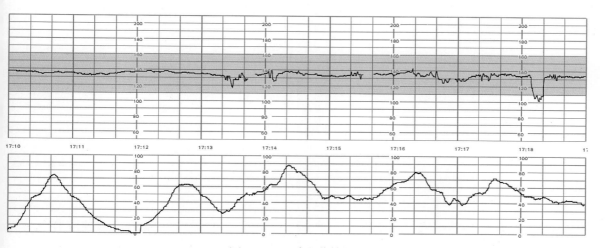

图7-2-6 胎心监护图3

  后台医生判读胎心监护，考虑基线变异近乎缺失伴频发晚期减速，通知患者立即入院，入院途中患者胎膜自破，羊水血性，考虑胎盘早剥遂行急诊手术终止妊娠。因及时干预，母儿平安。

（周 蓓 郑 峥）

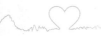
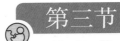

## 第三节
# 胎心监护的信息化和智能化

越来越多的医院开展了产时全程胎心监护、多床位中央监护及远程家庭监护，胎心监护已经成为产科临床的常规技术手段。然而，胎心监护临床应用中仍然存在诸多问题，例如：传统的母胎心监护护和产科中央监护系统属于"信息孤岛"，监护数据不能更大范围的互通共享；胎心监护热敏纸报告易破损、不易保存和管理；监护设备局限和操作环节繁杂，工作效率低等。

### ◎ 胎心监护信息化升级

在当今智慧医院、智慧产科建设浪潮中，以上问题面临更大挑战，母胎心监护护迫切需要信息化升级：

☑ 期望一个中央监护系统或信息平台可集中管理全院所有母胎心监护护设备和监护数据，实现门诊、病区与产房之间，产科监护信息与医院HIS、EMR等互联互通、信息共享。

☑ 期望监护报告无纸化和信息化，可以在任意医护工作站调阅任意孕产妇的监护报告。

☑ 期望提升监护设备和系统的自动化程度、简化监护操作环节，从而提升诊疗工作效率，改善孕产妇的就医体验。

胎心监护的新理念、新技术、新功能：监护设备与信息化软件深度融合，与医院HIS对接，打破"信息孤岛"；可穿戴的无线监护探头，让孕产妇解脱探头电缆的束缚，实现自由体位和移动监护；PDA扫码建档，胎心监护过程不再需要手动录入孕产妇信息；可以在任何一台医护工作站调阅孕产妇的胎心监护报告。如图7-3-1所示。

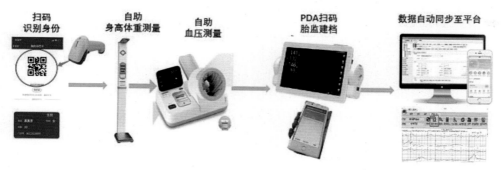

图7-3-1  胎心监护设备编码管理、PDA扫描自动建档、数据共享

## ◎ 胎心监护智能化发展

胎心监护信息化是智能化的基础。图7-3-2展示了胎心监护信息化与智能化解决方案。基于人工智能算法引擎和数据库，支撑胎心监护报告的机器判读、智能预警和辅助诊断；实现产科信息同步、CA签名和确费、报告归档和智能化管理。如此功能的母胎心监护护信息化平台，还可兼容不同品牌、不同型号的监护设备，并赋予传统设备物联网（IoT)能力，改善胎心监护设备的使用效率和操作便利性，提升系统的智能化程度。

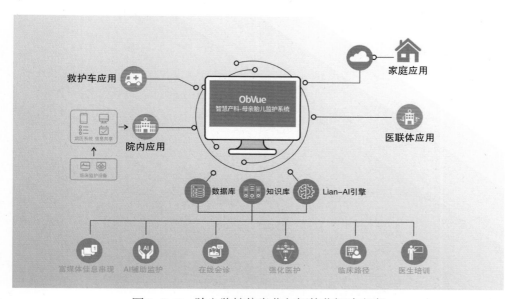

图7-3-2  胎心监护信息化与智能化解决方案

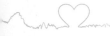
创新技术的母胎心监护护信息化系统几乎没有传统中央监护系统对监护仪数量的限制，并突破了时空限制，不同院区甚至不同医院的监护设备在同一个信息平台下互联互通，可支持在线专家会诊、远程专家力量投射，因而赢得产科急救时机。系统可满足产科门诊、病房、待产室、产房及远程家庭监护、救护移动监护等不同场景的需求，实现门诊与住院部、院内与院外不同系统的互联互通、信息共享，支撑产科全业务流程的信息化、智能化。

（周　蓓　郑　峥　陆尧胜）

第七章参考文献

[1] 中华医学会国产医学分会. 电子胎心监护应用专家共识[J]. 中华围产医学杂志, 2015, 18(7): 486-487.

[2] 宋晶, 陈奕. 胎心电子监护的现状及新技术进展[J]. 中国妇产科临床杂志, 2015, 16(5): 478-480.

[3] 蒲杰, 张刚, 蒋庆源, 等. 互联网+远程胎心监护临床应用的可行性研究[J]. 实用妇产科杂志, 2018, 34(3): 208-212.

[4] 何茹碧, 吴云涛, 缪华章, 等. 基于互联网的移动远程胎心监护的实现和一致性评价[J]. 中国妇幼卫生杂志, 2016, 7(1): 5-7, 17.

[5] 崔春明, 吴楠, 孙强. 互联网远程胎儿监护对高危妊娠的临床意义研究[J]. 当代医学, 2018, 24(2): 46-49.

[6] INFANT COLLABORATIVE GROUP. Computerised interpretation of fetal heart rate during labour(INFANT): a randomised controlled trial[J]. Lancet, 2017, 389 (10080): 1719-1729.

[7] NAGEOTTE M P. Fetal heart rate monitoring [J]. Semin Fetal Neonatal Med, 2015, 20(3): 144-148.

[8] NUNES I, AYRES-DE-CAMPOS D, FIGUEIREDO C, et al. An overview of central fetal monitoring systems in labour[J]. J Perinat Med, 2013, 41(1): 93-99.

[9] FANELLI A, FERRARIO M, PICCINI L, et al. Prototype of a wearable system for remote fetal monitoring during pregnancy[J]. Conf Proc IEEE Eng Med Biol Soc, 2010, 2010: 5815-5818.

[10] CASTRO E COUTO T, MARTINS BRANCAGLION M Y, CARDOSO M N, et al. What is the best tool for screening antenatal depression? [J]. Journal of Affective Disorders, 2015, 178(6): 12-17.

[11] MUGYENYI G R, ATUKUNDA E C, NGONZI J, et al. Functionality and acceptability of a wireless fetal heart rate monitoring device in term pregnant women in rural Southwestern Uganda [J]. BMC Pregnancy and Childbirth, 2017, 17(1): 178-189.

[12] BURD I, WELLING J, KANNAN G, et al. Excitotoxicity as a common mechanism for fetal neuronal injury with hypoxia and intrauterine inflammation[J]. Adv Pharmacol, 2016, 76: 85-101.